JN441526

제약 마케팅

PHARMACEUTICAL 제약 마케팅 MARKETING

브랜트 롤린스, 매튜 페리 공저 | 고기현 역자

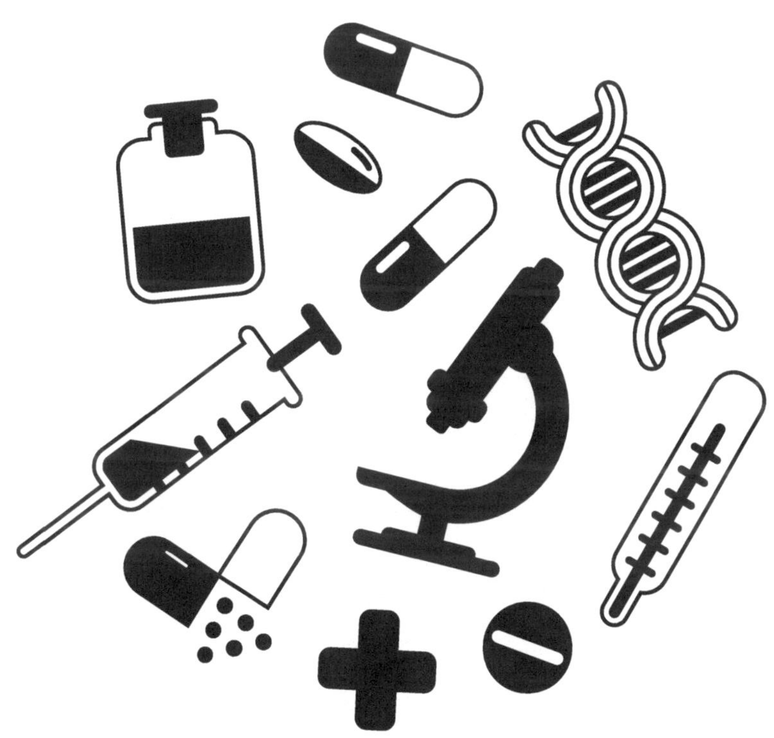

JoYoON
Communications

제약 마케팅

1판 1쇄 발행 2015년 11월 7일
1판 2쇄 발행 2019년 4월 5일

저 자 브렌트 롤린스, 매튜 페리
번 역 고기현
펴낸곳 조윤커뮤니케이션
펴낸이 최몽순
편집디자인 redkoplus
인쇄·제본 한영문화사
주소 서울시 종로구 삼봉로 81 두산위브 파빌리온 304
전화 02-730-8841 **팩스** 02-730-8814
출판등록 제2-3307호
등록일자 2001년 4월 13일

ISBN 978-89-91216-75-4
값 25,000원

제약인재 양성에 자양분 되길

제약마케팅은 일반소비자를 대상으로 하는 컨슈머 마케팅과는 달리 환자의 질병과 건강을 다루는 만큼 많은 규제가 있고 또한 의약품의 최종수혜자인 환자들이 치료받기까지 보건당국의 신약허가결정, 보험약가 및 가이드라인 결정, 병원구매 및 의사의 처방결정까지 다양한 관계자가 연관되어 있다. 본 책은 이러한 제약마케팅의 특수성을 각 주요 요소 별로 정리하고 각각에 대한 사례를 선보이고 있어 제약회사에 진출하고자 하는 학생들 혹은 제약마케팅관계자들에게 훌륭한 지침서 역할을 할 것이라 기대된다.

한국의 제약시장은 최근 고령화, 만성질환의 증가와 더불어 삶의 질에 대한 높은 관심으로 혁신적인 치료제에 대한 관심이 증가하고 있으며, 한편으로는 오픈 이노베이션을 비롯한 산학협력모델로 국내신약의 본격적인 국제시장 진출 등 다양한 기회와 도전이 주어지고 있다. 제약산업이 진정한 한국의 차세대 성장동력이 되기 위해서는 정부의 지속적인 정책지원과 제약업계의 연구개발에 대한 일관된 투자와 노력이 필요하며 이와 더불어 훌륭한 지식과 경험을 겸비한 제약인재의 육성이 병행되어야 할 것이다. 이러한 여정에서 본 책이 제약인재 양성에 좋은 자양분이 될 것으로 기대해 본다.

사노피 코리아 대표이사, 배경은

역자 서문

제약회사 마케팅, 탁월한 입문서

21세기 경영과 마케팅의 대가인 피터 드러거는 '비즈니스는 오직 두 가지 기능으로 이루어져 있다. 마케팅과 이노베이션(혁신)이다' 라는 말을 했다. 휴렛패커드 창업자 인 데이비드 패커드는 '마케팅은 너무 중요해서 마케팅부서에만 맡길 수 없다' 라고 했다. 제약회사의 마케팅 업무를 담당한지 10년이 지나보니 마케팅은 정말 중요한 업무였다. 마케터의 결정 하나가 회사와 회사 구성원들에게 정말 훌륭한 성과를 안겨주는 경우도 많지만 그 반대의 경우도 수없이 많이 보았다. 그리고 마케팅은 이제 마케팅 부서만의 일이 아니다. 전사적인 협력과 노력이 없이는 마케팅의 성공은 없다고 봐야 한다. 그래서 이 책의 타깃 독자는 제약마케팅 입문자 혹은 현재 일하고 있는 마케터 뿐 아니라 제약회사에서 일하는 혹은 일할 모든 분들이다.

현재 우리나라에는 제약마케팅에 대한 체계적인 내용을 담은 책이 전무한 상황이다. 2014년 아마존닷컴에서 우연히 이 책을 발견했을 때는 정말 사막에서 오아시스를 만난 것과 같은 느낌을 받았고 보다 많은 분들과 이 내용을 공유를 하고 싶었다. 철저하게 미국 상황에 맞게 쓰여진 책이어서 우리나라 제약마케팅 상황과 맞지 않는 부분도 있지만, 제약마케팅 입문서로는 정말 탁월한 책이라고 생각한다. 또한 저자는 현재의 상황을 가지고 미래 상황을 준비할 수 있는 통찰력을 이 책에 담으려고 애를 많은 쓴 것 같다. 부디 이 책이 우리나라의 제약마케팅과 제약영업에 있어 한 단계 업그레이드 되고 앞으로 체계적인 연구와 공부가 일어나기를 기대해 본다.

고기현

Contents

CHAPTER 3

의약품 트렌드, 물질규명, 승인, 모니터링

CHAPTER 4

의약품과 가격

CHAPTER 8

개발 부서

CHAPTER 9

소비자 직접Direct-to-Consumer, DTC 처방약 광고

CHAPTER 10

소셜미디어와 제약 마케팅: 기회와 도전

CHAPTER 11

제약마케팅의 새로운4P

CHAPTER 12
처방인, 보건의료 의사, 그리고 마케팅 실제

오랜 기간 동안, 미국 제약 산업의 목표는 크게 변하지 않았다: 신약을 발견하고 의약품을 시장으로 가져와 생명을 구하고 건강과 삶의 질을 개선시키는 것. 하지만, 최근 정보 기술 시대에 들어서면서, 산업이 이루어지는 외부 환경은 크게 변화했고 극적으로 달라졌다. 제약회사에서 생산하는 블록버스터급 의약품의 수가 줄었을 뿐만 아니라, 의사에게 직접적으로 영업하는 사원들의 존재도 감소했다. 더욱이, 지난 10년간을 볼 때 인터넷과 대중미디어의 중요성이 크게 증가했을 뿐만 아니라 중요한 회사들의 합병이 일어났고 법적 규제가 변화했다. 따라서, 의약품이 속한 제약 산업 시장이 지속적으로 변하는 외부 환경에 어떻게 대처해야 할 지가 중요해졌다. 이제 제약과 헬스케어, 산업 마케터들은 더욱 힘들게, 또한 현명하게 대처하여 각각 상품 혹은 서비스의 잠재력을 최대한으로 끌어올리기 위해 노력해야 한다.

이 책은 현재 제약 마케팅 환경을 이론적인 동시에 실용적인 관점을 통해 접근하여 평가한다. 제약 산업 전반에 걸친 내부적 그리고 외부적 변화를 볼 때, 이 책은 약 업, 혹은 제약 마케팅을 이론적인 관점에서 공부하는 사람뿐만 아니라 제약 산업 전문가에게도 적합하다. 각 챕터를 통해서, 독자는 학습목표, 그리고 중요도 및 이해 요구도에 따라 강조된 요점들을 분명하게 볼 수 있을 것이다. 덧붙여서, 수많은 예시 상자들을 통해 본문에 소개된 다양한 주제들을 실용적으로 보여줄 수 있는 실제 예시들을 제공할 것이다. 이러한 마케팅 이슈들은 정확한 하나의 결론을 도출 하기 어렵다. 따라서, 각 챕터를 토론 질문들과 함께 마무리하여 생각할 수 있게 하고, 이론적 및 실용적인 관점에서 토론을 할 수 있도록 해 줄 것이다.

특정 의약품과 임상적 지식 및 기술이 전문적인 약학지식의 중심인 반면에, 새롭게 졸업하는 모든 약학대학 학생들은 동등한 가능성과 학위를 바탕으로 한 이론적인 지식만을 가지고 직업 시장에 뛰어든다. 따라서 추가적인 학위나 자격증 혹은 레지던트 과정이 도움이 될 수도 있지만, 비즈니스와 마케팅 관점에서 헬스케어 시스템과 제약 산업에 대해 더 높은 수준의 지식을 가지는 것이 점점 더 치열해지는 인력 시장 속에서 자신을 차별화 시키기 위해서 더욱 필요하다. 특히 MBA를 이수한 사람이나 건강 보건 분야와 연관이 없는 전문 학위를 가진 새로운 제약 산업 전문가들에게 더욱 필요하다. 이 책은 전체적인 내용을 포괄하여 당신의 새로운 직업, 예를 들면 제약 회사 X나 마케팅 리서치 회사 Y와 같은 곳, 에서 성공적인 커리어를 시작할 수 있게 해줄 것이며, 매우 경쟁적인 이 시장에서 당신을 차별화 시켜줄 것이다. 마지막으로, Pharmaceutical Marketing 은 독자에게, 현재 제약 산업에 대한 깊은 이해와 마케팅 환경, 그리고 제약산업이 직면한 역경들에 대해 알려줄 것이다. 이 책은 당신이 어떤 위치에서 제약 산업이나 헬스케어 시스템에서 일하고 있던, 당신이 성공적인 커리어를 쌓는데 도움을 줄 것이다.

Brent L. Rollins, PhD, RPh

CHAPTER 1

마케팅원리와 프로세스

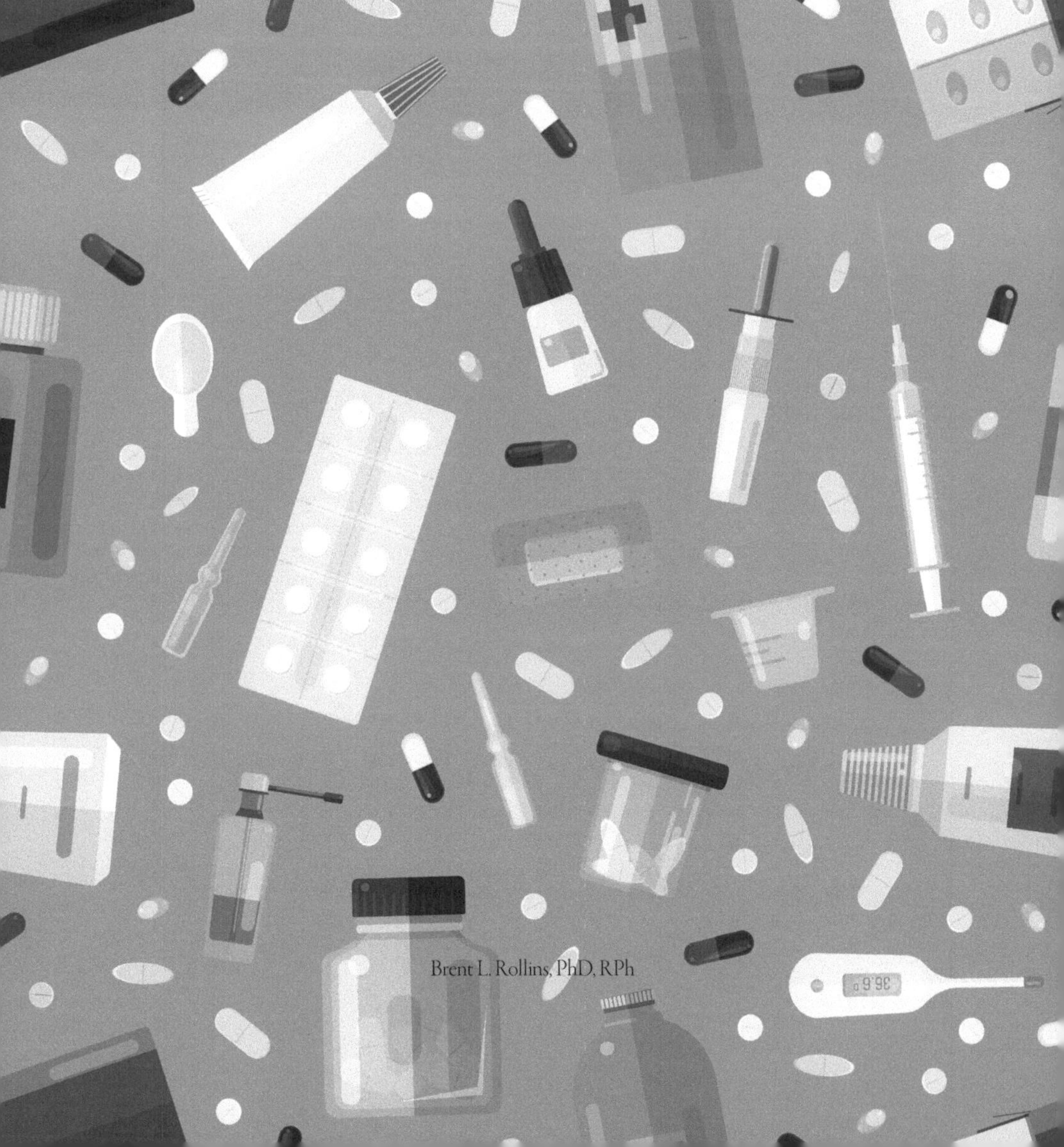

Brent L. Rollins, PhD, RPh

학습목표

1. 마케팅을 정의하고 마케팅 프로세스가 어떻게 작용하는지 설명한다.
2. 니즈needs, 원츠wants, 수요demands, 가치value와 같은 일반적인 마케팅 원리에 대해 정의하고, 이를 제약 산업에 적용해보자.
3. 전통적 마케팅믹스의 변수들(제품, 가격, 유통, 프로모션)과 이들이 제약산업에서 어떤 방법으로 특수하게 기능하는지 설명할 수 있다.
4. 제약산업에서 시장세분화Segmentation, 타기팅Targeting, 포지셔닝Positioning과 같은 원리들의 특별한 기능에 대해 설명한다.
5. 마케팅 효능의 결정요인들에 대해 알고 이를 제약회사들을 평가하는데 적용한다.

예시 1-1 각기 다른 전문가 관점으로 본 제약협회 미팅 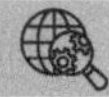

사람들은 학생으로서, 교수로서 또는 헬스케어 소프트웨어 회사의 직원으로서 국제적인 협회의 미팅이나 무역 행사에 자주 참여한다. 제약업계의 경우 약사들, 약학자들, 제약산업 관계자들은 매년 3월 첫째 주에 열리는 미국약사협회American Pharmacist Association, APhA 미팅에 참석한다. 미팅에서 개국약사들은 지속적인 교육과 다른 동료나 제약업계 종사자들과의 소통을 통해 최신의 투약 정보나 치료지침을 접하게 된다. 학구적인 약사들과 연구자들은 연구결과를 발표하고, 다른 연구에 대해 배우기도 하며, 관련된 사람들과 소통하면서 지속적으로 교육을 필요로 한다. 특히, 제약업계 종사자들은 미팅을 새로운 제품을 소개하거나 잠재적인 미래의 직원들과 만나기 위한 자리로 여긴다.

이러한 미팅은 세가지 관점으로 볼 수 있다. 첫째, 개국약사의 관점: 개국약사 A씨는 동료들의 추천을 참고하여 미팅에서 얻을 수 있는 이득을 따져본 뒤 미팅 참석여부를 결정한다. 그녀의 동료는 지난 미팅에서 현재의 고용주들을 만났고, 이번엔 예방접종 자격증을 받기 위한 특별 세션에 참석한다고 했다. 이러한 정보를 듣고 A약사는 미팅 참석 신청을 한다. 수 많은 제약회사들, 약국체인, 약국 소프트웨어 회사까지 여러 부스를 둘러보는 동안, A씨는 학창시절의 친구가 경쟁 체인약국의 부스에서 일하고 있는 것을 보았다. 지역 매니저인 친구와 일상적인 대화를 나눈 뒤, 그녀는 약물치료관리Medication Therapy Management, MTM 자격증을 받고 싶어 미팅에 참석했고, 앞으로 이런 서비스를 하고 싶다고 말했다. 오랜 친구는 회사가 실제로 A의 집에서 10분 거리에 새로운 지점을 열 준비를 하고 있다고 말했다. 또한, 회사에서 당뇨 관리와 모니터링에 관한 약물치료관리MTM 기술을 약국에 도입할 수 있고, 이러한 기술을 다른 약사들에게 교육할 수 있는 약사를 구인 중이라고 말했다. 정식으로 면접날짜를 정하고 명함을 교환한 뒤, A는 친구의 회사에 관한 팜플렛을 가져왔다.

학구적인 약사이자 연구자인 B씨는 최근 연구과제를 발표하기 위해 미팅에 참석한다. B가 본인의 포스터 주변에 서 있으면, 다른 약사들이 멈춰서 B의 연구에 관하여 몇 가지 질문을 한다. 그의 연구에 관한 약사들의 토론이 끝난 후, 한 여 약사는 본인도 B의 연구와 유사한 주제의 연구에서 예비 데이터 수집이 막 끝났다고 했다. 그녀는 B가 그의 가설을 검증하기 위해 사용한 방법론이 호기심을 불러일으켰다고 했다. 더불어 그녀는 그들의 예비 데이터를 합하고 공동의 연구비 신청서를 준비하는 것이 어떻겠냐고 제안하였다. B와 여 약사는 서로 명함을 교환하였고, 앞으로의 프로젝트에 대해 자세하게 의논하기 위해 바로 다음날 점심약속을 잡았다.

헬스케어 소프트웨어 산업에 종사하는 C씨는 약사들에게 회사의 새로운 작업 관리 시스템을 설명하기 위해 미팅에 참석한다. 개인약국 약사들, 세계적인 체인약국의 대표들을 포함한 많은 약사들이 참석하므로 C는 이 미팅이 새로운 고객을 창출할 좋은 기회라고 생각했다. 그녀와 동료들은 전시회장에 약국모형을 만들어 충분한 설명과 함께 잠재 고객들이 시스템을 직접 체험하도록 했다.

서론

예시 1-1에 소개된 여러 사람들 중 마케팅과 함께 할 사람은 누구일까? 마케팅은 개인간의 거래나 기업간의 거래 모두에서 중요한 부분이다. 많은 사람들이 고전적으로 마케팅을 소비재와 연관을 짓는다. 자동차 레이싱 대회에 차를 후원하는 것에서부터 TV광고, 기업 로고스티커까지 이 모든 것들이 마케팅 프로세스의 일부이며, 이는 잠재적인 고객들에게 제품이나 기업이 제공하는 서비스를 알리는 것을 목표로 한다. 예시 1-1을 보면, 마케팅은 소프트웨어 판매와 같이 금전적인 거래에 초점을 맞출 수도 있고, 고용이나 공동연구와 같이 비금전적 거래에 초점을 맞출 수도 있다.

그렇다면 마케팅이란 정확히 무엇이고, 어떻게 정의 내릴 수 있을까? 중요한 포인트는 마케팅은 단순히 TV광고나, 이메일을 보내거나, 악수한 뒤 제품을 소개하는 것이 아니라 마케팅 자체가 과정이라는 것이다. 예시에 소개된 사건이나 아이템은 마케팅에 대한 회사나 개인의 노력의 일부분이다. 여기에 전략, 계획, 분석이 더해지면 종합적인 마케팅전략의 되는 것이다. 세계적인 석학이자 마케팅 전문가인 필립 코틀러Philip Kotler에 따르면 마케팅은 '이윤을 남길 타깃 시장의 니즈needs를 만족시키기 위해서 탐구하고, 창조하고, 가치를 가져오는 과학이자 예술로서 마케팅은 충족되지 않은 니즈와 욕망을 확인하는 과정이다. 마케팅을 통해 정의된 시장의 크기와 잠재적인 이익을 측정하고 수량화 할 수 있다. 마케팅은 최고를 제공 할 수 있는 회사를 분류하는 핀 포인트면서 적절한 제품과 서비스를 디자인하고 촉진하는 것'으로 정의된다. 더 간결하게 정리하면, 마케팅이란 교환을 통해 고객을 위한 가치를 만들어 가는 과정이다. 이 과정에서 기업은 상품을 제공하고 싶은 고객들을 산정하고, 상품이 고객들로부터 어떻게 인지되길 원하는지를 결정하기 위해 기업의 능력과 시장에서의 니즈needs, 구체적 원츠wants, 수요demands를 조사해야 한다. 이것은 시장세분화Segmentation, 타기팅Targeting, 포지셔닝Positioning과 관련이 있는데 세분화와 타기팅을 통해 기업이 공급 할 고객을 발견하며, 제품 포지셔닝은 소비자의 마음 속에 제품이나 서비스에 대해 기업이 추구하는 이미지를 만든다. 그 다음엔 마케터가 목표시장에서 소비자들의 마음속에 추구하는 포지셔닝을 구축하기 위해 마케팅 계획과 프로그램을 디자인하고 실행한다. 마케팅 프로그램과 마케터의 결정은 전통적인 마케팅믹스 변수-제품, 가격, 유통, 프로모션product, price, place, promotion-를 중심으로 돌아간다. 마케팅 전문가들은 고객을 위한 가치와 기업 제품의 이익을 만들기 위해서 이러한 변수들을 다룬다. 최종적으로 기업은 얻어진 결과(e.g., 판매나 결여)를 모니터링하며, 고객과 시장에 변화가 있을 때 현 상태를 유지하기 위해 프로그램을 조정하면서 마케팅 프로세스를 관리한다. 이 단원의 나머지 부분에서는 주요한 원리와 간단히 언급했던 마케팅 구성요소들, 고객의 니즈needs, 구체적 욕구wants, 가치, 제품, 가격, 유통, 프로모션, 시장세분화, 타기팅, 포지셔닝에 대해 알아볼 것이다.

고객의 니즈Needs, 원츠Wants, 수요Demands, 가치Value

마케팅은 정의하기에 따라 다르지만 대체로 마케팅의 주요 요소들을 포함한다. 고객의 니즈Needs를 파악함으로써 성공을 얻는다는 것은 다소 지나치게 단순해 보일 수 있지만, 실제로 모든 시간, 노력, 돈들이 고객이 갖는 니즈를 만족시킬 목적으로 마케팅 프로세스에 투입되는 것으로 볼 수 있다(예를 들어 30초에 300백만달러의 비용이 드는 수퍼볼 광고를 생각해보라).

가장 기본적인 니즈는 인간 존재에 내재되어 있다. 예를 들면, 사람들은 생리학적으로 물, 음식, 잠이 필요하며, 안전과 사회적, 인간적인 본원적 욕구도 갖고 있다. 한 개인이 사회 환경 안에서 개인의 인격을 가짐에 따라 이러한 본원적 욕구들은 결국 구체적 원츠wants가 된다. 예를 들면, 한 사람이 아침식사로 그의 본원적 욕구를 충족시켜줄 음식에 굶주려있다면 아마도 그 사람은 치킨 브랜드의 비스킷 콤보를 달콤한 차와 함께 먹고 싶을 것이다. 왜냐하면 그가 방금 해당 제품의 광고를 보았기 때문이다.

더 나아가, 어떤 사람이 산악자전거 산책로를 달리게 되어 새로운 자전거가 필요해 졌다고 하자. 비록 300달러에서 500달러 정도의 자전거면 충분히 합리적이지만 그가 원하는 자전거는 평균가격이 6천 달러가 넘는 산악전문가용 자전거 일 수도 있다. 문제는 이 사람이 6천 달러가 넘는 돈을 내고 산악자전거를 구매할 수 있는 능력이 있느냐 없느냐이다. 만약 그렇다면, 이 사람은 제품에 대한 니즈를 만든 것이다. 지불의 능력과 결합된 구체적 원츠는 수요demand를 만들어낸다.

그러나 특정 회사만 유일하게 고급형 산악자전거를 판매하지는 않는다. 고가의 산악자전거를 판매하는 회사들은 많이 있다. 그렇다면 고객들은 이들 가운데 어떤 자전거를 구매할까? 다수의 구매선택권이 존재할 때, 가격이나 개인적 취향, 선호와 같은 다수의 요인들이 소비자들의 결정에 작용한다. 궁극적으로 소비자들은 가장 큰 가치를 제공할 듯 한 옵션을 선택한다.

가치value는 일반적으로 인지된 이익과 인지된 상품이나 서비스의 가격 사이에서 주관적인 관계로 보여진다. 수학적으로 이것은 다음의 방식으로 표현될 수 있다.

가치Value=인지된 이익perceived benefits / 인지된 가격perceived costs

그래서 만약 이익과 가격이 모두 높거나 낮다면 제품이나 서비스가 낮은 가치를 가진 것처럼 여겨질 수 있다. 그러나, 이익이 가격보다 훨씬 크다면 상품은 큰 가치를 가진 것처럼 보여 질 수 있다. 산악자전거의 예를 들어, 만약 이 사람들이 6천달러짜리의 자전거가 주는 이득(내구성, 스피드, 서스펜션, 낮은 유지비)을 자전거의 가격과 관련된 유지비보다 높게 인지하고 있다면 이 사람은 해당 자전거의 가치를 크게 느낄 것이다. 그러나, 다른 사람이 자전거의 이익과 비교하여 봤을 때 자전거의 가격이 너무 높다고 본다면, 제품에 대한 전체적인 가치를 낮게 인지할 수도 있다. 가치 등식이 수학적으로 표현되기 때문에 절대적인 객관성과 가치를 포함하는 것처럼 보이지만, 실제로는 위의 자전거 예시에서와 같이 매우 주관적으로 측정된다.

예시 1-2 제약에서의 니즈, 원츠, 수요, 가치 

48살 남성인 A는 1차 의료 기관인 내과에 정기검진을 목적으로 방문했다. 병원에서 내과의사는 A에게 그의 콜레스테롤 총량이 너무 높으며, 좋은 콜레스테롤인 HDL의 레벨이 너무 낮다고 얘기하였다. 내과 의사가 말하길, A의 HDL 양을 늘리기 위해서 국내 가이드라인에서 추천하는 양의 약을 처방할 필요가 있다고 했다. 한편, A는 그가 원하는 새로운 콜레스테롤 약의 광고를 보았는데, 해당 약은 좋은 콜레스테롤은 늘리고 나쁜 콜레스테롤은 줄인다고 하였다. 이어서, 의사는 A에게 새로운 약의 높은 가격에 대한 설명을 하였다. 그러자 A는 그는 좋은 보험에 가입했기 때문에 비싸지 않으며 가격은 문제되지 않는다고 반박했다(수요: demand). 하지만 A의 다른 검사 결과 수치를 살펴본 뒤, 의사는 현재의 A의 랩 수치, 가족력, 의약품의 임상적 유용성, 낮은 가격을 고려하여 신약대신 기존에 사용되던 약을 처방했을 때 가장 좋은 결과(가치: value)를 줄 것으로 기대하여 기존 약을 처방하기로 결정했다.

고객에게 최대 가치를 제공함과 더불어 고객의 니즈와 실질적 수요를 만족시키기 위해 기업들은 그들의 마케팅을 효율적으로 하기 위한 다수의 활동들을 시행한다. 고객과 기업의 상호작용은 온라인 미디어를 기반으로 피드백을 통해 진행되며 기업은 이러한 방식을 통해 고객들의 반응을 매일 실시간으로 측정할 수 있다. 실제로 성공적인 마케팅 조직은 이러한 시장지식과 조직내의 생산적인 효율성을 기반으로 어떠한 상황에서도 지속적으로 고객들의 욕구를 만족시키기 위해서 그들의 에너지를 쏟고 전략에 집중한다.

마케팅 믹스: 전통적 4Ps

마케팅 효율을 높이기 위해 회사들은 반드시 마케팅 믹스에 대해 알고, 이해하고 활용할 수 있어야 한다. 어떤 회사들은 회사의 상품이나 서비스가 수요에 영향을 줄 수 있도록 변수와 방법을 조절해가며 고객들의 니즈와 원츠를 만족시키기 위한 노력을 기울인다. 관례적으로 회사들은 그들의 마케팅과 전략적인 목표를 세우기 위해 네 가지 변수 '제품product, 가격price, 유통place, 프로모션promotion'에 대해 조사한다.

제품Product

마케팅 믹스 변수 가운데 어쩌면 가장 기본적인 변수로, 제품은 일반적으로 판매 가능하거나 판매되고 있는 치킨 샌드위치나 아이폰 같이 실재하는 제품을 말한다. 회사의 발전을 위해서는 적절한 제품 또는 제품의 특징을 알아야 하기 때문에 지속적으로 고객의 니즈를 평가한다. 어떤 소비자들에게 제품에 관한 니즈가 있을지를 조사해야 회사는 제품이나 서비스에 관한 방향을 설정할 수 있다. 회사는 반드시 단일 제품을 필요로 하는 고객들의 니즈를 만족시킬지, 다중제품을 필요로 하는 고객들의 니즈를 만족시킬지, 그들이 목표로 한 고객들이 단일 시장에 있는지 다중시장에 있는지를 결정해야 한다.

제약산업에서의 제품은 약이 된다. 제약회사의 관점에서 보면 제품은 간단히 건강을 향상시키고 삶의 질을 향상시킬 수 있는 제품을 발견하고 만드는 것이다. 그러나 만약 다른 회사에서 부작용은 반으로 줄고 2배로 더 효능이 좋은 제품을 만들었다면 처음에 약을 개발한 회사는 어떻게 해야 할까? 건강 및 삶의 질 향상과 가격 경쟁력 사이의 균형을 이루기 위해 제약 생산자들은 그들이 개발한 제품을 팔아야 할지 다른 제품을 찾아야 할지 전략적인 물음을 던지게 된다. 이러한 이슈를 다루는 방법 중의 하나는 회사의 연구 개발에 마케팅을 도입하는 효율적인 내부 구조를 갖는 것이다.

예시 1-3 오늘날 시장에서의 성공적인 제품 제공

오늘날 시장에서 놀라운 회사들은 적은 수의 제품으로 엄청난 성공과 매출을 올리는 인터넷 기반 회사들이다. 예를 들어 애플의 핵심 제품은 단 네 가지다 : 아이폰, 아이패드, 아이팟, 맥 컴퓨터. 각각은 특허가 있는 애플 운영 시스템을 내재한다. 애플은 이 네 가지 제품들만을 판매하고 관리해서 2011년 4분의 1분기동안 762억 달러를 벌어들였다.

예시 1-4 제품으로서의 서비스: 지역 약국

서비스를 제품으로 대체해 생각하면 된다. 최근 당신의 지역 약국 방문을 생각해보라. 당신이 한 달 치의 치료약을 타는 동안 당신은 현재 갖고 있는 부비강의 건강 상의 문제라든지 아니면 당신의 증상을 치료하기 위해 이용 가능한 일반의약품에 대해서 약사에게 물어볼 것이다. 약사들은 특정 일반의약품에 대해 추천 해 줄 뿐만 아니라 또한 그 약의 가능한 부작용을 설명하고 부적절하게 복용될 수 있는 다른 약과의 상호작용에 대해서 설명할 수 있다. 당신은 약사의 조언에 따른 비용을 특별히 지불하지 않아도 된다. 이러한 부가가치 서비스는 당신이 구매한 무형의 생산품이다.

가격Price

마케팅믹스의 변수 중 하나인 가격price의 중요성이 최근 미국 내에서의 경제적으로 중요한 쟁점이 되었다. 최근에는 예전보다 소비자들이 그들의 구매에 있어서 더욱 가격에 신중해졌다. 회사들이 그들의 상품과 서비스를 팔기 위해서 가격 다양성과 관련이 있는 소비자들의 니즈needs와 원츠wants를 이해하고 있으며 이는 기업의 생존에 있어서 필수적이다. 훌륭한 제품임에도 가격이 너무 높다면 시장에서 고전을 면치 못하며 가격이 낮은 제품들은 시장에서 평가절하되거나 기업의 이익이나 성장 가능성을 방해한다. 그렇기 때문에 소비자들과 기업의 니즈를 모두 만족시킬 수 있는 적절한 가격을 찾는 것은 기업들에 있어서 중요하다.

상품이나 서비스의 가격은 단순한 숫자가 아니다. 가격은 제품, 서비스, 회사의 다른 면들을 정의한다. 경쟁사들과 비교하였을 때 프리미엄이나 높은 가격은 특히 품질의 관점에서 보았을 때 고급제품, 고급 서비스라는 이미지를 전달한다. 경쟁사들과 비교하였을 때 너무 낮은 가격은 반대의 이미지와 메시지를 전달한다. 제약업계에서 이러한 가격의 인식에 대한 영향은 소비자에게 비록 제네릭 약품이 과학적으로 인정 되었다 하더라도, 오리지널 약품보다 좋지 않다는 인식을 갖게 하였다. 제약업계 전반적으로 가격은 소비자들에 의해 정의되는 것 이외의 여러 가지 다른 의미를 가진다. 제약회사들은 도매상, 소매 약국, 인터넷약국을 포함하는 다양한 공급자들에 대한 약의 가격을 설정한다. 약의 마지막 사용자 또는 환자들의 기본 보험료, 공동보험, 비 보험현금가에 따라서 약의 가격이 다르다. 제약회사에서 가격은 다양한 형태를 가지고 있고 누가 지불하는지에 따라서 달라질 가능성이 있다.

예시 1-5 제약산업에서의 가격변동

제약산업에서의 가격은 누가 지불하느냐에 따라 각기 다른 형식을 나타낸다. 도매상, 지역약국, PBMs pharmacy benefits managers[1]과 같은 제조사의 거대 고객들 때문인데, 이들이 갖는 중요한 경제적인 변수는 구매력과 시장점유율이다. 회사의 제품에 대해 이러한 큰 구매력을 갖거나 시장점유율을 변화

1 미국의 민간의료보험 건강관리기구 (Health Maintenance Organization, HMO) 가 설립한 약제비 관리 회사를 의미한다. 주요한 역할로는 약국 대상 약제 급여 협상, 제약사 리베이트 프로그램, 보험단체별 의약품집제도(Formulary Management), 질병관리프로그램(Disease Management Program) 등을 관리한다. 보험회사마다 PBM 이 존재한다.

시킬 만한 힘이 있는 고객들은 원하는 가격에 물건을 받게 되고, 리베이트나 할인을 받고서 매겨진 최종가격이 약가로 정해진다.
예를 들어, 제조사들은 다양한 소매 유통 약국 고객들에게 각기 다른 가격 책정을 한다. 제조사에게 직접 구매를 하는 그들 소유의 거대한 창고와 많은 수의 판매점을 가진 큰 체인약국 고객들은 제조사의 영업에 있어서 큰 비중을 차지하게 된다. 따라서 이 큰 체인약국에 들어가는 약품에 대한 원가는 소규모의 창고도 없고 도매상을 통해서만 재고가 관리되는 지역약국에서의 원가에 비해 낮다.
2000년 8월, 미 보건후생성은 대통령 주최의 제약산업의 가격책정과 이용, 비용에 대해서 회의를 열었다. 참가자들은 제약산업에서의 현재와 미래에 있을 가격책정 논점에 대한 토론을 벌였다. 토론자들은 다양한 배경을 가진 사람들로 구성되었다. 제약산업 종사자와 여러 분야의 학자가 그러한 이해관계에 대해 논하였다. 제조사들은 구매자에 따라 다른 가격을 청구한다. 또한 제약시장은 비효율적인 특징을 갖는다. 왜냐하면 구매 결정권자인 특정 의사들은 의약품의 최종 가격을 모르기 때문이다. 실제 원가는 기밀로 취급되며 할인이나 리베이트가 제조사에 의해 행해진다. 토론 패널 중 한명인 미네소타 대학 스테판 약학박사Stephen Schondelmeyer는 약가의 투명성을 위해 정부의 규제가 필요하다고 주장하였다.

유통Place

마케팅의 관점에서 유통Place변수는 물건을 판매 가능하게 만듦으로써 그 가치와 활용성을 창출하는 활동과 관련이 있다. 달리 말하면 유통은 공급망supply chain이라고 할 수 있다. 의약품이나 동물의 사료와 같은 제품은 생산을 거쳐 가공, 포장되어 판매점으로 전달하는 과정을 거친다. 아무리 뛰어난 제품을 만든다고 해도 그것이 구매자의 손으로 판매가 되지 않는다면 그 회사

그림1-1 일반 약국 공급망

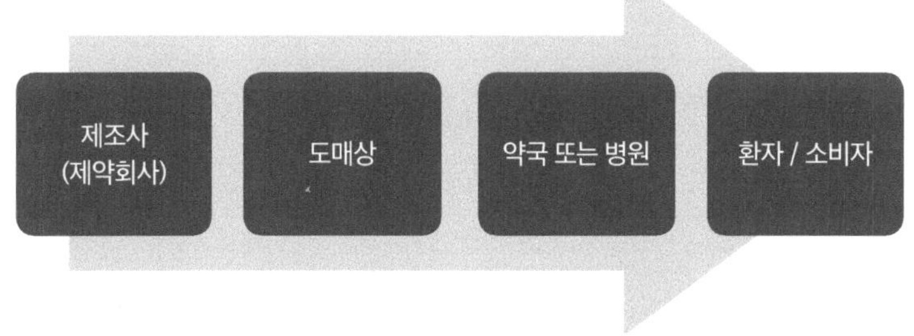

의 성공에는 위협이 된다.

제약산업에서의 기존의 공급망을 설명하자면, 일단 의약품을 제조사가 생산하고 그것을 도매상에 전달한다. 그리고 도매상은 많은 양의 제품을 제조사로부터 공급받아 보관하며 그것을 각 지역과 병원의 약국으로 공급을 하게 되는 방식으로 이루어진다.

수년간 각 경쟁 도매상들은 자신의 몸집을 불려왔고, 마침내 '아메리소스버진AmerisourceBergen', '카디날 헬스Cardinal Health', '맥케슨McKesson' 세 개 회사가 가장 큰 도매상으로 자리잡았다. 더 나아가 '월그린Walgreens', 'CVS', '라이트에이드Rite Aid'과 같은 체인약국이나 '월메리Wal-Mary' 나 '퍼블릭스Publix' 같은

그림1-2 대형 소매 약국 공급망 모델

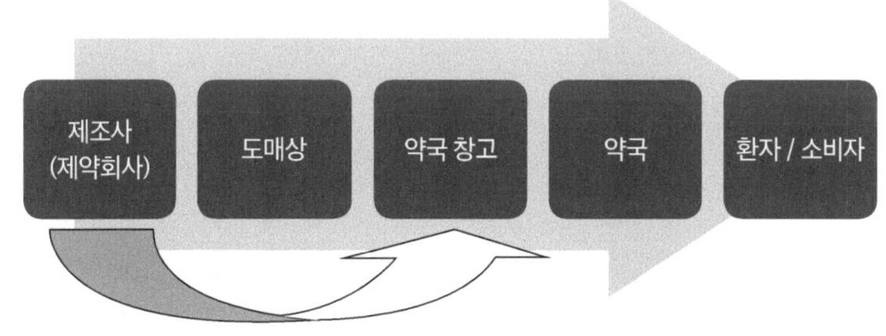

식료품 체인점은 그들의 의약품 유통을 위해 자신들만의 대형창고와 자체 공급망을 구축했다.

예시 1-6 소규모의 개인약국을 위한 도매상의 역할 

미국에서 약사 개인이 직접 지역 약국을 운영하는 것은 전문가로서의 직업적 특징을 보여준다. 일반적인 약사에 대한 인식, '신뢰할 수 있는, 고객 한 명 한 명에게 차별화된 서비스를 제공하는 모습' 등은 모두 개인약국 약사들에게서 찾아볼 수 있는 행위다. 소규모 약국들은 소비자에게 물건을 판매하려면 제품의 재고가 있어야 한다. 대형 체인약국의 경우에는 제조사로부터 대량의 제품을 직접 구매하여 그들의 물류창고에 직접 보관을 하는 방식으로 재고를 보유한다. 반면에 소규모 개인약국들은 도매상의 공급에 전적으로 의존한다. 도매상이 소규모 약국에게 제품을 공급하는 것뿐 아니라 컴퓨터의 재고관리 시스템 제공 등의 다른 부가가치 서비스도 제공한다. 그리고 그들만의 구매력(buying power)를 통해 소규모 약국들은 도매상으로부터 좋은 가격에 물건을 제공받는다.

프로모션Promotion

쉽게 말해서 프로모션은 소비자들에게 TV 같은 매체를 통해 전달하는 광고라 할 수 있다. 그러나 프로모션이 꼭 30초의 TV 광고나 뉴욕 타임스퀘어의 거대한 간판광고 만을 의미하는 것은 아니다. 회사와 소비자간 커뮤니케이션 전체, 즉 4Ps의 요소를 담아 소비자들에게 구매 욕구를 자극하는 모든 것을 통틀어 프로모션으로 보아야 한다. 오늘날 디지털 기술 기반의 모바일 시대에 프로모션은 많은 양상을 띠고 있다. 고전적인 미디어 방식도 포함한다. 회사는 그들의 제품을 홍보하기 위해 여러 경로를 이용한다. 가장 보편적인 방법은 다음과 같다.

• **광고**Advertising

광고는 특정한 제품, 서비스, 메시지를 신문이나 광고판이나 잡지, 라디오, TV로 전달하는 것을 포함하며, 구매욕구를 상승시켜 회사의 제품판매량을 늘리는 것을 말한다. 제약산업에서 광고는 대부분이 회사가 소비자에게 직접 광고하는 방법Direct-to-consumer, DTC이 보편적이다. 대표적인 예로 'Purple Pill' 이나 'Viva Viagra'와 같은 광고들이 있는데, 이들은 소비자의 마음에 성공적으로 각인됐다. 15년간 TV를 통한 광고가 증가함으로써 시청자들은 평균적으로 연간 30시간씩의 광고를 시청한다는 통계가 있다. 또한 제약회사들은 다양한 학회(American Pharmacist Association, APhA]와 같은)에서 제품 시연 등을 통해 약사와 의사들에게 손을 뻗치려 하고 있다.

• **판촉**Sales promotion

판촉은 사회 어디서나 볼 수 있다. 50% 할인이라든가, 무이자 할부 또는 1+1 판매 등이 그 예이다. 앞의 대중매체 광고는 소비자들에게 제품에 대한 품질이나 가격 등에 관한 인식을 시켜 꾸준하게 구매욕을 상승시키는데 반해서 판촉 행사는 특정한 시간이나 특정 행사 기간에 한정하여 특별히 제공 하는 차이가 있다. 예를 들어, 매해 주말마다 열리는 수퍼볼에서 스포츠 용품 회사는 큰 고화질의 TV에 판매광고를 한다. 이는 그 큰 게임 직전에 소비자들의 구매욕구를 상승시키는 역할을 한다. 제약회사의 판촉 홍보 방법으로는 쿠폰을 발행해 지면이나 온라인에서 발급 받도록 하는 방법 들이 있다. 이로써 소비자들의 직접지출이나 자가부담Copay 비용을 줄여주게끔 한다(Copay란 진료를 받거나 약을 구입할 때 그 때 마다 정해진 액수의 금액을 가입자가 병원, 의사, 약국에 내는 형태로 즉, 진료비지원금 남용을 방지하기 위한 국가적 제도를 말한다). 제약회사들은 이러한 혼잡한 시장에 침투하기 위해 프로모션을 늘려가며 기존의 제품판매를 유지하고 있다. 대형 체인 약국들은 그들의 특별한 제네릭을 홍보하기 위해 특정 구역에서 이러한 전략을 이용하거나 기프트 카드를 가져오면 제품으로 교환해주는 방식을 이용하기도 한다.

예시 1-7 새로운 제약 판촉 방법

2009년, 미국식품의약국FDA는 코와 사Kowa Company에서 만든 기존 스타틴statin계 약물로 잘 알려진 Hmg-CoA reductase 억제제류의 새로운 약물 리발로Livalo[Pitavastatin]를 승인했다. 일본과 다른 아시아 국가들에 2003년부터 판매가 이루어진 이 약물은 미국에서 승인된 7번째 스타틴계 약물이다. 이미 제네릭 의약품을 비롯하여 포화가 이루어진 이 약물 시장에 침투하기 위해 리발로 관계자들은 소비자들과 의사들이 이 약물을 사용하도록 설득하기 위해 다양한 판매 프로모션을 했다. 다양한 프로모션들 중에는 30일동안 무료로 사용해보도록 하는 방식도 있었다.

- **대인판매**Personal selling

대인판매는 일대일로 영업사원이 잠재고객 대상으로 하는 일대일 판매를 말한다. 일반적으로 회사의 판매력sales power은 이러한 대인판매 정도에 달려있다. 그 동안 회사들은 그들 제품이나 서비스를 제공하기 위해 영업사원을 고용했고, 이들을 통해 기존 고객과의 관계 유지 및 신규 고객 유입을 위해 노력했다. 예를 들어 과거 소비자 시장에서 메리케이MaryKay Cosmetics는 소매 없이 시장이 구축되지 않았기 때문에 전국적으로 독립적인 판매 자문들을 배치하여 홈파티를 열어 개인 고객 간의 친분관계를 바탕으로 제품을 판매했다. 제조사, 특히 브랜드가 있는 물건을 제조하는 회사들의 경우에도 역시 이러한 방법을 이용해야 한다. 그들은 최초 고객인 의사에게 디테일링을 한다. 블록버스터 약품의 시대에, 제약회사들은 10만명의 영업사원을 고용하여 그들의 다음의 목적을 달성하려 했다. 처방을 내리는 의사와의 관계를 지속하여 의사들이 우리 제품을 더 많이 사용하도록 만들어야 한다.

• **직접마케팅**Direct Marketing

광고가 다양한 매체를 통해 거대시장의 고객들을 대상으로 하는 것이라면, 직접마케팅은 메일, 카탈로그, 텔레마케팅과 같은 방법을 사용하는 것을 말한다. 현재 시장은 모바일 기술이나 인터넷 기술의 발달로 직접 마케팅이 굉장히 확대되었다. 이러한 발전된 기술 환경은 특정 시공간에서 개인별 맞춤 마케팅이 상시 가능하도록 만들었다. 요즘의 제약산업은 이러한 인터넷의 힘을 이용해 그들의 개인적 정보와 인터넷 사용 기록을 바탕으로 개인별 맞춤 메시지를 전하는 마케팅을 이용한다.

• **PR**Public Relations

이름이 암시하듯 PR은 일반 대중과 회사의 주주 혹은 이해관계자 그룹과 관련이 있다. PR이라 함은 커뮤니케이션, 즉 보도자료를 배포하거나 후원 또는 기업 공식 문서 등을 통해 회사와 제품에 대한 호의적인 생각과 인식을 유도하는 모든 제반 활동을 말한다. 또한 특정 부정적 기사나 대중에게 전달되는 부정적인 이슈는 PR 부서나 그 책임자에 의해 무력화 되기도 한다. 제약산업에서 PR은 다양한 형식을 띤다. 새롭게 승인되는 약의 적응증에 관한 보도자료를 내거나, 곧 시판되는 신약 관련 리플렛을 통해 새로운 의약품 정보를 제공하는 등 제약사들은 그들 의약품에 관한 다양한 정보를 PR을 통해 대중이나 관계자들에게 전달한다. 주된 방식은 질병에 대한 인식을 고취시키는 캠페인 방법이 있다.

이러한 캠페인은 해당 질병에 대한 경각심을 증진시켜 이해관계자들이나 질병의 잠재 위험군에게 교육을 하는 역할을 한다. 예를 들어 베링거 인겔하임Boehringer Ingelheim사의 'Drive 4 COPD' 캠페인은 미국스톡카경주협회NASCAR의 자동차 레이서인 데니카 패트릭Danica Patrick 선수를 통해 홍보되었는데, 이를 통해 사람들에게 만성폐쇄성폐질환COPD에 대한 인식을 높였다. 이 회사는 약품에 대한 정보와 설문을 웹사이트(www.drive4copd.com)에서 제공하고 다양한 행사와 학회에 후원을 진행했다.

예시 1-8 제약사의 홍보 예산

수년간 제약사들은 10억달러 이상을 소비자와 의사에게 홍보비용으로 사용해왔다. 최근 헬스케어 시장조사 기관 아이엠에스 헬스IMS Health의 자료에 의하면, 제약사의 총 홍보비용(디테일링, 샘플링, 미팅 혹은 행사, 저널홍보, DTC)은 2007년에 270억달러로 그 정점을 찍었으며, 2010년에는 240억불로 감소한 것으로 나타났다. DTCDirect to Consumer광고도 비슷한 양상을 보인다. 2006년에 52억달러로 정점을 찍고 2011년에 44억달러로 점점 감소하였다. 그러나 제약사의 온라인 광고에 대한 비중은 증가하고, 아마도 계속 두 자리 수 비율로 증가하여 2015년까지 약 20억불 가까이까지 그 비용이 증가할 것으로 예상이 된다. 이러한 비용이 1990년대부터 계속 증가해왔으나, 그 비율은 판매액의 10-12% 정도로 유지되고 있다.

4개의 전통적 마케팅 믹스 변수(제품, 가격, 유통, 프로모션)가 회사나 판매자의 관점에서 해석된 후에도 소비자와 사용자의 관점에서 다시 해석될 수 있다. 대상이 유형의 재화든, 무형의 서비스이든 간에 상관없이 고객들은 문제에 대한 해결책을 내놓는다. 예를 하나 들자면, 고객은 자신의 건강을 위해 고혈압 치료를 위해서든 미래의 심혈관 질환에 대한 예방을 위해서든 약국에 가서 고혈압 약을 찾을 것이다. 소비자는 회사가 만드는 가격에 대한 전략은 생각하지 않을 것이고, 그저 자신의 주머니에서 나가게 될 돈과 해당 제품을 구매하면서 얻게 될 가치에 대해서만 생각할 것이다. 유통 관점에서 보았을 때 회사는 제품의 공급망과 공급경로에 대해 고민을 할 테지만, 고객은 제품이나 서비스에 대한 접근성, 즉 편리하게 구매할 수 있는지 여부에만 관심 가질 것이다. 회사는 그들의 제품과 서비스를 어떻게 홍보할 것인지 대해서 여러 가지 변수를 고려 할 것이고, 고객은 제품에 대한 명확성, 품질, 정보가 진실한가를 고려할 것이다. 이렇듯 정해진 전통적인 이러한 4가지 마케팅 변수는 판매자와 고객의 각각의 관점에서 재해석 될 수 있으며, 회사가 이 변수들에 대한 관점의 균형을 잘 조절한다면 시장에서의 뚜렷한 성과를 기대할 수 있다

시장세분화, 타기팅, 포지셔닝STP

회사는 어떠한 방법으로 타깃이 되는 고객을 결정하게 될까? 회사는 모든 사람들이 이 제품이나 서비스를 구매하는 것을 원하지는 않을까? 서른 두 살의 엄마 고객과 일흔 살의 은퇴한 할아버지 고객의 니즈는 서로 어떻게 다를까? 젊은 엄마는 회사의 제품이나 서비스를 어떻게 바라보게 될까? 다음의 세 가지 마케팅 변수가 그에 대한 답이다. 시장세분화segmentation, 타기팅targeting, 포지셔닝positioning. 마케팅 전문가들은 타깃 고객의 요구를 회사가 제공했는지 확인하기 위해 이런 다양한 변수들을 계속해서 모니터하고 분석해야 한다.

시장세분화는 모든 사람 개개인을 포함한 거대한 전체 시장을 다양한 분절segment로 나누고, 파편화 하여 비슷한 유형의 개개인으로 구분한다. 한 분

절 내에서의 고객은 상대적으로 비슷한 유형의 프로필을 가지고, 공동의 니즈와 원츠를 갖는다. 그리고 이론적으로는 특정한 구체적 마케팅 메시지에 유사한 반응을 하는 것으로 본다.

특정 고객 집단을 놓고 다양한 특성을 가진 캐릭터들로 분절시켜 볼 수 있다. 대표적인 두 가지 분절 방법은 다음과 같다.

- 인구통계학적 특성으로 구분하기: 이 부분은 나이, 성별, 인종, 종교, 직업, 수입 정도의 개인적 특징으로 나눈 부분이다. 비록 제약회사를 포함한 모든 회사들이 이 인구통계학적 다양성에 관심을 갖지만, 핵심은 이 다양한 변수 가운데 한가지만을 사용하지 않고 입체적으로 적용해야 한다는 것이다. 예를 들면 경구피임약 같은 제품은 주로 가임기 나이대의 여성을 타깃으로 디자인 하지만 제품은 사실 여드름 치료에도 사용되기 때문에, 마케터가 여러 적응증에 대한 고려 없이 한가지 적응증 만을 놓고 시장을 설정하는 것은 그리 현명하지 못한 방법이 된다.

- 지리학적 특성으로 구분하기: 미국은 지리적으로 넓게 분포해있기 때문에 제약회사는 이러한 다양한 지리적 특성을 이용해 시장을 분류, 분석해볼 수 있다. 예를 들면 도시, 교외 그리고 시골에 위치한 고객은 각각 다른 니즈를 갖고 있고, 미국의 추운 지역에 거주하는 이들은 해변가에 거주하는 이들과 확연히 다른 니즈를 갖고 있을 것이다. 빠르게 성장하는 국가인 중국 고객의 니즈는, 급격한 성장이 멈춘 안정기에 접어든 미국의 고객과도 차이가 있는 것이다.

마켓을 고객의 라이프 스타일, 동기, 개인적 성향, 가격에 대한 민감도 그리고 브랜드 특권의 수준에 따라 분류하는 다양한 다른 방법들이 존재한다.

회사의 전략이 잘 맞고 상품을 구매하거나 서비스를 이용할 가능성이 높은 시장을 구분 했다면, 그 다음 그들이 타기팅Targeting할 그룹을 결정해야 한다. 타기팅은 상품이나 서비스를 판매할 집단을 고르는 것이다. 그 결정은 회사와 특별한 구체적인 물건이나 서비스에 대한 것이며, 회사의 궁극적인 전략적 목표를 포함하고 있다. 회사는 그들의 노력을 잠재적으로 가장 이익이 있으며, 가장 크고, 가장 높고, 그리고 쉽게 목표에 도달할 수 있는 부분에 집중하려고 하지 않겠는가? 예를 들어 처방하는 내과의사도 전공에 따라 분류할 수 있다. 제약회사는 계속 원활한 거래를 계속 하기 위해 미국의 가장 번화한 도시인 남동지역의 심장학자들을 통해 타깃을 확인하려 할 것이다. 더구나 제조사는 마케팅 조사를 하여 특별히 심장학자들만을 '얼리 어답터'로 분류할 수도 있다. 그들은 관행적으로 시장마케팅 전략에 반응하고, 그리고 새 신약을 빨리 처방했던 사람들이다.

시장세분화와 자료분석을 통해 타기팅 한 것에 기초하여, 회사는 그들의 제품을 어디에 포지셔닝 해야 할지 결정해야 한다. 필수적으로 회사는 고객들이 그 제품과 서비스를 생각할 때 무엇을 원하는 지 혹은 경쟁적인 관점에서 제품이 어느 곳의 위치를 차지하는지 필수적으로 결정해야 한다. 예를 들어 매우 인기 많고 성공적인 "Mac vs PC" 의 광고 캠페인을 보면, 애플사는 마이크로소프트를 이용하는 컴퓨터와 비교했을 때 자사제품이 더 친숙하고, 오류가 없다고 포지셔닝 했다. 제약 산업에서 제품 포지셔닝은 특히 일반의약품OTC의 마케팅에서 아주 중요하다. 일반의약품에서 고객은 쉽게 다른 경쟁제품들을 쉽게 인식할 수 있다. 그러므로 클라리틴Claritin[Loratadine]의 마케터들은 그 제품을 더 효과적이고, 항히스타민제의 진정작용이 없는 것을 중요시하는 소비자의 마음을 헤아려 전략적으로 포지셔닝 했다.

그림 1-3 마케팅 믹스와 제품 포지셔닝

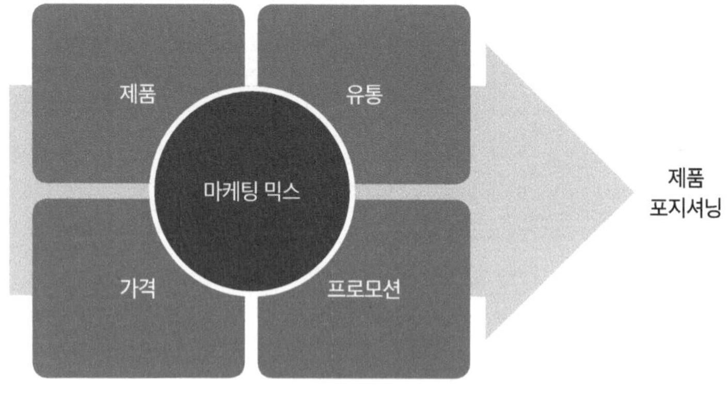

마케팅 플랜

4P와 시장 세분화, 타기팅, 포지셔닝(이상 STP 전략)은 모두 마케팅 플랜에 속한다. 마케팅 플랜은 회사와 상품의 미래를 예측하고, 마케팅 연구와 전략을 다룬다. 플랜은 하나의 상품이나 서비스를 구체적으로 다루거나 혹은 회사의 전체적인 판매 전략을 집중해서 다룰 수 있다. 예를 들어, 애플사는 4개의 상품(iPod, iPad, iPhone, Mac computer) 각각의 판매 전략을 짤 수도 있고, 하나의 판매 전략으로 포함시켜 다룰 수도 있다.

일반적으로 제약 회사는 특정 약에 대한 세부사항을 책임감 있게 다룰 수 있는 제품 담당자를 고용한다. 제품 담당자와 그의 부서는 그들이 다루는 특별한 상품에 대한 판매 전략을 수집한다. 비록 회사의 기존 판매 전략을 다시 수립하는 것이 마케팅 플랜을 설명하기에 가장 좋은 방법이지만, 제품 판매전략에는 상당히 신뢰 할 만한 자료가 포함되어 있다. 표 1-1은 제약회사의 마케팅 플랜의 기본 틀이다.

표 1-1 마케팅 계획

단계	관찰 부분	설명
진행요약	마케팅 계획의 개요	키워드와 결정, 예상되는 결과의 강조
상황분석	외부환경	어떤 정치적, 경제적, 사회적, 규제적 문제들이 상품에 영향을 미치는가? 상품은 전 세계적으로 시장화 될 것인가? 새로운 기술이 시행되었는가? 기술의 변화속도는 얼마나 빠른가?
	내부환경	임무와 기업이념, 그리고 상품과 관련된 전략은 무엇인가? 회사내의 다른 상품과는 어떻게 어우러질 것인가? 기업의 계획, 장기적 목표, 목적(이윤, 투자의 반환, 주가)은 무엇인가? 조직 내에서 상품은 어떻게 꾸려나갈 것인가? (예, 조직도)
	상품과 범주검토	상품의 범주는 무엇이고, 그 배경과 개발, 기술, 채택단계와 보급 그리고 제품의 수명주기는 어떠한가? 그리고 변수들은 어디로 행하는가? 상품을 요구하는 고객의 유형과 특징은 무엇인가? 상품 범주와 관련된 판매 트렌드는 무엇인가? (총 판매액, 지역영업, 매년 성장, 계절적 변동, 경쟁 시장 점유율) 현재 가격추세는 무엇이며, 이것들은 상표의 발전과 잠재적 이익에 어떻게 영향을 미칠 것인가?
	경쟁환경 분석	제품 범주 내에서의 경쟁환경과 전체적 전망은 어떠한가? 주요 경쟁품과 그것의 장, 단점을 상품 그 자체의 가치, 가격, 분배등과 같은 시장의 관점으로 서술하라. 구매자의 마음 속 경쟁은 어디쯤 위치하는가? 요즘 광고의 트렌드는 무엇인가? (예, 미디어 지출, 판촉, 목표) 경쟁으로부터 기대되는 새로운 발전은 있는가? (예를 들면 상품 개발, 분배변화, 가격, 광고 등.)
	고객 분석	구매고객과 소비자는 누구인가? 무엇이 구매 결정에 영향을 미치는가? 구매 결정에 영향을 미치는 인구 통계적, 역학적 심리적 특징은 무엇인가? 기존 브랜드에 대한 충성도는 있는가?
	브랜드 검토	기존 상품에 대한 현재의 위치와 판매 경향, 그리고 가격 흐름은 어떠한가? 제품의 수명주기에서 상품은 어디에 위치해 있는가? 확인된 사업의 새로운 분야는 있는가?

문제와 기회	강점, 약점, 기회, 위협(SWOT)	회사와 브랜드 팀, 또는 그 상품에 대해서 내부적으로 강점과 약점을 평가한다. 외부의 기회와 위험의 유사한 평가를 경쟁적으로 시행한다. 문제점과 기회들의 평가는 이런 분석으로부터 만들어진다. 이러한 SWOT분석은 회사와 상품과 그리고 경쟁사에게 의미하는 것은 무엇인가? 경쟁적인 장점과 단점은 무엇인가?
전략적 계획수립	마케팅 목표와 전략	판매와 시장 점유율 혹은 규정된 상태의 고도의 마케팅 목표를 설정한다. 회사의 마케팅 목표를 이루기 위해 어떤 전략을 사용해야 하는가?
	타기팅과 세분화	고객은 누구이고, 시장 분배의 특성은 무엇인가? 고객은 비슷한 요구를 가지고 있는가? 타깃 접근성은 어떠한가?
	경쟁사 비교우위	SWOT 분석을 기초로 하여 경쟁사에 비해 내가 갖고 있는 이점은 무엇인가?
	포지셔닝	고객의 마음속에 어떻게 포지셔닝 되고 싶은가?
마케팅 믹스, 목적, 전략과 전술	제품	어떻게 제품들이 관리될 것인가? 생산, 연구, 발전에서의 제품 데이터나 정보는 통합 마케팅에 어떤 영향을 주는가?
	유통	시장 침투와 관련된 목표는 무엇인가? 어디서 상품은 팔릴 것이고 가치가 더해진 서비스들은 상품과 연관이 있는가? 어떻게 상품은 분배될 것인가?
	가격	가격의 목표와 전략, 전술은 무엇인가?
	프로모션	어떤 프로모션을 시행할 것인가? 개인 판매? 광고? DTC 광고? 판매 판촉은 사용할 것인가? 포장은 홍보와 관련하여 어떤 역할을 할 것인가?
통제, 평가, 피드백	예측 및 벤치마킹	상품에 대한 기대는 어떠한가? 경쟁품 또는 성공사례가 있는가?
	예산	마케팅 예산과 성취 목표를 평가
	스케줄, 시간계획	성공을 평가할 시점을 설정
	평가와 피드백	성취하고자 하는 결과는 무엇인가? 성공이나 실패는 현재의 계획, 전략, 전술에 어떻게 영향을 끼칠까? 변화하기 위해서 혹은 현재와 같은 상태로 유지하기 위해서 필요한 것은 무엇인가?

마케팅 효능

회사가 마케팅을 성공적으로 실행했는지 아닌지를 평가하는 한가지 방법은 마케팅 효과를 평가하는 것이다. 마케팅의 효과는 회사가 마케팅을 얼마나 이해하고 어떻게 실행했는지를 가지고 측정하며 마케팅 효력이 아예 없는 것부터 엄청난 효력을 가진 것까지의 점진적인 변화를 평가하게 된다. 마케팅 효능은 다섯 가지의 차원의 관점을 기초로 한다. 회사가 고객에 대한 철학이 있는지, 전략적 마케팅의 순응도, 타당하고 시기 적절한 시장의 인지 지식 획득 능력, 마케팅의 고조와 시행효력의 포함 정도에 의존한다.

고객 그리고 전략적 지향점

제약산업을 포함한 모든 산업 영역에서 성공적인 마케팅은 고객의 니즈를 만족시키는 정도로 평가된다. 중요한 것은 소비자의 반응이다. 그렇다면 회사가 창립하는 순간부터 소비자를 염두에 두어야 하는 걸까? 회사는 손님의 의견과 불만에 즉각적으로 반응해야 하는 것일까?

회사의 마케팅 전문가들은 장기적 전략을 세우고 달성하는 것을 염두에 두어야 한다. 이는 일반적으로 시장 계획과 문화에 따른 전략, 장기간의 숙고 형식을 따르게 된다. 그렇다면 회사는 상품이나 서비스가 실패했을 만일의 경우에 대비에 하는 긴급대책을 준비해야 하는 것일까?

예시 1-9 상품의 실패: 화이자의 엑수베라(Exubera)

2006년 화이자 사는 환자에게 당뇨 시장을 바꿀 수 있을 정도로 효과가 좋은 약을 소개했다. 엑수베라Exubera라는 인슐린 흡입제는 주사기 없이 인슐린을 흡입할 수 있는 약이다. 그러나 원래 넥타Nektar Therapeutics사에서 개발했던 이 제품은, 크기가 크고 불편하여 사용이 어려웠기 때문에 시장에서 성공적으로 자리 잡지 못했다. 2007년 10월, 9개월간 겨우 1,200만달러를 벌어들인 후 화이자는 제품 판매를 중지하였다. 화이자가 제품 개발에 들인 금액은 28억달러였다.

시장이해력Market Intelligence

고객의 니즈를 충족 시키기 위해서, 회사와 마케팅 전문가는 그들의 상황과 시장에 대해서 최대한 객관적인 정보를 갖고 있어야 한다. 주요 의사 결정자는 그들의 내부 정보와 자원을 바탕으로 계획을 짜고 자원을 배정 할당하는데 필요한 정보를 갖는 것 외에도, 외부 정보도 처리 할 수 있어야 한다. 고객의 소비 습관, 태도 등 고객에 대한 정보도 매우 중요하지만, 가장 중요한 것은 경쟁사에 대한 정보이다. 경쟁이 심각한 제약산업에서, 특히 제네릭 의약품은 가격과 상품의 지속적인 생산 가능 정도 등이 구매에 영향을 끼치는 주요한 부분이므로, 경쟁사의 정보를 얻는 것이 매일의 중요한 업무가 된다.

조직적 통합과 운영 효율Organizational Integration and Operational Efficiency

마케팅 효능 분석의 중요한 마지막 두 가지는 운영 그리고 조직이 그것의 중요성을 얼마나 잘 인지하는가 하는 것이다. 회사가 획득한 경쟁력 있는 시장 이해를 바탕으로, 고객이 기대하는 수준의 통합적이고 효과적인 대응을 해야 하고, 필요하다면 시장 전략을 바꿀 수도 있어야 한다. 통합은 마케팅 부서와 다른 부서간의 효과적인 의사소통과 협력을 의미한다. 예를 들어, 생산 라인의 문제로 1주일 정도 제품 제공이 늦어질 경우, 모든 부서는 이 사실을 충분히 숙지하고 고객에게 알려줄 수 있어야 하며 이에 따른 알맞은 예측과 전략이 필요하다.

운영 효율은 회사가 얼마나 조직적으로 효율을 기할 수 있는가를 말한다. 회사가 높은 수준의 마케팅 결정이 가능한가? 시장에서 발생하는 문제에 마케팅 부서는 얼마나 기민하게 반응 할 수 있는가? 특히 중요한 것은 회사 마케팅 부서가 고객의 다양한 요구에 얼마나 잘 대처할 수 있는가 하는 것이다.

회사의 마케팅 효과를 평가함으로써 회사 매일 매일의 업무들이 얼마나 잘 돌아가는지, 얼마나 회사가 잘 기능하는지를 가늠할 수 있다. 만약 회사가 높은 수준의 마케팅 효능을 갖고 있다면, 판매 예측을 바탕으로 그 회사는 아주 성공적이라 평가 할 수 있다. 하지만 마케팅 부분에서 경쟁사를 완전히 압도 하더라도 실제 판매가 성공적이지 못할 수도 있다. 수없이 많은 회사 안팎의 요인들이 회사에 영향을 미치므로, 비록 마케팅 효능이 좋은 회사일지라도 반드시 성공적 판매를 보장할 수는 없다는 뜻이다.

요약

이 챕터는 마케팅이 단지 광고 한 편, 홍보성 캠페인 한 가지 만이 아니라는 것을 보여주었다. 마케팅은 고객을 위한 가치를 만들고, 그들의 니즈를 충족하는 일련의 과정이다. 4가지의 마케팅 변수(상품, 가격, 유통, 프로모션)를 관리 운용하는 것, 적절한 고객을 설정하는 것(세분화, 타기팅) 그리고 고객들의 마음에 이상적인 상품과 서비스 이미지를 포지셔닝 하는 것(포지셔닝)을 통해 제약 마케팅 전문가들은 그들의 회사를 성공으로 이끈다.

토의 주제

1. 다른 산업 군에서 볼 수 없는 제약 회사만의 독특한 고객에는 누가 있는가? 그들 각각의 니즈, 원츠, 수요, 가치는 어떤 것일까?
2. 제품이 주는 이익과 제품 선택에 있어, 제약회사의 제품은 다른 소비재와 어떻게 다른 특성을 갖는가?
3. 의약품 가격이 저렴할수록 항상 고객에게 인기가 있을까? 고객이 일반의약품을 구매할 때의 결정 요인에는 어떤 다른 것들이 있을까? 처방 의약품은 또 어떻게 다를까? 도매상으로부터 약을 공급받는 개인 약국은 제약회사의 고객인가 그렇지 않은가?
4. 전통적, 지역 사회 기반 약국 및 우편 주문 판매소 모두에서 처방 의약품을 사용하는 것이 타깃 마케팅 관점에서 좋은 전략이 될 수 있는 이유를 설명해 보아라.
5. DTC 처방 광고를 고려할 때, 환자가 DTC 광고를 이해할 수 있는 충분한 지식이 없다는 것을 가정한다면 제약회사는 광고를 포기해야 하는 것인가? 그렇게 생각하는 이유는?
6. 기본적으로 의사를 타깃으로 설정한다고 할 때, 제약회사는 의사를 어떤 타깃 분류에 포함시킬 것인가?
7. 충분한 시장 정보가 있었다고 가정할 때, 마케팅 효능 평가가 우수하다면 반드시 매출도 높다고 봐야 하는가? 설명해보라.
8. 만약 의약품 가격이 모든 고객에게 항상 투명하다면(특히 약국에서 지불하는 실제 가격) 약국에서 사는 상품의 실제적인 가격), 시장에서 특히 소비자들은 어떻게 반응할 것인가?
9. 제약회사는 다양한 판촉 전략들을 가지고 경쟁자가 없는 시장에서 새 제품을 팔 것인지, 경쟁자가 많은 곳에서 팔 것인지를 어떻게 결정해야 하는가?
10. 제네릭 의약품 시장에서 이 대체 가능한 제품은 어떻게 마케팅 해야 하는가?

CHAPTER 2

제약마케팅과 제약산업

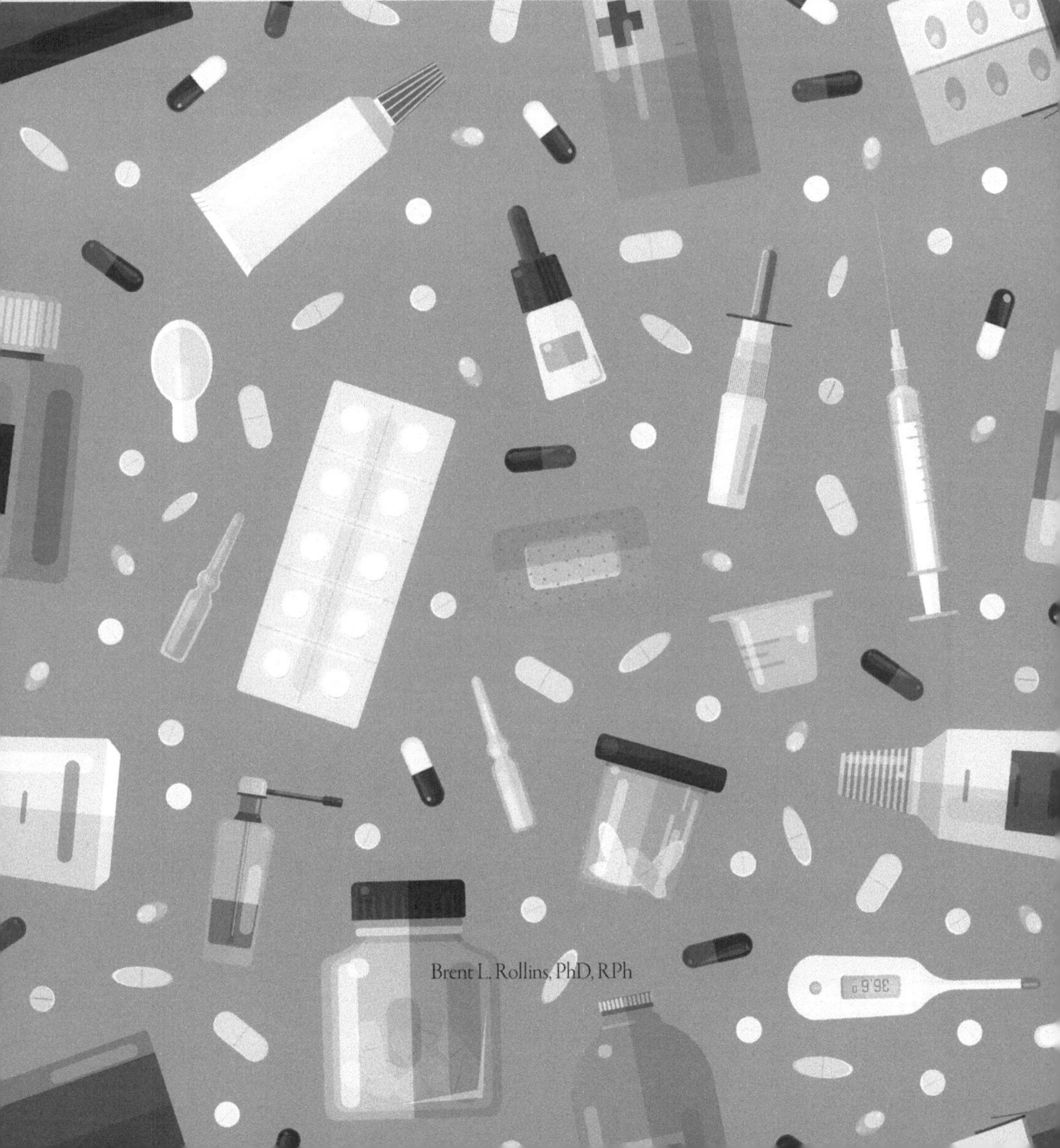

Brent L. Rollins, PhD, RPh

교육목표

1. 처방전의 출현이 제약 산업의 움직임을 어떻게 바꾸었는지 설명해보자.
2. 제약회사의 고객이 누구인지 알아보고, 그들의 니즈needs가 무엇인지 설명하고, 어떻게 그들의 니즈가 충족되는지 생각해보자.
3. 제약 시장 특유의 사회적, 도덕적, 정치적, 법적 이슈들을 설명하고 이러한 이슈들이 의약품 마케팅과 선택에 어떤 영향을 미치는지 설명해보자.
4. 전문, 일반, 브랜드, 제네릭 의약품에 초점을 맞춘 차별화된 제약마케팅 이슈들을 설명해보자.
5. 제약 산업의 미래와 마케팅의 역할을 생각해보고, 가능하다면 필요한 변화가 무엇일지 생각해보자.

어느 토요일 오후, 58세의 건강해 보이는 남성은 텔레비전을 보면서 리발로Livalo[Pitavastatin]에 관한 광고를 보게 되었다. 광고는 높은 콜레스테롤을 야기하고, 심혈관 질환을 초래할 수 있는 식이와 생활방식에 관해 묘사하였다. 광고를 보고 난 후, 그는 자신의 콜레스테롤이 아마 매우 높을 것이므로 리발로나 그 외 비슷한 약을 처방 받아야 할지 검사를 해봐야겠다고 생각했다. 다른 곳에서는 한 8세 어린이가 밤마다 침대에 소변을 보는 어려움을 겪고 있었다. 그의 부모는 아이의 늦은 밤 수분 섭취를 제한하고 취침 전 화장실에 데리고 가는 등 노력을 기울였지만 소용 없었다. 두 이야기에서, 소비자는 의약품 사용을 통해 해결할 수 있어 보이는 문제를 겪고 있다. 왜 그들은 일상적으로 사람들이 소비재를 사듯, 약국에 가서 간단히 문제를 해결할 의약품을 사지 않는 것일까?

건강과 관련한 문제에 있어 수요와 공급, 그리고 이에 대한 문제 해결 방법은 다른 소비재와 다르며 문화, 사회적 가치, 심지어 정부 규제에 따라 다양해진다. 다른 문화에서 건강 문제에 관한 해결책은 의사를 방문하거나, 약초나 천연약물을 먹는 것일 것이다. 미국에서는 대부분의 건강 문제에 관한 첫 번째 해결책은 전문의를 찾는 것이다. 의사는 증상의 원인을 진단해내기 위해 그들이 배우고 훈련 받으며 얻은 경험, 환자로부터 수집한 혈액검사나 여타의 검사 결과 데이터를 사용한다. 대개 전문의 상담은 환자의 증상완화에 도움을 주거나 더 나쁜 예후를 막기 위해 몇 가지 약품을 처방하는 것에서 끝난다.

처방전The Prescription

질병은 세균 감염, 혈압 상승, 통증, 발기 부전, 우울증 심지어 정신분열증

이나 치매와 같은 극도의 인지 문제 등의 다양한 형태로 나타낸다. 따라서 소비자의 관점에서 도움이 필요한 요인들은 물리적이거나 정신적인 것이 될 수 있다. 건강문제에 대한 적절한 진단과 치료를 위해서는 헬스케어 환경에서 소비자의 안전과 건강한 삶을 지키기 위한 법과 규제가 통과되어야 한다. 예를 들어, 미국식품의약국은 의약품 제조업자에게 환자가 사용하도록 승인된 의약품과 약국에서 판매하는 의약품을 생산하는 광범위한 적용 과정에서 엄격한 연구와 업무를 감독하기 위해서 점차 규제를 강화해 왔다.

의약품과 관련된 많은 법과 규제에서, 처방전의 출현이 제약산업을 가장 크게 바꿔 놓았다. 1951년, 1938년에 발의된 최초의 연방 식품 의약품 화장품 법에 관한 Durham-Humphrey 법이 개정되면서, 공인된 자가 발행한 처방전 작성에 대한 요구가 합법화 되었다. 더불어, 처방약과 비처방약 혹은 일반의약품over-the-counter, OTC이라 부르는 그 외 모든 약들로 구분하기 시작했다. 처방전 요구사항은 엄격한 반면에, 처방전 작성은 꽤 유연했다. 오늘날 처방전은 공인된 처방전 발행인이 조제 약국으로 전화나 팩스를 보내거나, 대부분은 처방 소프트웨어 시스템을 통한 전자 송부로 작성 할 수 있다. 처방전을 통해서만 특정 의약품을 구매할 수 있는 것은 제조업자가 그들의 제품을 마케팅 하고 판매하고 있는, 전통적인 소비재 시장과는 구별되는, 특징적인 환경을 만들어왔다.

제약회사와 마케터의 관점에서, Durham-Humphrey 법 개정은 헬스케어 비즈니스를 위한 기회를 창출했다. 이제는 사람들이 의사의 처방전이 없던 시대를 떠올리지 못하겠지만, 사실 처방전이 없던 시절이 우리에게 있었고, 처방전이 생김으로써 자격이 없는 제품들은 함부로 진입할 수 없게 된 것이다. 처방전이 있기에 '뱀 기름' 같이 약이 아닌 것을 약으로 속여 판매하는 행위를 방지할 수 있게 된 것이다. 둘째로, 개정안은 '지정 수요Directed demand'의 아이디어를 실현하는 독특한 비즈니스 환경을 만들어냈다. 제약

산업에서 '지정 수요'란 대개 의사로서 교육된 중개자인 처방 담당자가 소비자에게 필요한 의약품과 치료를 결정하는 것이다.

본 챕터의 초반에 제시된 상황을 보면, 고지혈증 남성과 침대에 소변을 보는 소년은 실제로 의학적 상태를 확인 받아야 하고, 최선의 조치나 치료를 결정해야 한다. 예를 들어 리발로 광고를 본 남성은 콜레스테롤에 관한 여러 검사와 함께 가정용 콜레스테롤 테스트기를 구입해야 할 것이며, 그의 콜레스테롤 수치가 정상 한계를 벗어났는지 검사하고, 치료받아야 할 것이다. 그는 아마 그의 콜레스테롤 수치와 개인 병력에 기반하여 문헌을 찾아 그에게 가장 좋은 치료 옵션인 리피토Lipitor[Atrovastatin]로 결정할 것이다. 그러나 리피토를 구입하기 위해서는 그는 담당의사를 찾아서 약에 대한 처방전을 발급받아야 하며, 약국에 처방전을 가지고 가서 약품을 구입해야 한다. 하지만 환자가 특정약을 요구하는 직접 수요가 발생하더라도, 처방 담당자인 의사는 환자의 임상 케이스에 맞춘 최적의 약물을 고려하는 절차를 거쳐야 한다.

이러한 상황은 제약 산업과 그 마케터 고유의 어려움이다. 마케팅은 교환을 통해 가치를 창출하는 과정이지만, 제약 산업에서는 의약품이 환자와 사회에 전달된다는 가치가 실현된다. 제약 시장의 특성과 의약품이 삶을 지속하기 위해 필요하다는 사실에 비추어보면, 제약 마케터들은 공중의 보건 문제에도 중요한 영향을 준다. 제약 마케터들은 그들이 놓인 독특한 특성을 인식해야 하고(예를 들어 법적, 정치적, 기술적, 허가나 경제적 문제), 특히 고객이 환자가 아닌 의사나 약사와 같은 제 삼자일 때는 보험회사나 정부에 의해 금액이 지불하게 된다. 사회적 마케팅의 관점에서 제약 마케터의 과제는 환자의 복지를 생각하면서, 잠재적 목표 시장을 통하여 고객의 니즈를 충족시키는 것이다.

제약회사의 고객들

어떤 산업에서든 오래 살아남고 성공하는 마케팅은 꾸준히 고객을 이해하고, 가장 효율적이고 가능한 방식으로 고객의 니즈를 충족시킨다. 제약 산업에서 고객이라 함은 관점에 따라 처방자, 소비자(환자) 그리고 제 3 지불자의 세 가지 독립된 주체 형태로 나타난다. 그림 2-1은 이들 간의 상호작용에서 약의 소비가 이뤄진다는 것과 각각이 각기 다른 니즈를 가질 수 있다는 것을 보여준다. 소비자나 제3의 지불자는 적은 금액으로 최고의 가치나 최고의 치료 효과를 보고 싶어하지만, 의사는 치료적으로 환자에게 좋은 제품을 권한다.

그림2-1 약의 조제와 소비

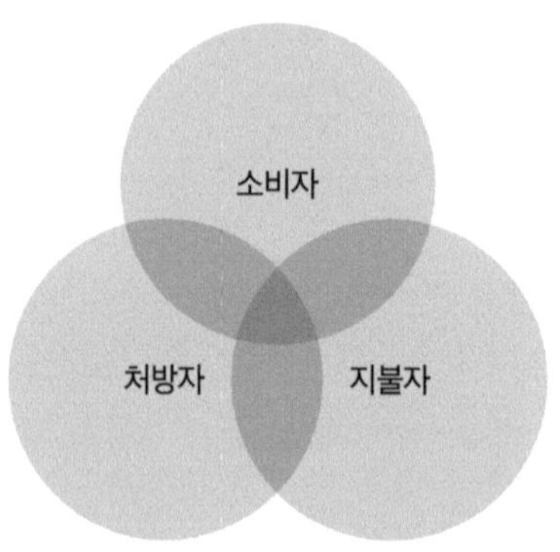

'처방prescribed'의 반대말로 '조제dispensed'라는 용어를 사용한다는 것을 눈 여겨 보아야 한다. 의사는 그들의 지식과 환자 특성에 기반하여 약품을 처방하고 소비자는 약국에서 약을 받으면서 그들이 가입 되어있는 보험에 따라 합리적인 가격인지 결정을 내린다. 제 3 처방전 보험은 1970년대에 적은 퍼센티지(5-10%)에서 80% 혹은 일반적인 약국 처방 업무의 이상으로 성장했다.

그림2-2 약의 조제와 소비 -확장형

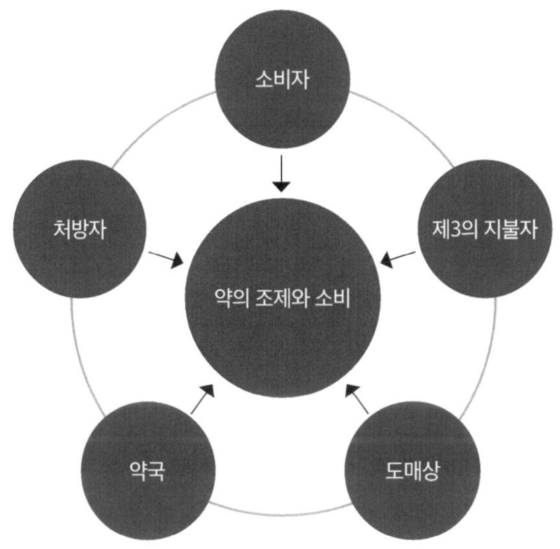

처방 담당자, 환자, 제 3의 지불자는 함께 일하지 않지만 어떤 약을 조제할지에 대해, 특히 유전 약물들에 대한 결정을 내리는 데에는 각각 기여를 한다. 이러한 각각의 세 주체는 제약회사의 고객이다. 만약 그림 2-1을 수행하는데 연관된 주체들 까지를 포함해 고객의 영역을 확대하자면 약국과 도매상 또한 포함될 것이다(그림 2-2 참조).

다음의 세부항목에서 제약회사의 다양한 고객을 확인하고, 각 고객들의 니즈에 대해 토론해보고, 회사가 그것을 충족시킬 방법에 대해 서술해 보고자 한다.

의사

미국에서는 누군가 아프면 일반적으로 주치의에게 진찰을 받는다. 전문지식과 경험을 이용하여 처방을 내리는 의사는 제약회사의 주요 고객이다.

제약 산업의 고객인 의사들에게 있어 중요한 것은 정보다. 의사는 질병과 치료에 관한 의학적 정보와 관련된 처방약에 대해 계속해서 공부해야 한다. 주로 발표된 연구를 통해서 가장 최신의 의학과 약물 정보를 나란히 하면서, 의사들은 가장 적절한 치료 결정을 할 수 있다. 게다가, 의사가 그들의 제품을 처방해주기를 바라는 의약품 제조업자들은 가능한 제품에 대한 가능한 많은 정보를 알려주고, 이 정보는 약물을 채택하고 처방을 시행하는 것으로 이끌 수 있다.

개업의는 제약 산업에서 고객으로서 매우 중요하다. 미국 의과대학 연합Association of American Medical Colleges, AAMC에 따르면, 현재 활발히 활동하는 개업 의사의 수는 약 68만명에 이른다. 게다가 대략 9만 7천명이 의과대학과 정골의과대학osteopathic medical college, DO에 등록하였다. 결국, 68만명의 의사는 매일 다수의 환자를 보며 처방을 내게 된다. 질병 제어 예방 기관Centers for Control and Prevention, CDC의 국가 통계에 따르면, 2010년에 약 10억건의 진료가 이루어졌으며 약 40억건의 처방으로 나왔다. 이 수는 재 처방뿐 아니라 의사에 의한 새로운 처방도 포함한다. 일반적으로, 새로운 처방은 전체 처방 조제의 약 40%이다. 의약품 제조업자가 의사를 만나는 시간과 만남이 점차 줄어들었지만, 의사들에게 필요한 의약품과 의학 정보를 제공하는 방법은 지난 50년간 진화되어 왔다. 의약품 제조업자가 여전히 평생 의료 교육Continuing medical education, CME의 중요한 공급자이며, 후원사임에도 불구하고, 처방을 유도하기 위해 의사들에게 선물을 바치며 정보를 위해 여행을 보내주던 시대는 지났다. 게다가, 보편적으로 따르고 있는 연방 리베이트 금지 규약Pharmaceutical Research and Manufacturers of America Code on Interactions with Healthcare Professional, PhRMA code에 기반하여, 제품명이 담긴 펜이나 머그잔과 같이 인기 있던 판촉물도 점차 사라지고 있다. 이 규약은 제조업자가 의료계 종사자와의 관계에서 따라야 하는 가이드라인을 제시한다. 가이드라인은 교육 물품, 고문 의사 마련, 식사, CME와 같은 교육 행사 지원, 연사 프로그램, 연사 트레이닝 미팅, 장학금, 교육 기금, 약전 위원회formulary committee에서의 의료계 종사자 또는 임상 시험 가이드라인 개발자와의 교류, 처방 데이터 사용에서의 규칙을 담고 있다. 이 코드는 회사 직원들이 감찰 지도내용 감시 및 규제 사항과 관련 법과 규제를 따를 수 있도록 돕는다. 심지어 이러한 제한에도 불구하고, 의약품 제조업자들은 대략 120억달러에서 160억 달러를 매년 의사 마케팅 비용에 사용한다.

여전히 일차적이고 중요한 정보전달 루트는 영업사원과 MSLmedical science liaison다. 이 두 전문가들이 각각 따라야 하는 산업 규제와 그들이 다루는 주제가 모두 다르다: 영업사원은 제품 프로모션에 집중하는 반면, MSL은 제품 판매에 관여하지 않은 채 약과 의학 정보 전문가로서의 기능을 한다. MSL은 그들의 분야나 질병 전문 분야 내에서, 다양한 전문가나 그들 중에서도 더욱 영향력이 큰 KOLKey Opinion Leader을 알아내고 개발한다. KOL은 임상 시험 디자인의 자문이나 국내 회의의 임상 시험 자료 발표와 같이 필요에 따라 다양한 기능을 수행하는 연사나 정보 전문가로 활동한다. KOL은 대개 선도적인 의사이며 의약품 제조업자의 접근과 정보전달 네트워크를 확장한다.

제약회사는 정보 전달을 위해 인터넷을 적극적으로 활용하기 시작했다. 현재 대부분의 브랜드 의약품들은 제품에 대한 웹사이트를 갖고 있으며, 처방자와 다른 헬스케어 전문가를 위한 섹션을 분리하여 가지고 있다. 게다가 대부분 제약회사는 현재 질병 특화된 교육 웹사이트와 온라인 커뮤니티를 운영한다. 오늘날 가장 중요한 점은 제약회사는 현재 태블릿, 스마트폰 메시지와 어플리케이션과 같은 모바일 기술을 통해 커뮤니케이션하고 있다는 것이다. 제약 마케터들은 영업사원 없이 의사들의 개인 기기에 제품 메시지를 전달한다. 이 메시지는 실시간으로 변경될 수 있고 의사들의 피드백을 받는 기능도 제공한다. 분명하게, 기술의 진보에 따라, 의약품 제조업자도 가장 비용-효과적, 효율적인 방식으로 의사 고객의 정보 요구를 충족하기 위해 그들의 정보전달 방법에 계속해서 적응해야 한다.

예시 2-1 전문의 수는 충분한가? 

미국 보건 의료 산업에서, 자국 내 의료 수요를 충족시킬 만한 충분한 의사가 있는가에 대한 논란이 있다. (Sataline & Wang, 2012) 현재 충분한 의사 수에 대한 논란은 글로벌 헬스 지표의 비교를 인용한다. 산업화 국가의 1인당 의사 수와 비교했을 때, 미국은 중간 수준 이하이다. (CodeBlueNow!, 2008) 그러나, 미국 1인당 비율이 과대평가 되었음을 근거로, 1차 진료 의사 (primary care physicians, 전체 의사의 35%) 보다 많은 2차 진료의사specialist physicians가 있다는 점을 문제 삼는다. (AAMC, 2011)

이 논쟁은 또한 향후 의사 공급의 적절성 문제로 이어진다. 충분한 의사가 있다고 믿는 사람들은 의료보조자, 임상 간호사, 약사와 같은 다른 공급자의 역할을 증가시키면서, 간호사와 홈 케어의 수를 늘리려고 할 것이다. 앞으로 의사 수가 충분하지 않을 것이라고 생각하는 사람들은 2010 환자보호 및 부담적정보험법Patient Protect and Affordable Care Act 2010, PPACA 일명 오바마케어의 결과로 인구 연령이 증가하고 있음을 지적하며, 보험의 혜택을 받는 사람들의 수를 늘릴 것이다.

약국

제약회사의 크고 직접적인 고객 중 하나는 지역 약국이다. 처방 조제를 하는 약국은 소비자에게 약을 제공하기 위해 제품의 재고를 가지고 있어야 한다. 처방은 지난 수십 년간 계속 증가하여(신규, 재처방전=리필처방전), 2010년에 지역약국 처방은 십 년 전보다 40% 이상 증가한 40억건으로 증가했다.

약국에서 중요한 업무는 가장 좋은 가격을 설정하고 일정하게 공급 하는 것이다. 지역 약국이 환자에게 다양한 서비스를 제공한다 할지라도, 많은 지역 약국의 비즈니스 모델은 처방 품목들에 의해 좌우된다. 소비자에게 필요한 의약품으로 재고를 채우는 능력이 부족하면 큰 타격을 입게 되고 환자 케어와 고객 서비스에 치명적이다. 의약품의 지속적인 공급과 더불어, 약국 구입자는 제조사의 의약품이 제3의 지불자에 의해 상환될 수 있음을 보증 받고 싶어한다(예를 들면 보험회사, PBMs, 노인의료보험제도나 저소득층의료보험을 통한 정부 지급). 일반적으로 지역 약국 약사가 영업사원에게 가장 먼저 묻는 질문은 의약품이 보험 적용 약물 리스트에 등재되어 있는지 여부다. 등재 여부에 따라 처방 건수는 크게 달라진다.

지역 약국 고객의 니즈를 충족하기 위해 제약회사는 좋은 약가를 얻고, 체인 링크를 공급하기 위해 부지런히 일한다. 이러한 기능에 성공적인 회사는 일반적으로 약가 부서, 제조 부서와 가까이 일하는 마케팅 부서를 가지고 있다. 만약 약가 부서가 없다면, 마케팅 부서가 약가 문제를 다루기도 한다. 이러한 경우, 시장에서 약가와 공급에 대한 갑작스러운 변화는 회사의 마케팅 부서에 의해 빠르게 전달될 수 있다. 회사는 훌륭하게 예측이나 그들의 목표를 계획할 뿐만 아니라 효율적으로 고객의 문제를 해결할 수 있다.

예시 2-2 다양한 약국 고객 유형 

제약사는 주로 고객 유형에 따른 가격과 관련하여 약국 고객의 니즈를 충족시킨다. 전국적인 체인 약국과의 협상은 영세 약국이나 지역적으로 독립된 약국 구매그룹과 협상하는 것과는 다르다. 제조사는 고객의 구매력과 고객이 차지하는 시장 점유율에 따라 가격을 다르게 책정한다.

제조사가 가격 협상을 시작하는데 있어 주요한 분류는 체인 약국이 의약품 창고를 보유하고 있는가 하는 것이다. 만약 약국이 제조사로부터 의약품을 즉시 구입하여 창고에 의약품을 저장할 수 있고, 필요 시 개별 판매점으로 의약품을 공급할 수 있다면 창고 체인warehousing chain으로 분류된다. 창고가 없는 약국 체인 고객인 비창고 체인nonwarehousing chain은 전형적으로 직접 제조사와 협상하며, 매일 의약품 배송을 하는 도매상과 거래한다. 개별 독립 약국은 공동구매buying group나 여러 개의 약국이 모여 제조사로부터 직접 의약품을 구입하는 하나의 개체로서 협상에 참여한다. 이렇게 되면 구매력(예, 가격 인하)를 넘어 수익성 이익도 향상시킬 수 있게 된다.

대부분 제약회사는 체인 고객, 도매상, 우편배송약국mail-order pharmacies, 병원 공동구매, 이외 기타 그룹으로 범주화 하여 고객 유형에 따라 가격을 설정한다. 이렇게 설정된 가격 수준은 협상을 위한 출발점이 될 것이다.

도매상

어떻게 약이 약국에 도달할까? 제조사가 직접 개인 약국에 약을 전달해줄까? 이론적으로, 미국의 지역약국이 수 백만 개가 있다는 점에서 불가능하다. 따라서, 도매상의 역할이 생겨났고, 공급 체인 관리의 필요성이 생겼다. 제조시설에서 지역 약국으로 가는 의약품을 위해서, 도매상은 의약품을 보관하고 공급해주며, 제약 산업에서 필요한 역할을 수행하고 있다.

시간에 따라, 제약 도매 산업은 의약품 제조사와 비슷한 양상으로 진화했다. 1960년대와 1970년대에, 지금과 같은 고도의 기술이 없던 시절에 제약 도매업은 주로 매일 혹은 매주 약국에 방문하는 영업사원들이 수행하는 소매 업무였다. 주문이 들어오면, 수 일 내로 약품이 배달되었다. 도매상의 핵심 비지니스는 창고에서 제품을 고르고 포장하고 배달하는pick, pack & ship 것이었다. 기술이 발달하고 주문과 배달이 효율적으로 이루어짐에 따라, 도매상들은 상환, 선물포장, 컨설팅과 같은 부가가치서비스를 제공하기 시작했다.

의약품 구매자와 제약회사 고객으로서, 도매상은 바람직한 약가를 정하고, 의약품을 지속적으로 공급할 필요가 있다. 제조사로부터의 지속되는 가격 압박과 경쟁으로, 수년간 지속적인 이익 감소가 있었고, 고르고 포장하고 배달하는pick, pack & ship 것은 2-4%의 마진에 불과한 적은 이익을 낸 것이 통상적이었다. 게다가 도매상은 주요 수익모델로 의약품을 사와서 저장하고, 판다. 최근 이 모델은 의약품 제조사가 서비스(예를 들면 주문 기술, 긴급 배송, 계약 체결, 반환 과정)에 기반한 비용을 도매상에 지불하는 진료 별 지불 모델로 진화했다.

가격의 쇠퇴 뿐 아니라, 도매 산업은 시장에서 경쟁이 증가하고, 의약품 제조산업의 합병을 야기하였다. 현재 도매산업은 수십억 달러 규모의 커다란 '빅 3' 도매상이 미국 전체 도매시장 점유율의 85%를 차지하고 있다.

예시 2-3 아메리소스버진AmerisourceBergen 

산업 발전과 더불어 아메리소스버진 사AmerisourceBergen Corporation, ABC는 2001년 아메리소스 헬스Amerisource Health와 베르겐 브런스위그Bergen Brunswig의 합병으로 탄생했다. ABC는 의약품에 대한 고르고 포장하고 배송하는pick, pack & ship 모델의 범위를 확장시키고 있다. ABC에는 다양한 생물학적 의약품을 다루는 전문 부서가 있으며, 제조사와 의료종사자들이 효율적으로 일할 수 있도록 의약품의 유통, 컨설팅 서비스 회사도 보유하고 있다. 또한, 글로벌 임상 시험의 관리, 유통을 맡고 있는 물류회사 'World Courier'도 운영하고 있다.

일반소비자, 환자

1997년, 제조사의 의약품 직접고객광고DTC가 늘어남에 따라, FDA는 DTC 이슈와 부분적으로 TV를 기반으로 한 의약품 광고에 대해 다루는 산업 규제를 발표했다. 발표 이전에는 방송 광고에 제약이 상당히 많았었지만, 새로운 정책은 제조사들이 특정 의약품을 텔레비전에 광고하는 것을 가능하게 해주었고, 일반 소비자에게 직접적으로 행하는 제약 광고가 폭발적으로 성장하도록 견인했다. 미국 시청자들은 1년동안 평균적으로 처방약 광고에 30시간 이상 노출된다. 또한 텔레비전 광고가 DTC 비용의 대부분을 차지한다.

커뮤니케이션, 정보 이용률, 인터넷의 발달과 맞물려 텔레비전 광고의 비용은 헬스케어 역동성과 영업사원 역할의 새로운 변화를 가져왔다. 이제는 정보, 지식, 의사/처방자에 의한 약 선택을 넘어서, 소비자/환자가 능동적으로 의사와 함께 개개인의 특별한 요구사항에 기반한 최고의 치료 방법을 결정한다. 이러한 변화 속에서 일반적인 소비자/환자는 헬스케어와 정보 둘 다 요구하는 제약사의 일차적인 고객이 된다.

제약회사의 의약품은 의료 문제와 더불어 소비자의 가장 기본적인 요구인 건강 증진, 나아진 삶의 질, 그리고 장기간 합병증과 질병의 예방 및 치료 등을 충족시키고자 애쓴다. 비록 제약회사와 시장상황에 따라 연구, 생산된 제품의 종류가 다양할지라도, 각각의 제품은 처방되는 각 분야에 영향을 주는 것을 목표로 한다. 비아그라Viagra[sildenafil]와 같은 제품은 삶의 질을 높이고 개개인이 더 나은 삶을 추구할 수 있게 한다. 제약회사는 소비자/환자의 요구를 충족시키고, 현존하는 치료법의 효능, 효과를 개선하기 위한 신물질을 개발하기 위해 매년 수십억 달러를 제품연구개발에 지출한다. 실제로 2011년, 미국제약협회 회원사들은 대략 495억달러를 제품연구, 개발에 지출한 것으로 나타났다. 점차적인 투자와 함께, 제조사들은 암, HIV, 류머티즘 관절염, 다발성 경화증을 포함한 모든 치료분야에서 엄청난 진보를 이뤄냈다. 게다가 산업이 발전함에 따라, 약물유전체학과 개인이나 일정 그룹의 DNA에 대한 약물 설계 능력은 무한한 가능성을 제공했다.

소비자들은 건강 문제에 관한 의사 결정 과정에 더욱 적극적으로 개입한다. 소비자가 약품 선택과 같은 중요한 역할을 하게 되면서, 제약회사는 직접 일반소비자에게 보다 쉬운 내용의 의학 정보를 제공해야 함을 인지했다. 1990년대 이래로 소비자 직접 광고DTC를 늘려온 것이다. DTC 광고가 늘수록 더욱 소비자의 영향력이 크게 작용했다. 소비자에게 제공되는 정보와 더불어, 제조사들은 지속적으로 개인 전자기기와 소셜미디어를 포함한 소비자 커뮤니케이션 채널을 확장하고 있다.

제 3 지불자Third-party payers

제약 산업에서 가장 독특한 점은 서비스에 대해 보험금이 지불된다는 것이다. 종종 환자들은 비용에 대해 큰 부담을 느낄 필요가 없이 적은 비용으로 진료를 받을 수 있다. 대체적으로 건강검진은 100% 커버되거나 환자가 거의 비용을 지불하지 않는다. 보험과 같은 제 3의 지불자가 부담하므로 매년 의사에게 건강검진을 받고서 따로 비용을 지불하지 않고 병원을 떠날 수 있다. 용어를 정리해보자면, 처음 당사자는 환자/고객이고, 두번째 당사자는 의사이며, 세번째 당사자는 서비스에 대한 대가로 비용을 지불하는 보험회사이다. 처방을 얻는데도 똑같이 저비용/무비용의 가능성이 존재한다.

보험회사가 의사에게 비용을 지불하는 것처럼, PBMspharmacy benefits managers이라 불리는 처방 건강 보험 지불자the prescription health insurance payer가 처방 조제에 대해 계약된 비용을 지불한다. 현재 형식에 따르자면, 제 3의 지불자는 실제로 의약품을 구입하거나, 구비하고 있거나, 조제하거나, 판매하지 않으므로 제약사의 직접고객은 아니다(의약품을 구입하고, 재고를 갖추고, 조제하는 우편 배달 약국을 소유한 PBM 제외). 그러나 실제로는 처방에 대한 지불과 미국의 상환 시스템의 역동성에 대해 궁극적인 책임을 갖는 제약회사의 고객이다.

제 3의 지불자는 상환 공식, 평균 소비자 가격, 일련의 잠재적인 상환율, 최대 허용가격maximum allowable cost, MAC, 또는 약품비에 대한 상한선(혹은 연방 상한선, federal upper limit, FUL) 낮추기 등 다양한 방식을 바탕으로 하여 약국에 보상한다. 약국에 대한 제 3자의 비용 지불은 제조사가 비용을 정하고, 조절하여 공개하는 가격을 벤치마킹 하였고, 제 3의 지불자는 상호나 공식에 따

라 이를 사용하였다. 이러한 기준가격은 다음을 포함한다:

- 평균 도매 가격Average wholesale price, AWP: 상환은 AWP에서 할인율을 빼고, 약국의 조제에 대한 비용을 더한다, 이를 다음과 같이 공식으로 나타내보면:

상환Reimbursement = AWP - 할인(%) + 조제료

- 도매 취득 비용Wholesale acquisition cost, WAC: 상환은 WAC에서 퍼센티지를 더하고, 조제료를 더한다, 이를 다음과 같이 공식으로 나타내보면:

상환Reimbursement = WAC + % + 조제료

약국 이익 마진은 제조사 또는 도매상과 상환가에 대해 협상된 취득 원가의 차이에 따라 결정된다. 산업에 종사하는 제약 마케터는 제 3의 지불자에 대한 다양한 양상을 알고 있을 필요가 있다. 제 3의 지불인에 의해 상환되는 의약품을 위해, 제약회사는 '퍼스트 데이터뱅크First DataBank'나 '레드북Redbook'과 같은 가격 개요서에 기준가격을 보고한다. 기준가격(AWP나 WAC) 공표를 실패하여 제 3의 지불인이 보험으로 상환하는 제품 리스트에서 빠지게 되면 이 제품의 시장 점유율은 급속히 감소하게 된다.

일차적인 제3의 지불자는 연방 정부가 된다. 노인의료보험제도나 저소득층의료보험 프로그램을 통해 연방정부는 대략 전체 약품 처방의 40%를 지불한다. 제 3의 지불자와 같은 기능을 하는 또 다른 주체는 '블루크로스 블루쉴드BlueCross BlueShield', '아테나Aetna'와 '유나이티드 헬스케어United Healthcare'와 같은 사보험사와 '시비에스 케어마크CVS Caremark'와 '익스프레스 스크립트

Express Scripts'와 같은 PBMs 이다.

보건의료와 제약 산업에서 지불인으로서의 역할에 대해, 지불인의 고객들은 그들이 일차적으로 필요한 비용에 초점을 맞춘다. 2003년 5월, 감사관실OIG이 제시한 지침에 따라, 제조사들은 최근 시장에서 지불되는 가격을 반영한 일반적인 상환 기준을 설정하여 발표해야 한다. 그러므로 연방 정부와 같은 제 3의 지불자는 제조사가 OIG 지침을 준수하게 하고, 정확한 가격을 보고하도록 해야 한다.

예시 2-4 AWP 소송

제조사가 기준 가격 보고에 대한 OIG 지침을 따르지 않으면 정부가 상환하는 비용이 매우 달라지게 되어 고객(예를 들면 체인 약국과 같은)이 실질 비용을 지불해야 하는 상황이 발생할 수 있다. 약품에 대한 비용과 약품에 대해 상환된 비용이 차이가 날 때, 그 차이를 상환 확장reimburse spread라고 한다.

제약회사가 시장에 진입하기 전에, 신중한 제약 마케터라면 고객이 원하는 것, 가격 수준, 비용, 진입 장벽(특허와 독점, 여러 규제 장벽 등)시장의 역동성을 알고 있으며, 이러한 변수들을 지속적으로 관찰한다. 회사가 경쟁에서 밀려 더 이상 이윤을 내지 못하는 시장 조건이 되면, 생산을 계속하고 시장을 유지할지 결정해야 한다. 이러한 결정은 제약 산업에서 흔히 일어나며, 지속적으로 평가되어야 한다. 기준 가격을 부풀려 보고하여 이익을 챙기는 것은 시장의 역동성을 해치며, 제조사로부터 보험사나 기타 제 3의 지불인에게 약품 수익을 전달할 때 그 부담을 전가 시키게 된다.

지난 10년 동안, 내부 고발자들은 연방 허위 청구 행위의 규정에 기반하여 소송을 진행해왔다. 이 소송들을 통해 연방정부와 다양한 주의 보험 프로그램은, 실제 취득가격과 비교하여 AWP를 부풀린 것으로 보고된 제조사로부터 수십억 달러의 비용을 회수하였다.

제약시장만의 특수한 이슈들

다른 산업과 마찬가지로, 외부적인 요소와 압력은 제약 산업에 항상 영향을 준다. 최근 의약품 약값의 상승이나 새로운 보건의료 개정안 등을 보면 제약 산업의 외부적인 요소는 매일, 매주 변화를 일으키고 있는 것처럼 보인다. 이번 섹션은 제약 산업과 시장에 특히 긍정적이거나 논란이 될 만한 이슈에 대해 다양한 사회, 윤리, 불법, 정치적인 환경을 중심으로 다뤄보려고 한다.

사회적 환경

"더 많은 것을 하고, 더 나은 것을 느끼고, 더 오래 살도록.", "환자를 위해". 이 두 문구는 글로벌 제약사인 글락소스미스클라인GlaxoSmithKline과 암젠Amgen의 이념이다. 사회적인 관점에서 제약산업이 혁신적인 발전을 했는가에 대해 암, HIV/AIDS, 심혈관계 질환 등 많은 분야에서는 아직 논란의 여지가 있지만 수백만의 사람들을 살렸을 뿐만 아니라 건강하고 높은 삶의 질을 가지게 해 주었다.

제약산업이 환자의 건강과 복지에 영향을 주는 것뿐 아니라 산업 자체가 거대한 사회의 동력이 되었다. 가장 최근에 보도된 자료에 의하면 제약산업은 직접적으로는 670,000개, 간접적으로는 340만개의 일자리를 창출해 약 4백만개의 일자리를 공급한다. 게다가 제약산업의 평균 연봉은 105,000달러로 미국 제조 분야의 전체 평균의 2배가 넘어 연봉이 가장 높은 분야에 속한다. 그리고 미국의 바이오 산업의 경제 규모는 9,180억 달러에 달한다.

이러한 경제적인 효과에도 불구하고 제약산업은 약가 상승으로 인한 전반적인 헬스케어 비용의 상승으로 인해 비난 받는다. 15년 전에 비해 급격히 증가한 소비자 광고는 약의 사용을 크게 증가시켰다는 논란을 일으켰으며, 제약회사는 소비자와 구매자의 주의를 끌기 위해 최고의 약이 아닌 최고의 광고를 만드는 회사가 되었다는 비난을 받고 있다. 1999년부터 2009년까지 조사에 의하면 소비자 직접 광고와 처방의약품의 수요, 사용이 밀접한 연관을 보이며 40%가 증가하였고 약가도 같은 기간 동안 매년 평균 3.6%씩 증가한 것으로 나타났다.

제약 산업은 대중의 이런 부정적인 편견을 바꾸기 위해 고군분투하고 있다. 심지어 이 산업은 수년간 담배 산업과 비슷한 수준의 인식을 받고 있다. 대부분의 사람들은 제약산업이 주는 많은 혜택은 보지 못한 채 높은 약가만 생각한다.

제약 산업에 대한 부정적 인식은 바이옥스Vioxx[rofecoxib]가 시장에서 철수되면서 극에 달했다. 집중적인 DTC 광고와 의사에 대한 디테일링 활동은 약물치료의 빈도와 매출을 급 상승시켰다. 심장 혈관 이상에 관한 증거가 나타나고 언론의 집중공격을 받게 되면서 제약회사 머크Merck는 2004년 9월 제품을 시장에서 철수시켰다. 많은 피해자들이 2007년 11월 머크를 상대로 법적 조치를 취했고 48억 5천만 달러의 과징금을 물었다. 이러한 사건은 제약산업이 과연 안전성을 생각하는지에 대한 의문을 남겼다.

윤리적 환경

내가 개발한 것을 판매하는 것인가, 팔 수 있는 것을 개발하는 것인가. 이 질문은 제약산업이 신약을 개발하거나 자원을 할당하는데 있어 우선적으로 윤리적인 딜레마를 가지고 있다는 것을 보여준다. 다시 말하지만 신약을 개발을 하는 것은 수 많은 사람들의 생명을 살리고 수명을 연장하고 삶의 질을 향상시킨다. 그러나 어느 산업에서나 그렇듯이, 사업은 지속되는 기간 동안 회사와 주주들에게 이윤을 남기기 위해 존재한다. 제약 산업은 이윤을 추구하는 것과 신약을 개발해 소비자들의 고통을 줄여주고 건강과 삶의 질을 향상시켜 주는 것 사이에서 균형을 잃지 않기 위해 노력한다.

마케팅 관점으로 보면, 이 윤리적 이슈 및 이와 관계된 전문가들과의 관계 형성은 항상 마케팅의 중요한 쟁점이다. 영업사원이나 학술부가 의사와 커뮤니케이션을 하건, 대중에게 광고를 하던 간에 제약회사는 아픈 환자의 건강을 증진시킬 수 있는 제품을 만드는 올바른 길을 걸어야 한다. 다음의 예들이 다양한 윤리적인 이슈를 보여준다.

• 의약학 전문가들과의 관계

많은 전문가와 그 단체들은 어떻게 해야 의약학 전문가 집단과 우호적 관계를 유지할 수 있는지에 대한 가이드라인을 갖고 있다. 이러한 가이드라인은 미제약협회PhRMA에서 시작되었다. 2009년에 개정된 이 가이드라인은 제약사들이 헬스케어 전문가들을 상대로 윤리적 범주 내에서 어떻게 이야기를 이끌어가야 하는지 알려준다. 연자 섭외나 이들과의 관계에서의 주의해야 할 사항, 평생 의료 교육CME에 관한 내용, 여행을 보내주거나 하는 등의 향응 접대를 하지 않아야 한다거나, 영업사원 교육의 필요성에 관한 내용 등이 담겨있다.

• 승인 외(오프라벨, off-label) 적응증에 대한 프로모션/커뮤니케이션

미제약협회PhRMA 규정을 적용 받지 않은 것이 있다면 바로 오프라벨 커뮤니케이션이다. 제약회사는 오직 FDA로부터 승인 받은 적응증에 한해서만 커뮤니케이션 해야 한다. 그렇지 않을 경우 이에 대해 소송을 당할 수가 있다. 제약회사들은 2001년 1월부터 2009년 3월까지 오프라벨 관련 프로모션 및 마케팅으로 인해 30억불의 소송관련 비용을 지불했다. (Kesselheim, 2010)

• 가격 보고

제약사들은 시장에서 현실적으로 지불될 수 있는 가치를 반영하여 공정한 가격을 제시해야 한다. 그렇지 못해 소비자가 소송을 한다면 수 십억 달러의 금액을 변상하게 될 것이다.

• 출판 윤리

제약회사들은 필히 의사들과 좋은 관계를 유지해야 한다. 특히 임상시험의 결과를 공개하는 시점에서 이들과의 관계는 더욱 중요해진다. 임상시험은 주로 신약의 안정성과 유효성을 FDA에 승인 받기 위해서 진행된다. 또한 임상시험의 결과는 일반적으로 의학 저널 출판물을 통해 세상에 공개된다. 그러나 최근 몇 년 사이 제약회사가 후원한 연구 결과에 대해서는 좀 더 주의를 기울여야 한다는 목소리가 있다. 일명 대필 Ghost Writing 문제가 불거지고 난 후 그러한 경향이 뚜렷해졌다. 대필은 신약을 개발한 회사가 연구에 참여하지 않은 외부의 다른 저자를 이용해 원고를 쓰는 과정을 말한다. 제약 산업에서는 회사와 아무 연관이 없는 외부 저자가 의학저널에 제약회사로부터 자료를 받아서 원고를 쓰는 경우가 있다. 출판에 관한 여러 가이드라인은 세계의학작가연합International Committee of Medical Journal Editors이나 의학연구경향Current Medical Research and Opinion을 통해 확인할 수 있다.

정치적이고 합법적 규제 환경Political and Legal/Regulatory Environment

법적인 제약은 제약 산업에 꾸준히 영향을 미치고 있다. 제약산업은 특히나 정치적인 면과 밀접하게 관련돼 있다. 1900년대 초부터 미국의 정치적 지도자들은 음식과 약, 화장품과 관련된 산업을 크게 증진시키는 법을 제정해왔다. 이런 법 개정은 최근 환자 보호와 저렴한 의료 행위에 관련된 법이

상급법원에서 개정되는데도 영향을 주었다. 시민들이 의료 서비스에 대한 접근과 질에 많은 관심을 보였고 많은 주와 연방 정부는 이런 논란을 항상 반영하려고 한다.

정부는 제약산업을 규제하여 정치적이고 합법적인 환경을 만들어 줄 뿐 아니라 제약 시장에서 가장 큰 소비자로서의 기능을 한다. 미국의 각각 주state의 법안과 규제는 어떻게 의료 서비스가 영향을 줄지를 고려하기 때문에 제약 산업에 많은 영향을 준다. 전반적으로 제약산업에서의 정치적 규제는 점차적으로 약이 시장에 나오고, 분배되고 소비될 수 있는 방향으로 변화하고 있다.

예시 2-5 제약사의 로비 행위 

다른 산업에서와 마찬가지로 제약 산업에서도 이득을 위한 로비행위가 있다. 제조사들은 정치권의 정치인들이 제약산업에 관심을 갖도록 하기 위해 많은 돈을 소비한다. 1990년에서 2008년까지 제약 산업은 대략 1억 6700만 달러의 돈을 미국 전역에 있는 후보자들의 선거 자금으로 사용했다. 게다가 같은 기간 동안 연방 정부에 로비한 금액은 15억 달러에 육박한다.

제약 마케팅의 특수성

마케팅은 소비자들의 사고를 전환시키는 과정을 통해 가치를 창출하는 일이다. 제약 산업의 소비자들은 약이 처방이 필요한 전문의약품인지 일반의약품OTC인지에 따라, 브랜드 의약품인지 제네릭 의약품인지에 따라 달라지며, 각 분야에 따라 전혀 다른 니즈가 생겨난다는 것을 알아야 한다.

전문의약품 vs 일반의약품Over-the-Counter Drugs, OTC

처방이 필요한 전문의약품과 일반의약품OTC은 같은 분야에서 많은 공통점을 가지고 있기 때문에 시장에서의 전술이나 홍보 전략이 같은 것이라고 생각하기 쉽다. 그러나 이 두 의약품이 유사한 메시지를 전달하더라도 주요 소비층과 그들의 니즈는 각기 다르다. 전문의약품 시장에서의 주 고객은 의사, 소비자, 약사, 도매업자, 제 3 지불자다. 소비자들은 다 다르지만 궁극적으로 의약품을 소비하기 위해 같은 결정을 한다. 그러나 일반의약품의 소비자들은 현저히 다른 생각을 한다.

의사와 제 3의 지불자에 대해 일반의약품 제조사가 주의를 기울이지는 않는다. 의사들이 일반 소비자에 비해 신경 쓸 만한 소비층이 아니기 때문이다. 대신에 OTC 마케터들은 구매력 수준이 높은 소비자에게 집중한다.

중간에 처방자가 없는 점 때문에 OTC 시장은 여타의 소비자 제품 시장과 유사한 부분이 있다. 따라서 일반의약품 생산자는 한 번에 주목을 끌고 기억할 만한 브랜드를 만들어야만 했다. 다른 소비자 제품과 유사하게 브랜드 일반의약품 옆에는 작은 회사의 약들이 저렴하게 놓여 있다. 예를 들면, 로라타딘Loratadine 성분의 Sam's Club의 제품인 'Simply Right'은 200개들이에 13달러인데 비해 브랜드 제품인 클라리틴Claritin은 90개 용량에 35달러나 한다. 마케팅적인 관점에서 보면 이것은 일반 소비자 제품 군과 같은 상태이다. 따라서 일반의약품 마케터는 그들의 브랜드가 잘 자리잡을 수 있도록 높은 품질을 갖고 있거나 소비자가 쉽게 접할 수 있는 저렴한 가격을 제시해야만 하는 어려움이 있다.

일반의약품은 소비자 뿐만 아니라 약사에게도 집중적으로 홍보를 해야만 한다. 약사나 도매업자에게 그 일반의약품이 얼마나 접근성이 좋은지, 그리고 얼마나 약사가 추천하느냐는 가장 중요한 홍보 요소이다. 따라서 일반의약품 마케터는 Drug Topics 와 같은 잡지나 보도기사를 이용하여 약사들에게 항상 홍보를 하고 있다.

브랜드 의약품 vs 제네릭 의약품

1984년, Hactch-Waxman 법으로 알려진 의약품 가격 분쟁과 특허 연계법Drug Price Competition and Patent Term Restoration Act은 근래 제네릭 의약품 시장을 부흥시켰다. 제네릭 제조사들이 더 이상 브랜드의약품의 기전을 똑같이 가지고 있을 필요가 없어졌고 작용시간적인 부분만 승인 받도록 하면 된다. 사실 Hactch-Waxman 법이 통과되기 전엔 특허가 만료된 오리지널 약의 35%만이 제네릭 의약품을 가지고 있었다. 현재 제네릭 의약품 제조사들은 더 낮은 가격으로 높은 매출을 기록하고 있다.

앞서 설명한 것과 같이 브랜드 의약품의 최우선 고객이면서 마케팅에 포커스를 두고 있는 주체는 의사다. 더구나 일반적인 소비자나 제 3 지불자는 의약품이 브랜드의 가치를 상승시키고 더 나은 위치를 차지하는데 중요한 역할을 한다. 그러나, 제네릭 의약품 시장에서는 약은 상품으로 생각된다. 따라서 제네릭 의약품의 마케팅은 다른 의약품과는 다르게 4P 에 해당하는 가격Price, 유통Place, 제품Product, 프로모션Promotion 중 가격에 가장 초점을 맞췄다. 제네릭 시장의 또 다른 가장 큰 차이점은 의사가 최우선 고객이 아니라는 점이다. 일반적으로 의사가 선택하는 의약품은 제약사 입장에서 볼 때는 시장에서 유리한 입지를 다지기 쉽다. 그러나 의사들은 여전히 환자들이 요구하는 약을 선택해서 제공했고, 그에 따라주다 보니 제약회사는 의약품을 공급하는 회사들을 공략했다. 유통 과정도 공동구매나 도매업에 따라서 의약품 공급자에게 영향을 줄 수 있다. 결과적으로, 제네릭 의약품 제조회사는 약국에 약을 공급하는 대상(약사)을 중심으로 마케팅을 한다.

의약품의 종류와는 상관없이 제약시장에서 소비자의 요구를 충족시키는 것은 가장 효과적인 마케팅 전략이다. 제네릭 의약품에서도 구매자들은 계속적으로 높은 질의 의약품을 공급받고자 한다. 또한 소비자가 사고 싶을 때 쉽게 살 수 있도록 회사가 꾸준한 공급을 해줄 수 있는가 하는 것도 제네릭 시장에서는 중요한 요소가 된다. 그래서 가격은 가장 중요한 평가요소가 되기 때문에 제약회사는 가장 낮은 가격에 높은 질을 충족시키며 지속적으로 공급하려고 한다. 이런 제네릭 산업의 제조회사들은 고객 중심의 마케팅보다는 제품 중심의 마케팅을 원칙으로 하고 있다. 고객 중심의 마케팅은 시장을 이해하고, 고객의 니즈와 원츠를 파악한 뒤 제품을 발전시켜서 그들의 요구를 만족시켜야만 한다. 제품 중심의 마케팅은 우선 제네릭 제조사들이 제품을 생산하고, 시장의 가격적인 면을 중심적으로 공략하여 제품이 가능한 많이 팔리게 하는 것을 말한다.

예시 2-6 화이자의 특별한 리피토 전략

브랜드의약품에 대한 제네릭 의약품이 많아지는 제약시장에서, 화이자는 리피토Lipitor[atorvastatin]라는 수십억 달러의 블록버스터 약이 곧 제네릭 약품이 허용될 시점에서 독특한 전략을 사용했다. 최고의 성공적인 약이 되기 위해, 이윤을 최대한으로 끌어올리고자 화이자는 보험자/지불자에게 높은 할인율과 리베이트를 제공하는 것뿐 아니라 소비자에게 DTC 광고 캠페인과 함께 4달러짜리의 공동부담 쿠폰 프로모션을 진행해 의약품을 판매했다. 비록 화이자의 시장 점유율은 많이 줄어들었지만, 다른 블록버스터 약들이 특허가 만료되고 감소된 폭에 비하면 매우 천천히 줄어들었다. 화이자의 마케팅 전략은 많은 경제적인 이득을 가져다 주었고 곧 만료될 다른 블록버스터 약들에도 사용될 것이다.

예시 2-7 어떻게 약은 그 이름을 가지게 되었는가?

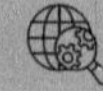

리피토Lipitor, 비아그라Viagra, 타이레놀Tylenol 그리고 프로작Prozac까지, 제약 산업에서 약의 이름을 붙이는 것은 다른 산업과 마찬가지로 매우 중요하다. 그러나 처음 실험실에서 불리던 ABC-123과 같은 화학 성분명이 어떻게 앰비엔Ambien이나 프로작Prozac과 같은 이름이 되는 것일까? 게다가 졸피뎀zolpidem이나 플루옥세틴fluoxetine과 같은 성분의 제네릭 의약품의 이름은 어디서 온 것일까?

먼저 미제약명등록의회United State Adopted Name Council, USANC가 제네릭이나 신약의 화학 성분에 대한 이름을 짓는다. 이 의회에는 미국 의료협회American Medical Association, AMA, 미국 약전United States Pharmacopoeia, USP, 미국 약사협회American Pharmacists Association, APhA, 미국식품의약국FDA의 대표자들이 모여 있다. 제약회사는 임상 시험 2상 동안에 USANC 에 이름을 신청하고 의회와 제조사, 세계제약명적정성평가전문그룹International Nonproprietary Names Expert Group이 판단하기 전까지 협의한다. 이렇게 결정된 하나의 이름을 전 세계적으로 통용한다.

USANC는 이름을 짓는데 있어서 세가지를 고려한다. 이름이 의약품의 메커니즘을 반영하고 있는지, 다른 나라의 언어로 번역이 가능한지, 쉽게 발음 될 수 있는 이름인지를 고려한다. 그리고 완전한 이름의 접두사와 중간 어미가 사용되며, 의약품의 분류를 구분할 수 있는 주요 성분들이 사용된다. 예를 들어 'oxetine'은 fluoxetine의 주요 성분 이름이며 약이 선택적 세로토닌 재흡수 억제제SSRI라는 것을 알게 해준다. 또 다른 예로는 'Pril'은 안지오텐신 전환 효소ACE 억제제의 주요 성분으로 혈압과 심혈관계에 주로 사용된다.

가장 효과적인 약의 브랜드와 상업적인 이름을 만들기 위해서는 제약사는 많은 마케팅 리서치를 해야만 한다. 제약회사의 마케팅 부서는 수십 개의 이름을 골라내고 소비자에게 직접 반응을 시험해본다.

예를 들어, 앰비엔Ambien은 아침의 'am'과 좋다는 의미의 'bien'이 합쳐진 이름으로 밤에 깊이 자서 상쾌한 아침을 맞이하게 해준다는 의미를 가지고 있다. Premarin은 'PREgnant MAre's uRINE'에서 유래된 것이다. 모든 의약품들이 Ambien과 Premarin처럼 만들어 지는 것은 아니지만 이름이 만들어지는 데는 철저한 원칙이 있다.

요약

제약 산업과 시장은 정부의 규제, 표준과 원칙, 높은 기술적 장벽, 다양한 고객과 각기 다른 요구, 경쟁 등 많은 환경적인 요소들이 복합적으로 존재한다. 마케팅적인 관점으로 봤을 때, 이런 환경적인 요소들을 이해하기 위한 핵심은 소비자의 요구를 충족하는 의약품을 설계하는 것이다. 현재 의약품시장은 2000년에 최고의 성장세를 보인 뒤 블록버스터 의약품이 줄어들고, 매출이 감소하고, 일자리가 줄어들고 있는 것이 사실이다. 그렇지만 아직까지 이윤이 상당히 높은 편이다.

높은 성장세를 되찾기 위해서 제약산업은 다양한 방법을 강구하고 있다. 아마 제약 산업은 전체 시장의 고객들로부터 많은 것을 배워야만 할 것이다. 제약 산업이 높고 탄탄한 산업을 유지하기 위해서는 지속적으로 고도의 기술이 집약된 더 높은 가치의 제품을 내놓아야 한다. 이 분야의 성장을 위해서는 이런 구성요소들에 대해서 알아야만 한다.

또한 제약산업은 새로운 성공 모델을 찾고 싶어 한다. 지난 50년 동안 성공한 제약회사를 봤을 때, 제약 산업은 환경적 요소가 변화하고, 새로운 기술이 나오고, 세계가 노령화되고 가난해지는 것에 지속적으로 맞춰가야만 한다.

토의 주제

1. 의약품을 둘러싼 의사의 니즈와 환자의 니즈 사이에는 어떤 차이가 존재하는지 설명한다. 누구의 니즈가 더욱 중요한가?
2. 'Directed demand'라는 용어의 의미는 무엇인가? 이 개념은 어떻게 제약회사의 프로모션 행위에 영향을 미치는가? 일반의약품 시장에 이 같은 유사 개념이 있는가?
3. 의약품 생산자인 제약회사는 제품이 의사로부터 처방되도록, 환자가 수용하도록 제품을 마케팅 한다. 보험사는 이러한 거래 행위에 관여해야 하는가 관여되어선 안 되는가? 그 이유는?
4. 수 많은 전문의들은 마케팅의 기회인가? 위협인가? 그렇게 생각하는 이유는?
5. 제약회사들이 영업 조직을 축소하고 학술부를 강화하는데 어떠한 찬반양론이 존재하는가?
6. 제약회사 제품(의약품)이 보험 범위(formulary coverage)에서 벗어나는 것이 왜 그 제품에 측면에서는 재앙적인 요소가 될 수 있는가?
7. 소비자 직접 광고가 늘면서 소비자들은 문제를 인식하고 질병을 인지할 수 있게 되었으며 치료법 등에 대한 정보를 접할 수 있게 되었다. 이러한 소비자 직접 광고의 긍정적인 면 외에, 부정적인 측면으로는 어떤 것이 있겠는가?

8. 6번 문항에 대답한 내용을 고려하여, 소비자 직접 광고의 장단점을 모두 고려할 때 제약회사는 의약품을 홍보하기 위해 무엇을 할 수 있을까? 만일 FDA가 소비자 직접 광고를 금지한다면? FDA가 오직 TV광고만 금지한다면 전략은 어떻게 달라지게 될까?
9. 제약회사가 제품 연구에 드는 비용에 준해 마케팅 비용을 산정하는 것이 정당화될 수 있을까? 10. 제약회사가 바이오 의학 연구를 하는 것과 관련해 발생할 수 있는 윤리적 문제에 대해 이야기해보자.

CHAPTER 3

의약품 트렌드, 물질규명, 승인, 모니터링

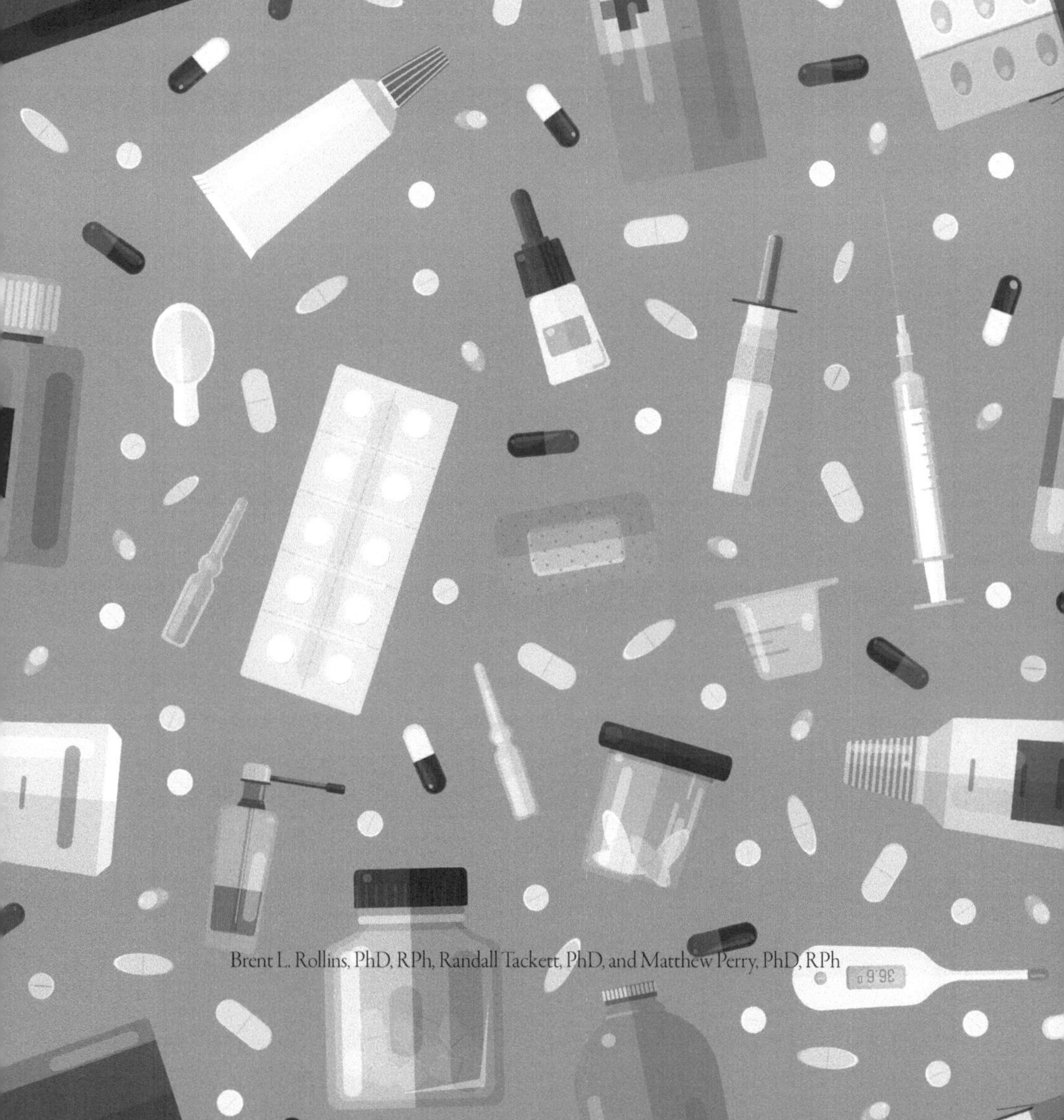

Brent L. Rollins, PhD, RPh, Randall Tackett, PhD, and Matthew Perry, PhD, RPh

학습목표

1. 제약산업과 그 제품군 및 파이프라인이 시대에 따라 어떻게 발전되어 왔는지 알아본다.
2. 제약산업이 개발하기에 좋은 의약품을 어떻게 확인해왔는지 평가하고 각각의 확인방법의 장단점을 알아본다.
3. 제약 산업과 의약품 개발에 영향을 주는 법률안들을 알아보고 설명한다.
4. 화합물 식별과 습득, 전임상, 임상, 시판 후 감시를 포함하는 신약승인신청the New Drug Application, NDA 체계에 대해 설명한다.
5. 처방약 승인과정 및 제네릭 의약품과 OTC 제품의 승인과정을 구별하고, 그 차이가 주는 영향을 알아본다.
6. 처방 의약품의 라벨에 포함되어야 하는 내용들을 설명하고 이것이 마케팅에 주는 영향을 분석한다.
7. 연구나 임상과학, 의료행위가 의약품의 개발에 어떠한 영향을 주는지 알아본다.
8. 마케팅이 연구 개발에 끼치는 영향 그리고 신약 발견과 승인 과정에서의 역할을 설명한다.

중세 이후, 약재상들과 화학자들은 다양한 질병으로 고통 받는 이들에게 자연 요법을 행하고 어떤 '물질'들을 주면서 증상을 경감시킬 수 있는 방법을 찾아왔다. 개인적인 경험을 근거로 하거나 민간요법들이 주를 이뤘다. 19세기 중반에서야 비로소 현대의 제약산업이 시작되어 환자들의 요 구를 이해하고 그들의 건강상의 문제에 대한 해결책을 찾아가는 접근을 하게 되었다. 따라서, 마케팅의 관점으로 볼 때, 이 '물질'은 오랜 기간을 거쳐 만들어진 화학적으로 심도 있는 연구개발의 결정체인 것이다. 따라서 환자의 니즈에 맞춰 연구하는 것이 성공의 핵심이다.

새로운 화합물들의 발견과 연구, 개발, 시험, 마케팅에 대해 주력함으로써 고혈압, 당뇨, 천식, 류머티즘 성 관절염 등의 질병을 치료하는데 중요한 발전을 이뤘다. 이런 혁신의 과정에서 연간 매출이 1천억불 이상에 달하는 약을 의미하는 '블록버스터' 약의 탄생이라는 인상적인 결과가 나타났다. 이러한 약물로는 1970년대 후반에 탄생한 초기 '블록버스터' 제품으로는 머크Merck 사의 타가메트Tagamet[cimetidine], 일라이 릴리Eli Lilly사의 항우울제인 프로작Prozac[fluoxetine] 그리고 화이자Pfizer사의 고지혈증 치료제인 리피토Lipitor[atorvastatin]가 있다.

의약품과 산업 발달

역사적으로 제약회사들은 유망한 화학물질을 규명하는 파이프라인의 개발과 연구에 주력해 왔다. 최근 대형 제약사들은 파이프라인이 고갈되어 성공이 어려워졌으나, 오히려 더 작은 회사들은 기술이 발전되면서 새로운 약품 개발이 수월해질 수 있게 되었다. 전체적으로 심화된 경쟁에 이런 요인들이 더해져 생산자들은 인수합병, 광범위한 통합 등을 통해 파이프라인을 강화하고 제품을 만들어 가고 있다.

최근 15년 간 가장 큰 사건이었던 화이자Pfizer의 와이어스Wyeth 인수를 비롯하여, 2000년부터 2009년 사이에 제약 산업에서 1,300건 이상의 인수합병이 이루어졌고, 전체적으로 7천억 달러 이상의 자본이 교환되었다. 다른 예로는 머크Merck의 쉐링프라우Schering-Plough와의 410억불 짜리 합병(2009), 로슈Roche사의 470억불짜리 제네텍Genetech사와의 합병(2009), 화이자Pfizer의 파마시아Pharmacia Corporation와의 560억불 짜리 합병(2002) 등이 있다. 이런 경향은 이름있는 제약회사에만 국한되지 않았다. 그 이유는 제네릭 제약사들도 합병하는 경우가 점점 많아졌기 때문이다. 테바(Teva)는 후발 제네릭 생산자인 바르Barr사(2008년, 약 90억불)와 아이박스Ivax Corporation(2005년, 약 80억불)를 인수했다.

그러나 어떤 회사가 약물을 개발했는가에 관계없이 새로운 제품을 개발하여 시장에 들여오는 과정은 변치 않는다. 약물들은 여전히 연구자들의 실험실에서 만들어지고 결국에는 의사의 처방전에 의해 사용된다. 이 과정은 엄하게 규제되며 복잡한 과학적 연구는 타당한 방법으로 해석되어야만 한다. 함께 일하고, 연구하고, 생산하고, 마케팅 하는 것은 발견된 신약을 좋은 치료제로 변화시키는 과정이다. 제약 산업에서 성공의 극대화를 위해, 약의 효과가 있고 없다는 정보는 기초 과학자로부터 의사 에게 또 의사들에게서 다시 기초 과학자로의 양방향으로 흘러야 한다.

개발 공정 과정에서 문제나 논란이 없을 수 없다. 과정 속에서 새로운 약을 검토하고 승인하는데 시간과 비용이 필요하다. 미식품의약국FDA의 약물평가연구소Center for Drug Evaluation and Research, CDER은 소비자들이 사용하기 이전에 새로운 약을 평가하고 안전성을 보장하는 중요한 역할을 한다. 약물평가연구소는 새로운 약의 평가를 할 뿐, 새로운 약물 개발에 관한 연구는 하지 않는다. 따라서 회사는 약물승인을 받기 위해서 신약승인신청New Drug

Applications, NDAs을 제출한다. 제출한 데이터를 바탕으로 제시된 약물을 평가하기 위해 약물평가연구소는 의사, 통계학자, 화학자, 약물학자, 그리고 다른 과학자들을 고용하여 신약승인신청NDAs을 검토하도록 한다.

증상을 완화하고 환자의 삶의 질을 전반적으로 높여주고, 또한 병까지 치료할 수 있는 새롭고 혁신적인 치료 물질의 개발을 위해서 제약 회사들은 이 챕터에서 다루는 신약승인신청NDAs에 준하여 일한다. 환자 지향적 목표를 둔 제약회사들은 아직 충족되지 않은 요구가 있고 지속적인 질 향상이 있을 수 있는 분야에 혁신을 통하여 제품을 관리한다. 전략적으로 고객의 충족되지 않은 요구를 조정하는 마케터는 현대제약산업의 적임자이다.

예시 3-1 화이자의 와이어스 인수 

2009년 초, 화이자Pfizer, Inc.사는 와이어스Wyeth사를 6,800억불에 인수한다고 밝혔다. 이 인수를 계기로 화이자는 세계 제약 산업에서 가장 크고 다각화된 사업 영역을 가진 제약기업이 되었다. 이 인수로 화이자의 알츠하이머, 염증, 종양, 통증, 그리고 정신병 등의 질병 군에 대한 제품을 강화시킬 수 있었고, 회사의 생물요법 및 백신의 경쟁력을 높이는 계기가 되었다.

마케팅을 하기에 적합한 약물 타깃의 발견

상업적 가능성 있는 물질을 알아보는 간단한 방법 두 가지가 있다. 이 순서가 항상 맞지는 않더라도 제조사는 화학물질과 그 물질의 활성을 알아내고 어떤 치료과정에 적합한 물질인지를 결정할 수 있다. 어떤 때는 합리적 신약개발rational drug discovery이라는 방법을 이용하여 시장에 내놓을 수 있는 약물을 찾아낸다. 이 방법은 특정 질병상태, 호르몬, 또는 신경전달인자를 연구하고 개발하여 질병 메커니즘의 한 단계를 차단할 수 있는 약물을 만들어 내는 것이다. 예를 들어, 안지오텐신angiotensin 호르몬은 고혈압을 일으키는 것과 연관이 있다고 알려졌다. 안지오텐신의 생화학적 합성 과정에 대한 이해를 바탕으로, 과학자들은 이들 합성에 필요한 효소나 특정 수용기를 타깃으로 하여 자극을 촉진하거나 억제하는 새 약물의 개발이 가능하다. 이러한 방법은 제스트릴Zestril[lisinopril]과 같은 안지오텐신 전환효소 억제제angiotensin-converting enzyme inhibitors, ACE-I나 디오반Diovan[valsartan]과 같은 안지오텐신 수용체 차단제angiotensin receptor blockers, ARBs의 개발이 가능하게 했다.

다른 예로 콜레스테롤이 동맥경화에 영향을 주는 생화학적 이해를 통해 개발된 스타틴statins이라는 약물이 있다. HMG-CoA 환원효소는 콜레스테롤 합성의 속도를 조절한다. 이 효소를 억제함으로써 잠재적으로 콜레스테롤의 합성을 느리게 하고 동맥경화를 치료할 수 있다고 본다. 그리고 류머티즘 성 관절염RA 치료에 사용되는 단일 클론 항체인 레미케이드 (Remicade[infliximab] 또한 학문 연구를 통해 개발되었다. 염증성 사이토카인(cytokines)이 관절염에 중요한 역할을 하는 것이 밝혀지자, 이 사이토카인을 억제하는 단일 클론 항체가 개발되었고 RA치료에 효과가 있음이 입증된 것이다.

현재 시장에 판매되는 약은 특별한 메커니즘을 가진 새로운 약 뿐 아니라 다수의 시장을 개척한innovator/first-in-class 약물과 같은 효과를 보이는 '유사약물me-too drug'들이 있다. 제약 산업 전체는 이런 유사약물의 개발이 매우 수익이 좋고, 때로는 기존 약물을 뛰어넘을 수 있다는 것을 알게 되었다. 이런 유사약물의 개발은 대체로 알려진 부작용을 개선하거나 약물의 지속 시간의 변화, 더 편한 약물 제형, 유효성, 약효 개선 등을 포함한다. 앞에서 언급된 ACE-I나 ARBs와 같이 같은 메커니즘으로 효과를 내는 여러 약물들을 유사약물 현상의 예로도 볼 수 있다.

예시 3-2 치료 향상 vs 혁신

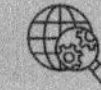

스타틴statins은 역사상 가장 중요한 치료제 군이다. 이 약들은 간에서 콜레스테롤 합성에 필요한 효소를 억제하고 예상되는 심혈관계 문제의 발생을 줄이는 역할을 한다. 초기에 시장에 진입한 약물들, 예를 들어 레스콜Lescol[fluvastatin], 메바코Mevacor[lovastatin], 프라바콜Pravachol[pravastatin]과 같은 것들은 약효가 적고 부작용이 컸다. 환자들과 의사들은 콜레스테롤을 낮추기 위한 수단으로 이런 초기 약물들을 선뜻 받아들였지만, 더 효과가 좋고 약물 상호작용이 적고, 심각한 부작용의 위험이 적은 약들을 원하고 찾았다. 초기 약물들로부터 얻어진 지식과 경험은 조코Zocor[simvastatin], 크레스토Crestor[rosuvastatin], 리피토Lipitor[atorvastatin]과 같은 약이 제약 산업 역사상 가장 많은 판매고를 올리는 성공적인 길을 열어주었다.

예시 3-3 비아그라 이야기

1989년에 합성되어 UK-92, 480으로 명명되었던 비아그라Viagra[sildenafil]는 처음에는 고혈압 및 협심증 치료제로 임상시험을 하였다. 1990년대 초반 임상시험이 계속되면서, 'sildenafil' 성분이 혈압과 협심증에는 효과가 적고 이런 질병 상태의 발달에 충분히 중요한 영향을 끼치지 못한다는 사실이 밝혀졌다. 게다가 이 약은 체내에서 작용 시간이 매우 짧아 하루 3번을 복용해야 했다. 그러나, 임상시험 초기에 이 약물의 부작용 중 하나로 음경 발기가 나타남이 발견된 후, 발기 부전ED의 메커니즘에 기초하여 1993년 후반 ED에 대한 'sildenafil'의 임상 시험이 실시되었다. 21번의 임상 시험은 이 약물의 안전성과 ED에 대한 효과를 보여주었고, 화이자Pfizer는 1998년 'sildenafil'의 FDA 허가를 얻었다. 적절한 마케팅과 충족되지 못했던 환자들의 니즈가 만나 비아그라Viagra는 이제 누구나 아는 이름이 되었고 동시대의 가장 성공한 약물이 되었다.

FDA 관련법의 역사

비위생적인 식품 포장, 효과 없는 약품의 판매에 대한 대중들의 불신이 고조되자, 1906년에 미국식품의약국FDA 법안이 통과되었다. 법안에 약물은 순수성과 효과성이 기준선을 필히 넘어서야 한다는 조건이 포함되어 있다. 그러나 이 법안은 약물의 판매 이전 시험이나 승인과정 보다는 약물표지(labeling)에만 중점을 두었다. 기존의 1906 FDA 법안에 1938년 연방 식품 의약품 화장품 법FD&C Act, 1951년 Durham-Humphrey 개정to the FD&C Act, 1962년 Kefauver-Harris 개정, 그리고 1984년 Hatch-Waxman Act법령 등의 다양한 법안들이 더해지고 중요한 사건들을 거치면서 기존의 화학국the Bureau of Chemistry은 오늘날 FDA로 발전되었다. 지금의 FDA가 있게 한 법안들은 표 3-1에 잘 나타나 있다.

표 3-1. 현재의 FDA가 있게 한 중요한 사건들

법률(연도), 사건, 규제 혹은 용어	영향과 의미
식품위생과 약품에 관한 법률 (Pure Food and Drug Act, 1906)	정육 산업의 위험하고 비위생적 환경에 대해 대중이 분노한 결과였다. 업튼 싱클레어Upton Sinclair의 소설 '정글The Jungle'에서 다뤄진 미국의 정육 가공 공급 시스템은 대중의 관심을 불러일으켰고, 그 결과 미국 국민들이 육류를 보이콧하는 상황이 벌어졌다. 이 책의 반향으로 루즈벨트가 1905년 12월 식품위생과 약품에 관한 법률을 의회에 통과시켰다. 이 법안은 부정 표시 및 불량 음식, 음료, 약물의 주간interstate 판매를 금지하였다.
식품의약국 (Food and Drug Administration, 1930)	초기 식품위생과 약품에 관한 법률Pure Food and Drug act은 농림부 내의 화학 담당 부서에 의해 시행되었다가 1930년에 식품 의약국이 되었다. FDA는 미국 보건복지부 산하의 소비자 보호 기관으로 새로운 식품 및 건강 관련 제품의 승인을 조절하기 위해 설립되었으며 국가의 식품과 의약품 공급의 안전을 확보하는 일을 수행한다.

연방 식품, 의약품, 화장품 법 (Federal Food, Drug, and Cosmetics Act, FD&C, 1938)	의회에서 통과된 어린이 인후염 치료제 중 하나에 달콤한 맛을 내는 디에틸렌 글리콜이 포함된 엘릭서제(단맛과 향이 있는 내복약)를 복용한 어린이들에게서 심부전과 몇몇 어린이들이 사망하는 사건이 발생했다. 이 사건 이후 연방 식품, 의약품, 화장품 법(FD&C법)은 제조업자와 마케터에게 개발된 약이 안전하고 상거래에서 약물을 판매하기 전 FDA의 검토 및 승인을 의무화했다.
Durham-Humphrey 개정 (Durham-Humphrey Amendment, 1951)	초기 FD&C 법에 대한 이 개정안은 의학 전문가의 감독이 필요한 약물의 종류를 정의했다. 이렇게 분류된 처방약은 오직 처방전이 있을 때에만 약물의 지급이 가능하다.
Kefauver-Harris 개정 (Kefauver-Harris Amendment , 1962)	유럽의 임산부에서 흔히 사용되는 탈리도마이드thalidomide로 수많은 심각한 기형아 출산이 일어난 이후 FD&C법이 다시 개정되었다. 후원자는 약의 안정성과 효과성을 입증해야 하며 또한 이러한 법 개정으로 FDA는 처방의약품 마케팅은 물론 식품, 화장품, 의약품, 바이오 의약품 그리고 의료 장비를 포함하는 인간과 동물에 사용되는 전 제품으로 관할 범위가 확대되었다.
의약품의 가격경쟁 및 특허존속기간의 회복에 관한 법 (Drug Price Competition and Patent Term Restoration Act, 1984)	Hatch-Waxman Act에도 언급되었듯이, 이 법안은 FDA가 가격이 낮은 제네릭 의약품을 안전성, 유효성 시험 없이 더 빠르게 승인할 수 있도록 하였다. 이 법안은 또한 생산자들이 FDA 검토 과정에 소요된 시간에 대한 보상으로 특허 기간을 5년 더 연장할 수 있게 하였다.
처방약 심사비용부과에 관한 법 (The Prescription Drug Use Fee Act, PDUFA, 1992)	이 법안은 FDA가 정보 기술을 업그레이드하고 더 많은 보조원을 고용하여 더 빠른 약물 승인 검토를 할 수 있도록 비용을 지원해 주도록 하였다. 약물 승인 신청 시 부과되는 비용에 관한 내용을 다루고 있다.
FDA 선진화법 (FDA Modernization Act, 1997)	이 법안은 신약승인신청ANDAs시 필요한 제출안에 대한 가이드라인, 처방약 유저피법PDUFA의 재승인, 특허 독점 기간 연장을 통한 소아과 약물 시험의 촉진, 생명을 위협하는 질병의 치료에 관한 약물을 더 빠르게 승인해주는 절차의 제공 등을 포함하여 많은 변화를 문서화하였다.

표 1 출처: 미식품의약국. 2010년 10월 14일. 미국의 식품 의약품 관련법 역사에 있어 매우 중요한 날이다. http://www.fda.gov/AboutFDA/WhatWeDo/History/Milestones/ucm128305.htm에서 확인가능

신약 승인 과정

제약회사들이 미국에서 FDA 승인을 받기 위해서는 보통 10~15년의 시간과 10억달러 이상의 돈을 들여 약물의 안전성과 유효성을 입증하고, FDA가 요구하는 연구와 승인 절차를 거쳐야 한다.

연구와 허가절차는(그림 3-1에 나타나 있듯이) 전임상 과정(preclinical research), 임상시험(I, II, III상), 신약승인신청(NDAs)의 제출, 그리고 FDA 승인 후 시판

표 3-1 신약승인 과정(New drug Approval Process)

전임상 시험(Preclinical research)					
합성과 정제	동물 실험 (animal testing)	단기간 연구	장기간 연구	연구검토위원회(IRB) 승인	상품화 평가

⬇

임상 시험(Clinical studies)		
제 1상 • 소규모의 건강한 사람들을 대상으로 약력학적 연구	제 2상 • 안전성, 효능, 용량을 평가하기 위해 질병을 가진 환자들에게 신약 투여	제 3상 • 더 큰 규모의 환자들을 대상으로 한 무작위 대조군 연구

⬇

완료 그리고 신약승인신청서(NDA) 제출
임상시험의 완료 그리고 식품의약국(FDA) 검토를 위한 준비

⬇

FDA 검토		
승인 • 약의 시판	거절 • 약의 시판 진행되지 않음	승인 가능한' • 특정 분야에서 추가적인 연구가 요구됨

⬇

시판 후 조사(Post marketing Surveillance)
예상치 못한 부작용, 새로운 용도 등을 확인하기 위해 시판된 약의 지속적인 검토

후 검사(Marketing surveillance)와 모니터링 전 과정을 포함한다.

전임상 시험과 연구Preclinical Discovery and Research

약물을 발견하고 개발하기 위해 과학자들은 지속적으로 질병발생의 전 과정을 이해하고자 노력한다. 그리하여 약물치료의 잠재적 특정 분야를 찾아가게 된다, 그들이 약물학적 치료가 가능한 표적을 찾고 그것이 약(예를 들어 수용체 혹은 효소 차단제)에 의해 바뀔 수 있음을 알아내면, 기초 과학자들은 수천 개의 후보물질을 방법론적으로 선별하여 치료적 잠재력을 지닌 물질을 찾아간다. 과학자들은 다양한 방법으로 후보물질들을 얻는다. 자연에서 찾거나 혹은 유전공학적으로 가공하여 물질을 만들기도 한다. 평균적으로, 수천 개의 시험된 물질들 중 대략 5개만이 임상시험에 들어가고, 오직 1개만이 최종적으로 FDA 승인을 받는다.

물질들이 확인되면, 물질들의 약으로서의 효과, 약의 기본 작용기전, 그리고 특히, 인간에게 투여 시 발생할 수 있는 잠재적인 독성을 결정하기 위해 전임상 연구/시험clinical studies/trials이 진행된다. 물질의 약리학적 그리고 독성학적 작용을 예측할 뿐만 아니라, 신약의 수용체 결합 특성들을 결정하기 위해 생체 밖, 혹은 시험관 기반으로 시험들이 주로 행해진다. 동물 실험animal testing은 2개 혹은 그 이상의 동물 종들(적어도 하나의 비 설치류를 포함해야 한다.)에게 주로 행해진다. 추가적으로, 만일 표적화 된 질병에 적합한 동물 모델이 이용 가능하면, 약물은 이 동물 모델들에게 시험된다. 예를 들어, 항고혈압 약물은 고혈압 질병에 적합한 동물 모델로서 자연발생 고혈압 쥐SHR를 사용하여 실험한다. 이러한 동물 실험animal testing들은 약물의 약동학, 또는 인체가 약에 미치는 생체 이용률/흡수, 분배, 대사, 분비bioavailability/absorption, distribution, metabolism and excretion, ADMR를 포함한 작용과 관련된 중요한 정보를 제공한다. 단기간 그리고 장기간 실험 모두 피, 심혈관계, 간, 중추신경계, 그리고 신장에서 약에 의해 유도되는 병리학적 측면에 집중하여 행해진다. 약물은 또한 잠재적인 발암성, 돌연변이 유발성, 기형 발생 효과가 있는지 확인하기 위해 임신한 동물들에게도 투여된다.

수백 어쩌면 수천 개의 물질들을 검사하고 시험하는 데에 수년의 노력을 기울임에도 불구하고, 많은 물질들이 전임상 시험 단계를 통과하지 못한다. 보통, 이것은 시장에 이미 존재하는 약물에 비해 약효가 작거나, 이 물질들의 개발을 중단하도록 할 말한 유독한 부작용을 가지기 때문이다. 하지만, 마케팅 분석을 과학자들과 함께 했을 때, 제조자가 그 약이 가능성을 가지고 있다고 생각하여 임상연구/실험clinical studies/trials에 투자하기를 원한다면, 미국식품의약국FDA 승인을 위해 임상시험승인신청서IND Application가 제출되어야 한다. 표3-2 목록은 약물과 생물학적제제biologicals에 대해 요구되는 신청

표3-2 약물과 생물학적제제에 사용되는 신청 유형

신청 유형	목적
임상시험승인신청 (Investigational New Drug Application, IND)	이것은 초기 약물 개발을 위해 요구된다. 약물이 상당히 안전하고, 유망한 약리학적 효과를 가지는지 FDA가 평가할 수 있도록 한다. 이것은 보통 동물 약리학적 실험과 독성학적 자료, 제조 정보, 그리고 초기연구에 쓰일 임상 계획서에 관련된 정보를 포함한다.
신약허가신청 (New Drug Application)	이것은 FDA가 임상 시험을 기반한 약의 안전성과 효능을 평가하기 위해 요구되는 주요 신청이다.
간이신약허가신청 (Abbreviated New drug application, ANDA)	이것은 약물평가연구소Center for Drug Evaluation and Research, CDER가 제네릭 제품을 검토하고 승인하기 위해 요구되는 자료를 포함한다. 승인된 제네릭 제품은 일반적으로 임상시험 없이, 생동등성 시험(제네릭 의약품이 혈류에 도달하는데 걸리는 시간)이 요구된다.
생물학제제 신청 (Therapeutic Biologic Application)	단일클론항체, 성장인자, 혈전용해제, 동물들 혹은 미생물로부터 추출된 단백질, 면역조절자, 그리고 다른 비 백신 면역 치료제들과 같은 생물학적 제품을 위한 승인 과정이다.
OTC 약물 (Over-the-Counter, OTC Drugs)	의약품평가연구기관Center for Drug Evaluation and Research, CDER은 처방전 없이 살 수 있는 약물들에 대한 신청서를 검토한다. 이 약물들은 소비자 스스로 선택해도 안전한 것이어야 한다.

Application의 유형이다.

임상시험승인Investigational New Drugs, IND

미국연방규정집Code of Federal Regulations의 21 Part에 기술된 임상시험승인IND은 일반적으로 모든 전임상 자료와 분석들을 포함한다. 게다가 제조자는 약물의 용법, 투여경로, 용량, 제안된 임상시험, 화학성분 구성, 그리고 어떻게 제조될 것인지를 기술해야 한다. FDA는 제조자의 IND 신청에 대해 다음 세가지 중 하나를 행할 수 있다.

- IND를 승인하고, 제조자가 임상시험을 시작할 수 있도록 한다.
- IND를 완전히 승인 거절한다.
- 일반적으로 제조자가 한 연구 작업을 임상중단clinical hold하도록 하고, 승인 전에 추가적인 정보 혹은 연구를 요구한다.

임상 중단이란 FDA의 요구에 의한 시험 중단을 말한다. 만일 IND하의 시험이 임상중단 상태로 1년 이상 지속되면 FDA는 IND를 불활성 상태로 두게 된다.

임상 시험Clinical Studies

FDA가 IND 신청을 승인하면, 제약사는 임상시험을 시작할 수 있고 임상 단계clinical phase를 밟게 된다. 각 단계는 약물이 FDA의 완전한 승인을 받고 상품화되는 것을 궁극적인 목적으로 하고 각 일련의 단계에서 중요한 약물학적인자pharmacologic parameter와 안전인자safety parameter를 만들어 가게 된다. 임상시험을 위해 계획서, 조사관과 그들의 자격, 그리고 조사장소가 제시되고 승인되어야 한다. 추가적으로, 각 임상시험은 연구검토위원회IRB에 의해 승인되고 감독되어야 한다.

예시 3-4 임상중단 여부와 경제적 함의 Financial Implications of Drugs Placed on Clinical Hold 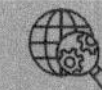

FDA의 승인과 거절에 관심을 갖는 것은 제약회사의 주주만이 아니다. 금융가의 자산관리사들이나 투자자들 또한 관심을 갖는다. 2011년에 FDA가 이카젠Icagen의 항간질제를 임상중단clinical hold에서 해제키로 결정하자, 이카젠의 주가는 31% 상승했고, 약이 임상시험과 승인 과정을 따라 진행됨에 따라 주가는 계속 올랐다.

제 1상

초기 임상시험은 제 1상 시험이라 하며, 소규모의 건강한 사람들에게 행해진다. 전임상 시험의 정보를 기반으로, 보통 적은 용량의 약물이 대략 20명에서 100명의 사람들에게 투여되는데, 이는 제품의 흡수/생체이용률, 분배, 대사, 분비absorption/bioavailability, distribution, metabolism, and excretion를 포함한 약물동력학적 자료를 인간을 대상으로 확인하기 위함이다. 또한, 제 1상 시험에서는 발생할 수 있는 잠재적인 안전 문제를 확인하고, 만일 건강한 사람들이 견뎌낸다면, 그 결과는 제 2상 시험을 계획하는데 사용된다.

제 2상

제 2상 시험에서는 더 많은 수(100-300명)의 환자들 대상으로 하며, 이 환자들은 신약으로 치료할 수 있는 질병을 가진 사람들이다. 조사자들은 추가적인 용량과 흡수, 분배, 대사, 분비ADME 자료를 확인하고 분석하면서 내성을 검토한다. 제 2상 시험은 흔히 수백 명의 환자들의 포함하고 단일 혹은 이중맹검법으로 하며 약물의 위험-이득 비율을 확인하는데 중요하다.

제 3상

제 3상 시험은 다양한 임상 분야에서 수백 혹은 수천 명의 환자들을 대상으로 진행되는 무작위적, 이중 맹검, 통제 시험이다. 이 시험에서는 시험약은 플라시보 그리고/또는 다른 약물과 비교될 수 있다. 약물 허가를 위해, FDA는 일반적으로 최소 2개의 잘 통제된 무작위적 시험을 요구한다. 하지만, 1997년의 식품, 의약품, 화장품법(FD&C Act)에 따라 FDA는 하나의 적절하고 잘 통제된 핵심이라 여겨지는 시험을 기반으로 재량에 따라 약물의 효능을 승인한다.

신약승인신청NDA

약이 안전하고 효과적임을 입증한 제 3상 시험이 완료되면, 약을 제조하고 상품화하기 위해서 FDA 허가를 받아야 한다. 따라서 제조자는 NDA를 제출해야 한다. NDA는 모든 약물의 임상시험과 약물의 화학, 약리학, 독성학적인 종합적 분석으로부터 얻은 자료뿐만 아니라 IND로부터 얻은 자료를 포함한다. 제조자는 또한 제조 장소와 시판 제품이 우수제조관리기준GMP을 준수한다는 생산과정을 기술하고 규정된 약물지표labeling를 제출해야 한다. 그러면 FDA는 약물의 화학, 생물약제학, 약리학, 통계학, 그리고 의학적 정보에 따라 NDA를 평가한다. 만일, 약이 항생제라면, 추가적인 미생물학 검토가 수행된다.

FDA 승인 그리고 시판 후 조사 (제 4상 시험)

수개월에서 수년이 걸리는 FDA 검토절차 후, FDA는 다음의 행위들 중 하나를 취한다.

- NDA를 승인하고, 제조자가 미국에서 약을 시판할 수 있게 한다.
- 상당한 결함이 있어 NDA를 승인하지 않는다.
- NDA를 '승인할 만한'것으로 간주한다(하지만 승인된 상태는 아니다). FDA에 의해 필수적이라 여겨지는 안전성과 효능의 단계를 증명하기 위한 추

가적인 연구를 요구한다.

NDA가 승인되면, 제조자는 약의 시판을 시작할 수 있으며 오직 FDA에 의해서 평가되고 승인된 조건(약의 적응증, 용량, 용법)하에서 이루어져야 한다.

시판 후 조사Post marketing surveillance 혹은 제 4상 시험은 FDA가 NDA에 대한 승인을 한 후에 행해지고, 종종 FDA가 승인 절차 과정에서 이런 시험을 요구하기도 한다. 이 시험들 전체는 매우 적은 수의 환자에게 나타나기 때문에 제 1, 2, 또는 3상 시험 동안 발견되지 않는 드문 부작용을 고려한 중요한 정보를 제공하는 것으로 여겨진다. 덧붙여서, 제 4상 시험은 약물 반응 또는 약물이 실제 체내에서 발생시킬 수 있는 다른 부작용을 발견하기 위해 행해지며 종종 지표labeling 변화를 통해 새로운 중요한 안전 정보를 제공한다. 약력학적 성질상의 안전성의 문제가 제기되면, 이러한 시험들의 중요성은 증가되었다. 이를 통해 몇몇의 약들은 중요한 지표labeling의 변화가 있었고(예를 들면 블랙박스 경고) 또는 심지어 시판 후 조사에서 발견되어 시장에서 철수되었다.

예시 3-5 머크사의 바이옥스Merck's Vioxx

1999년 5월, 머크Merck사는 통증과 관절염 약인 바이옥스Vioxx[rofecoxib] 마케팅을 시작하였다. 소비자 직접 광고DTC와 의사 디테일링으로 약은 빠르게 환자와 의사들 사이에서 유명해졌고, 판매량은 치솟았다. 그러나 시판 후 이루어진 연구에서 안전성 문제를 제기되면서 심혈관계 문제의 위험 증가를 제시했다. 증가하는 압박과 심혈관계 문제의 증거로 인해, 머크는 2004는 9월에 시장에서 그 의약품을 수거했다. 제품의 대중성(당시 시장에서 8,000만 용량 이상의 처방)과 엄청난 DTC 광고 캠페인으로 인해, 제약 산업에 대한 전반적인 대중의 반발이 뒤따랐고 많은 원고로부터 결국 회사에 법적인 조치가 취해졌다. 2007년 11월, 머크사는 소송에서 40억 5천만 달러를 배상하기로 합의했다.

제네릭 의약품

1960년대에 저소득층의료보험과 노인의료보험이 개정되면서 보건 의료 비용 감소의 수단으로 제네릭 의약품을 내세웠다. 초반에는 제네릭 의약품이 특허 신약brand-name drug과 마찬가지로 동일한 검토와 승인 과정을 거쳐야 했는데, 이것은 Hatch-Waxman 법으로 알려진 의약품 가격 분쟁과 특허 존속기간의 회복에 관한 법이 통과됨에 따라 1984년에 개정되었다. 이 개정법은 제네릭 의약품 제조자들이 특허 신약 제조자가 기등록 약물리스트에 등재된 전임상 시험과 임상 시험에 의존하도록 함으로써, 의약품 승인 과정을 상당히 단축시켰다. 그에 따라 제네릭 의약품 제조자들은 주로 약물이 특허 신약과 생동등성bioequivalence을 가지는 지를 보여주는 간이신약허가신청ANDA을 제출하면 되었다.

간이신약허가신청에는 제네릭 의약품이 특허 신약과 용량 형태, 순도, 강도, 그리고 품질에서 동등한 요구를 만족하는지 보이는 약학적 동등성을 증명하는 자료를 포함한다. 생동등성은 교차실험 형태로 24명에서 36명의 건강한 지원자들에게 특허 신약이 투여 후에 적절한 쉬는 기간washout period을 갖고 제네릭 의약품을 투여하여 결정된다. 이 과정에서 두 가지의 약동학적 인자-약물의 최대 혈장 농도Cmax와 곡선아래 면적AUC을 얻는다. 이 인자들은 통계학적 신뢰성을 가지고 특허 신약과 치료적으로 동등함을 보여야 한다. 이러한 기준들에도 불구하고 특허 신약과 제네릭 의약품 사이에 혹은 서로 다른 제네릭 의약품들 사이에 상당한 변이가 있는지에 대한 염려가 아직 존재한다. 이것은 리튬, 디곡신, 항경련제, 그리고 와파린과 같이 좁은 치료지수를 가진 약물들에게 중요한 염려인데, 혈장농도에서의 작은 변이는 상당한 부작용을 낳을 수 있기 때문이다.

생동등성을 증명하는 것 외에도 제네릭 의약품 제조자는 의약품이 의약품 제조 품질 관리 기준GMP에 따라 제조될 것을 보장해야 한다. 제네릭 의약품 제조자들은 특허 신약의 특허가 만료된 직후 제네릭 의약품을 시장에 내놓을 만반의 준비를 하기 위해 특허 신약의 특허 만료 직전에 ANDA를 시작할 수 있다. 미국에서는 특허 신약 개발 회사가 주로 전임상 시험 기간 동안 출원되는 특허에 대해 20년동안 보호받을 수 있다. 따라서 NDA 약물 승인 절차가 보통 10년에서 14년이 걸린다고 하면, 제네릭 의약품의 승인절차가 시작되고 생산되기 전에 특허 신약은 대략 6년에서 10년 정도의 효과적인 특허 보호를 받는 것을 예상할 수 있다.

예시 3-6 6개월의 독점 기간

마케팅 관점에서 볼 때, 고객에게 최고의 서비스를 제공하기 위해, 제네릭 의약품 제조자들은 고품질을 제공하는 데에 집중하고 지속적으로 제네릭 의약품을 낮은 가격에 제공하고자 한다. 제네릭 의약품 제조자들은 시장을 관찰하고 원재료 공급 문제, 생산 문제(화학물질의 합성의 어려움과 같은), 제조와 포장 가능성, 시장 수요의 크기와 지속성을 알아보고 어떤 브랜드 제품을 추구하는 것이 수익성을 이끌 것인지를 고려한다. 경쟁의 선두를 유지하기 위해서, 제네릭 회사들은 그들이 생산하고 싶은 브랜드 의약품을 미리 잘 분석하고 전략적으로 계획하여 시장에 침투하는 최초의 제네릭 의약품을 만들어야 한다.

1984년 Hatch-Waxman 법의 개정 이후 제네릭 산업 최초로 간이신약허가신청Abbreviated New Drug Application, ANDA의 제출을 성공적으로 마치고 임상 4상을 승인 받으면 제조사에게 6개월(180일)의 독점 기간이 주어진다. 제 4상 시험은 특허가 무효임을 주장하고 특허만료 이전에 그것의 타당성을 결정하기 위한 재판절차를 시작한다. 승인되고 특허가 만료되면, 최초의 간이신약허가신청은 위의 독점기간을 허가 받는다. 이것은 신약 개발자의 특허가 만료되고 제네릭 의약품이 약국 선반에 놓여 지기 시작하여 조제될 수 있게 되면, 제네릭 의약품 제조사는 6개월의 시장 침투 기간을 가지고 또 다른 제네릭 경쟁제품이 시장에 들어올 걱정 없이 최대의 이윤을 낼 수 있다는 것을 의미한다. 이 기간 동안, 독점한 제네릭 제품의 가격은 오리지널 제품과 비슷하다(보통 10% 할인된 가격이다). 180일의 독점 기간이 끝나면, 간이신약허가신청 승인을 받은 다른 제네릭 의약품 제조사들이 시장에 들어올 수 있고, 그것은 거의 즉시 제품의 가격을 하락시키는데, 때때로 오리지널 의약품의 90%까지 할인된다. 이 가격 하락은 소비자들이 가격을 가장 중요시하고, 때로는 가격을 유일한 평가 기준으로 두는 경쟁적인 시장 상황으로 만든다.

일반의약품

소비자/환자가 이용 가능한 의약품들의 두 번째 분류는 일반의약품(OTC 의약품), 또는 처방담당자의 처방 없이 이용 가능한 약물이다. 일반의약품은 건강기능식품이나 의료식품과 혼동되어서는 안 된다. 건강기능식품과 의료식품은 음식으로 명시되어 있고, 일반의약품과 같이 FDA에 의해 안전성과 효능이 규제되어 있지 않으며 상품화되기 전에 FDA 승인이 요구되지 않는다. 반면 일반의약품은 안전성과 품질을 보장하기 위해 의약품 품질 관리 기준GMP뿐만 아니라 FDA 약물표지labeling기준을 따라야 한다.

비록 일반의약품이 처방전을 요구하지 않더라도, FDA산하의 의약품평가연구기관Center for Drug Evaluation and Research, CDER의 비처방의약품부서Office of Nonprescription Drugs의 승인을 받아야 하고 다음과 같은 특징을 가진다. :

- 사용상 넓은 안전력safety margin과 효능범위efficacy margin을 가져 면허증을 소지한 처방권자에 의해 관리되지 않아도 된다(그러므로 소비자가 자가 진단

하고, 다루고, 관리한다).

- 오용과 남용의 확률이 낮다.
- 일반 소비자가 필요한 모든 필수적인 정보가 표기되어 있다.

대부분의 승인된 일반의약품은 처방 약의 NDA 과정과 매우 흡사한 NDA를 이미 통과하게 된다. 하지만 많은 일반의약품들은 FDA가 요구하는 안전성과 효능이 입증되기 전에 시장에 나왔었다. 이 약물들의 성분과 라벨링은 FDA와 OTC 공정서OTC monograph에 의해 평가되었다. 이 공정서는 약물로 수용 가능한 성분, 용량, 제형, 라벨링이 설명된 것으로서 지속적으로 갱신된다. 공정서에 준하는 약물들은 FDA의 사전승인 없이 상품화 될 수 있다. 그렇지 않으면, 약물은 앞의 NDA 과정을 거쳐야 한다.

처방약의 OTC 약물로의 전환

최근 OTC로 허가 받은 많은 약물들이 처방약으로 승인되었고, 따라서 안전성 및 효능을 검토한 NDA가 제출되었다. 그 결과, 이러한 약들의 효능과 안전성에 대한 상당한 양의 임상적 근거들이 얻어졌다. 이전에 처방약으로 사용되던 약물이 OTC로의 약물 사용 승인을 얻기 위해서, 제조사는 또 하나의 NDA를 제출하는데, 이 NDA는 처방약-OTC 전환 신청서Rx-to-OTC Switch application라고 한다.

처방약의 OTC로의 전환을 허용할지에 대한 결정에는 많은 요인들이 영향을 끼친다. 처음에는 처방약으로서 시장에 진출했기 때문에 약물에 대한 허용할 만한 안전력safety margin과 넓은 치료계수therapeutic index를 보여주기 위한 상당한 임상적 근거가 있어야 한다. 의사 없이 또는 의사의 최소한의 감독 하에 환자가 약물이 치료할 수 있는 적응증을 인식하고 치료에 사용될 수 있어야 한다는 것 또한 중요하다. 이러한 약은 처방 없이 사용하여도 안전하고 효과가 있어야만 하고 남용이나 오용의 가능성이 최소이거나 없어야 한다. 많은 OTC 약물은 처방약들보다 적은 복용량으로 사용이 가능하다. 이것을 평가하기 위해 제약사는 소비자가 적절하게 약물을 사용할 수 있을지에 대한 사용 연구를 실시해야 한다. 추가적으로 소비자가 OTC 약물의 라벨을 읽고 이해할 수 있을지 여부에 대한 라벨 이해 연구도 실시해야 한다.

지난 30년간 많은 처방약이 처방전용 약품에서 OTC 약품으로 전환되었다. 이전의 처방약들이 처방 없이 판매가 가능해 졌기 때문에 이전에는 건드릴 수도 없던 시장에 접근이 가능해졌다는 점에서 마케터들에게는 큰 기회가 된다. 주목할 만한 몇 가지 전환 약품은 베나드릴Benadryl [diphenhydramine], 슈다페드Sudafed[pseudoephedrine], 클라리틴Claritin[loratadine], 지르텍Zyrtec[cetrizine] 등이 있고, 이 외에도 많은 항히스타민제, 충혈제거제, 혼합제제 등이 있다. 잔탁Zantac[ranitidine], 프릴로섹Prilosec[omeprazole], 프레바시드Prevacid[lansoprazole] 등의 역류성 식도염, 소화불량 치료제 또한 시장에서의 상당한 기회를 창출했다. 제품이 전환될 때, 소비자들은 이제부터 안전성과 효능이 입증된 강력한 약물을 사용 가능해졌다고 인식하였고 의사의 도움 없이 자신의 필요에 의해서 약물을 구매 할 수 있게 되었다. 약물의 전환은 자가치료의 새로운 시장을 형성하게 해 약물의 수명을 효과적으로 연장할 수 있게 되었다.

약품 라벨링

모든 약품은 FDA에 의해 허가된 라벨링(예를 들어 약사용설명서)을 필요로 한다. 이것은 처방권자나 안전하고 효과적으로 OTC 약물을 사용하려는 소비자에게 필요한 필수 정보를 제공한다. 라벨링 내 정보는 NDA의 데이터를 기반으로 하며, FDA는 미국연방규정집의 Part 201에 명시된 특정 포맷을 사용해야 한다. 또한 FDA는 허위, 오해의 소지가 없고 유용하고 정확한 정보를 주는 라벨링을 요구한다. 비록 FDA가 라벨링을 승인하지만, 그 내용은 제조사에 의해서 얻어진 정보에 기반하기 때문에 라벨링의 정확한 정보를 유지시켜 확신을 주는 것은 제조사들의 책임이고 중요한 의무이다. 제약품의 안전성은 약물이 실제 세상에서 사용될 때 바뀌게 되거나, 바뀔 가능성이 있을 수 있기 때문에 시장 진입 후 새로운 안전성 정보가 생긴다면 제조사는 라벨을 바꿔서 새로운 안전성 정보를 반영해야만 한다. 처방약 라벨링/사용설명서의 포맷은 다음을 따른다.

(www.berlex.com/html/products/pi/fhc/YAZ_PPI.pdf 를 참고하라)

- 화학. 화학물질, 활성성분, 부형제, 염색제, 충전제 등을 포함
- 임상 약리학. 작용기전 (약물역학), 임상 효능을 포함
- 약물동력학. 흡수, 분포, 대사, 배설 정보
- 특정 집단에 대한 사용. 노인, 아동, 특정 민족
- 안전성 및 효능. 특정한 상황에서의 사용을 보조하는 정보
- 투여. 임상 정보에 의해 추천되는 특정한 투여 범위
- 금기. 약물에 의해서 환자에게 심각한 위험이나 생명을 위협하는 이상반응이 발생하기 때문에 약물이 사용되어서는 안 되는 상태
- 경고. 심각한 부작용이나 약물이 원인이 되는 약물상호작용을 표시하고 특정한 모니터링이 필요하거나, 일어날 수 있는 증상들을 포함
- 주의사항. 사용자들이 약물을 안전하고 효과적으로 사용하기 위해서 따라야 하는 일반적인 주의사항을 (또한 피해야 할 약물상호작용) 제공한다. 또한 실험실 시험을 할 때 약물사용을 모니터링과정에서 시행되어야 하는 권고사항이 포함된다.
- 이상반응. 임상시험 도중 발생한 이상 현상들은 특히 중요한데, 왜냐하면 그것들이 철저한 감시와 통제되는 1상~3상에서 발생하였기 때문이다. 약물이 시장에 진출했을 때 환자에게서 이상반응이 발생할 수 있

다. 발생률이 1% 이상인 이상현상과 1% 이하인 이상현상은 라벨에 그 목록이 작성되어야 한다. 상기 내용에는 약물의 남용 가능성이나 의존성 발생 여부가 있는지, 과량 복용 가능성이 있는지가 포함된다.

- 임산부에 대한 사용. 각각 A, B, C, D, X의 최신 위험 분류를 따른다. X 카테고리 약물은 임신 중에 사용되어서는 안 된다. 왜냐하면 태아에 위험한 영향을 미친다는 강력한 연구결과가 있기 때문이다. D 카테고리 약물은 태아에 위험성이 있지만 약물을 사용함으로써 얻는 장점이 그 위험성보다 큰 약물을 포함한다. 대부분의 약물은 C 카테고리 약물인데, 이것은 동물실험 결과에서 태아에 대한 위험성이 존재하거나, 연구결과에서 위험성이 평가되지 않은 약물을 뜻한다. A 카테고리 약물은 태아에 대한 위험성이 없는 약물을 포함한다.

게다가, 몇몇 약물은 주의문을 라벨의 가장 위, 굵고 검은 박스 창 안에 눈에 띄게 표시한다. 주의문Black box warning는 약물을 복용함으로써 발생할 수 있는 심각한 손상이나 죽음 등의 특별한 문제점을 처방권자의 주의를 끌 수 있도록 디자인된다. 경고문은 FDA에 의해서 승인되어야 하며, 약품과 관계된 모든 이들이 약물 사용시 볼 수 있도록 모든 자료에 삽입되어야 한다. 주의문은 특정 부작용, 그것의 빈도나 발생, 징후, 무엇을 해야 하는지 등을 설명한다. 종종 약물의 주의문이 시판 후 감시나 실제로 제품이 소개된 후에 부작용의 발견/보고를 통해서 생겨나기도 한다. 몇 가지 경우 주의문은 전 계열에 대해 이뤄지기도 하는데, 이는 같은 계열에 속하는 모든 약물이 같은 경고사항을 갖게 된다는 것을 의미한다. 대체로는 특정한 약물에 한해 적용되고 전체 약물에 통용되지 않는다.

설명한 바와 같이, 제품 라벨/사용설명서는 다량의 정보를 포함하고 있고, 포맷이 표준화 되어있음에도 불구하고, 찾기에 어려운 내용을 포함한다. 제품 라벨이 환자가 아닌 처방담당자를 위해서 쓰여졌다는 사실을 인지하는 것 또한 중요하다. FDA는 라벨의 포맷이 오래되었다는 이러한 비평에 대한 응답으로 새로운 포맷을 만들었다. 이 새로운 포맷은 중요 정보의 요약과 강조하는 섹션을 가져서 독자에게 라벨에 대한 더욱 상세한 정보를 제공한다. 강조 섹션은 약물의 장점과 위험성에 대한 개요, 약물의 승인 날짜, 라벨에 최근에 어떠한 변화가 있었는지에 대한 표기를 제공한다.

예시 3-7 챈틱스의 주의문 Chantix Black Box Warning

2009년 7월 1일, FDA는 금연약 챈틱스Chantix[varenicline]의 제조사인 화이자Pfizer에게 이 약물에 대한 주의문을 추가하고 환자에게 관련된 위험성을 강조하는 약물치료 가이드를 제시할 것을 지시했다. 시판 후 감시와 부작용 보고를 통해 FDA는 그 약물이 심각한 신경정신병적 징후뿐만 아니라 자살충동과 행동, 감정동요, 기분 변화 등을 유발하고, 심지어는 정신병력이 없는 사람에게 까지 이러한 현상이 유발됨을 발견하였다. 비록 주의문이 대상 약물의 처방을 막지는 않지만, 대상 약물에 대한 추가적인 부정적인 시선을 불러일으킬 수 있고 그 약물의 향후 발전 가능성에 영향을 끼칠 수 있다.

처방전 외의Off-label 약물의 사용

시판된 약물들이 FDA가 승인한 적응증 외의 상황에 대해서 처방될 때, 이를 적응증 외 처방off-label prescribing이라고 한다. 이는 그 약물이 위험하다거나 반드시 적응증 외의 목적으로는 사용되어서는 안 된다는 것을 의미하지는 않는다. FDA가 그러한 상황에서의 약물의 사용을 평가하거나 승인하지 않은 것뿐이다.

제약회사는 적응증 외 처방을 홍보할 수 없다. 대신 학술 및 전문 문헌에 약물 특성상 이론적 효능이나 약물에 대한 의사의 임상적인 경험에 대해 규명할 수 있다. 승인 이후 제조사는 새로운 적응증을 적응증 외 사용(off-label use)을 통해 확인되거나 새로운 제형, 새로운 약물전달시스템 등을 통해 얻게 된다. 이에 새로운 적응증에 대한 승인을 받도록 결정한다. 몇몇 경우 제조사는 약물의 특별한 환자 집단에 대한 사용(예를 들면 아이들이나 청소년들의 사용)을 위해 연구하고 FDA의 승인을 받는다. 새로운 적응증을 획득하기 위해서 기존 NDA에 대한 추가적인 연구와 보충적인 NDA를 제출해야 한다.

예시 3-8 정신건강약물Mental Health Medications 

1990년대 초 클로자릴Clozaril[clozapine], 리스페달Risperdal[risperidone]과 같은 약물이 개발된 이후, 의사들은 자이프렉사Zyprexa[olanzapine], 세로퀼Seroquel[quetiapine], 아빌리파이Abilify[aripiprazole], 파납트Fanapt[iloperidone], 사프리스Saphris[asenapine], 게오돈Geodon[ziprasidone 등 많은 약물을 포함하는 2세대 항정신병약물을 처방 받은 환자들 중 일부에게서 우울과 불안과 같은 증상의 개선이 발견되었다. 의사들은 이러한 증상들에 대해 적응증 외 처방으로 항정신병약물을 처방하였다. 이러한 영역에서의 시장성을 인지한 제조사는 연구를 진행했고, 노력 끝에 이러한 추가적인 적응증에 대한 FDA의 승인을 얻어냈다.

시판 후 감시

대개 FDA 승인은 단순하게 제조사에 의해 제시된 데이터에 기반하여, 그 당시 약물이 안전하고 유효하다고 판단하는 것을 의미한다. 하지만 다른 상황 하에서 더 많은 환자들이 약물에 노출되면 FDA 승인을 변화시킬 수 있거나 종종 변화시킨다. 더 중요하고 희귀하고 심각한 부작용은 승인 전 임상시험단계에서는 관찰되지 않는 편인데, 임상시험들이 일반적이지 않은 부작용을 찾아내기에 충분한 환자들에게 실행되지 못하기 때문이다. 시판 후 감시 Pharmacovigilance는 약물사용, 혼합, 약리학, 역학(전염병학)적인 문제점이나 부작용을 나타내는 안전 신호를 찾고 평가하는 규율이다. 이러한 안전 신호는 제약회사, FDA, WHO등의 다양한 출처로부터 약물 부작용 자료를 모아 찾는다. 미국에서는 증가하는 약물 유해작용 보고의 수단으로 메드워치MedWatch 시스템이 1993년에 구현되었다. FDA는 이 시스템을 이용해 약물 유해반응을 수집한다. 제조사들은 임상시험뿐만 아니라 시장에서 약물이 승인된 후에도 유해반응을 감시, 평가, 보고해야 한다. FDA는 라벨에 기재되지 않은 새로운 부작용, 모든 심각한 부작용, 유해작용 빈도 증가에 특히 관심을 둔다. 이러한 데이터는 부작용 보고 체계Adverse Event Reporting Systems, AERS의 데이터베이스에 더해져서 분석에 이용된다.

새로운 안전성 정보가 발견되면, 이러한 정보는 제품 라벨에 추가되며 처방권자와 소비자는 위험성에 대하여 소통해야 한다. 소통 방법은 메드워치 시스템에 의거해 이메일 알림, 의사를 대상으로 하는 서면 안내, 라벨 변경 등의 방법으로 이루어질 수 있다. 또한 FDA는 제조사에게 사용설명서를 개선함으로써 새로운 안전 정보에 대해 환자와 커뮤니케이션 할 것을 요구할 수 있다.

제품 개발 과정에서의 마케팅의 역할

약으로 구현 가능한 화학물질이 규명되는 순간, 효율적이고 성공적인 제약 제조사는 마케팅 부서 혹은 마케팅 전문가를 기업의 규모에 맞추어 투입시킨다. 큰 규모의 기업들은 일반적으로 전체적인 마케팅 전문 부서를 보유하는 반면, 작은 규모의 기업(예, 생명공학회사)들은 마케팅 전문가를 거의 보유하지 못하거나, 심지어는 시장 조사 기업에게 외주를 준다.

마케팅 부서가 임상1상과 그 이후의 임상실험을 거칠 제품을 준비하는 기업에게 중요한 이유는 뭘까? 비록 많은 텔레비전 광고와 광고지 등의 판촉 노력과 홍보들과 관련된 마케팅이 존재하지만, 마케팅 부서는 기업 내에서 주요한 사업 연구 단위이다. 이상적으로, 마케터는 개발과 승인 과정 동안 아래의 사안들을 고려하고, 이후의 일들을 수행한다.

- 충족되지 않은 수요need와 시장 잠재력의 중요한 영역들을 확인한다. 비록 어느 시장에서나 신약은 매력적이나, 마케팅은 다음과 같은 구체적인 질문을 통해 시장에서의 실행 가능성을 평가한다.
  - 제품 고객은 누구이며, 그들이 구체적으로 필요로 하고 원하는 것은 무엇인가? (측정 가능하도록)
  - 시장의 전체 크기는 어느 정도인가? (실질적으로)
  - 시장 내 고객의 니즈needs, 원츠wants, 수요의 유사성은 무엇인가? (균질적으로)
  - 고객(예를 들면, 전공의)들이 다가갈 수 있는가? (접근성)
  - 시장 역학구조를 뒤바꿀 새로운 개발 혁신이 있는가? (내구성)
  - 경쟁 전망으로 미루어 본 현재 시장 역학 구조는 어떠한가?
  - 기존의 제품에 대한 고객들의 충성도 수준은 어떠한가?
- 특히 제품의 중요한 속성과 가치 창출 인자에 기반해서 제품의 비전을 발전시켜야 한다. 어떻게 이 제품을 시장에서 차별화 시킬 것인가? 제조사가 의사들의 사고 과정을 파악해서 접근해야 할 제품의 특징, 사용상의 특징이 있는가? 이 약의 고객들(의사들과 일반 소비자들)의 마음속에 어떻게 포지셔닝 시킬 것인가? 특정 분야의 핵심 인물들이 제품과 주요 속성 및 시장점유율에 대해 어떻게 생각하고 있는가?
- 성공을 위해 일찍 최소한의 임상과 약물 경제학적 결과 정도를 고려하

여 제품 시장을 파악하라. 이것은 시장 분석에 집중하게 한다. 특히 초기단계의 임상을 진행할 때, 경쟁 제품이 일인자로 자리잡고 있을 때 생산자는 제품이 들어갈 가능성이 있는 현재 시장을 반드시 이해하고 있어야 한다. 이것은 특히 임상 시험 설계와 초기 NDA 실행에서 중요하다. 마케팅과 연구개발은 제품에 대한 적절한 초기 제품의 방향을 잡기 위해서 긴밀하게 이루어져야 한다. 예를 들자면, 어느 수준의 고혈압의 mmHg(압력 수치) 감소 또는 비용-효과 비가 임상적 중요성을 갖거나 개발중인 제품의 방향으로 시장점유율을 이끌어갈까?

- 가격, 보험 적용범위, 배상과 같은 화제를 포함한 상업이익을 분석하고 평가하라. 보험적용범위에 포함되지 못하거나 적절한 정도로 보험적용이 되지 못하는 신약은 시장에서 지분을 차지하지 못할 것 이라고 예상된다. 그렇기 때문에 더욱 안전하고 비용 효율적인 약품보다는 이윤이 적을 것이다. 게다가 만약 신약이 이미 포화된 의약시장에 진출했을 때, 변제의 제한(비용절감조치로서 이전의 허가사항, 양의 제한, 제네릭을 우선시하는 프로토콜)에 부딪히게 된다. 이는 신약의 적용에 부정적인 영향을 미치고 또한 제약시장에서 적은 비중을 차지하는 결과를 낳을 것이다.

이러한 내용을 요약하면 다음 표 3-3과 같다.

표3-3 마케팅과 연구개발 오버랩

개발 단계	마케팅의 역할
화합물 발견, 검색	- 질병 중심 연구, 분석 - 질병에 관한 시장의 크기와 시장 잠재력 - 질병의 상태와 타깃 시장에서의 경쟁 - 유병인구 트렌드와 미래

전임상	- 더 깊이 있는 시장 분석 - 제품의 비전과 전략 - 제품의 주요 시장성 확인 - 잠재 소비자(의사, 환자)의 니즈, 원츠, 수요
임상1상, 2상	- 세분화된 타깃의 확인과 해당 타깃에서의 포지셔닝 전략 확립 - 경쟁제품의 유형에 맞춘 시장 진입과 가격 수립 정책의 개발 (예, 유사 약물 대 혁신약물) - 임상과 약물경제학적 중요성(예, 비용-효과)의 최소 허용 수준의 확인 - 최적의 초기 1차 생산물 지시 결정 - 질병 영역에서의 주요 KOL의 초기 확인 및 타기팅
임상	- 제품명 결정 - 논문 출판 전략 - KOL 섭외와 이들의 관여 - 가격 및 상환 정책 정리 - 최종 승인과 제품 출시를 위한 마지막 준비
FDA 승인 후	- 모든 제품의 이동, 전략, 역학에 대한 평가 - 제품의 사용, 선정 통계 새로운 가능한 적응증의 확인, 청구사항 등에 대한 계속적인 분석 - 가격 및 변제 정책의 계속적인 평가 - 고객의 가능한 문제제기와 불만을 피하기 위한 제조단계와의 계속적인 상호작용

요약

제약산업에서 마케팅부서와 연구 개발자가 긴밀히 협력하는 것은 장기적 성공에 있어 매우 중요하다. 기초과학자는 약리학적 활성이 있는 화학물질을 발견하고 마케터는 이 화학물질이 시장에 출시되었을 때 다음 세대 블록버스터 약물이 될 수 있는지의 잠재성을 결정한다. 각각의 신약 개발을 위해서 잠재적으로 수천 개의 화학물질이 검색되어야 하고, R&D와 마케팅 사이의 지속적인 정보의 교환은 더 집중된 연구 노력과 더 생산성 있는 마케팅에 기여한다

토의 주제

1. 새로운 화학물질을 시장에 들여오는 과정은 엄청난 비용을 필요로 하고 안전성과 유효성을 입증하는 데 오랜 시간이 걸린다. FDA가 검토하는 데 오랜 시간이 소요되어 유효한 특허 기간이 줄어들기도 한다, 유효한 특허 기간을 더 길게 연장하기 위해 제약 생산자가 취할 수 있는 방법에는 무엇이 있을까?
2. FDA의 승인을 받은 사항 이외의 내용으로 마케팅을 하는 적응증 외 마케팅은 불법이지만, 적응증 외 처방은 불법이 아니다. 적응증 외 처방이 환자와 의사, 생산자에게 왜, 어떻게 장점이 될 수 있는가?
3. 제약 회사에서 약물의 부작용, 대체용법 그리고 소아에게 사용여부를 실험하는 연구에 투자를 하는 것이 일차적 목표가 적응증 외 처방을 늘리기 위해서라면 이는 윤리적인가? 혹은 약물의 새로운 허가 사항을 위한 정보를 제공하기 위함이 주목적이라면 윤리적인가?
4. 시판 후 조사는 약이 승인되고 의료계에서 사용된 후 약을 사용한 많은 수의 환자로부터 추가적인 안전성과 효능 정보를 제공할 수 있다. 이것이 왜 제약사들에게 양날의 검이 될 수 있는가?
5. 1951년 Durham-Humphrey 개정은 의약품의 지형을 변화시켰다. 제정법의 의도에 따르면, 처방약의 일반의약품 전환Rx-to-OTC switch과 일반의약품들은 약사와 약학 제조자들에게 어떤 기회를 주었는가?
6. KOL의 새로운 제품의 수용은 제품의 성공에 중요한가? 아니라면, 제약회사는 어떻게 전략적으로 KOL과 무관하게 제품을 상품화시킬 것인가?
7. 주의문은 FDA의 관점에서 긍정적인가 부정적인가? 소비자의 관점에서는? 의사의 관점에서는? 제약회사 관점에서는 또 어떠한가?
8. 다음 문장에 대해 논의하라: 제네릭 의약품은 안전성과 효능에 대해 증명할 필요가 없

고, 그들이 해야 하는 일은 생물학적 동등성을 증명하는 것이다. 이것은 몇몇 제네릭 의약품은 안전하지 않거나 유효하지 않다는 것을 의미한다.

9. 시장에 신약을 출시하기 위해서 임상1,2,3상 연구는 약물의 안전성과 효능의 유무를 결정하는데 필요한 정보를 제공한다. 하지만 몇몇 의료식품과 건강보조식품은 이러한 엄격한 시험과정을 거칠 필요가 없다. 의료식품과 건강보조식품의 규제요건을 강화하는 것의 장점과 단점에 대하여 토론하라.

10. 제품의 관점에서, 제약사와 대개의 산업체는 항상 실재하는 처방/약/정제와 연관되어있다. 앞으로 돌아가서, 어떤 다른 "제품"은 결국 제약사와 연관될 수 있을 것인가? 즉, 제품 라인업의 다양화는 처방/약/정제 모델의 외부까지 확장할 수 있을 것인가?

CHAPTER 4

의약품과 가격

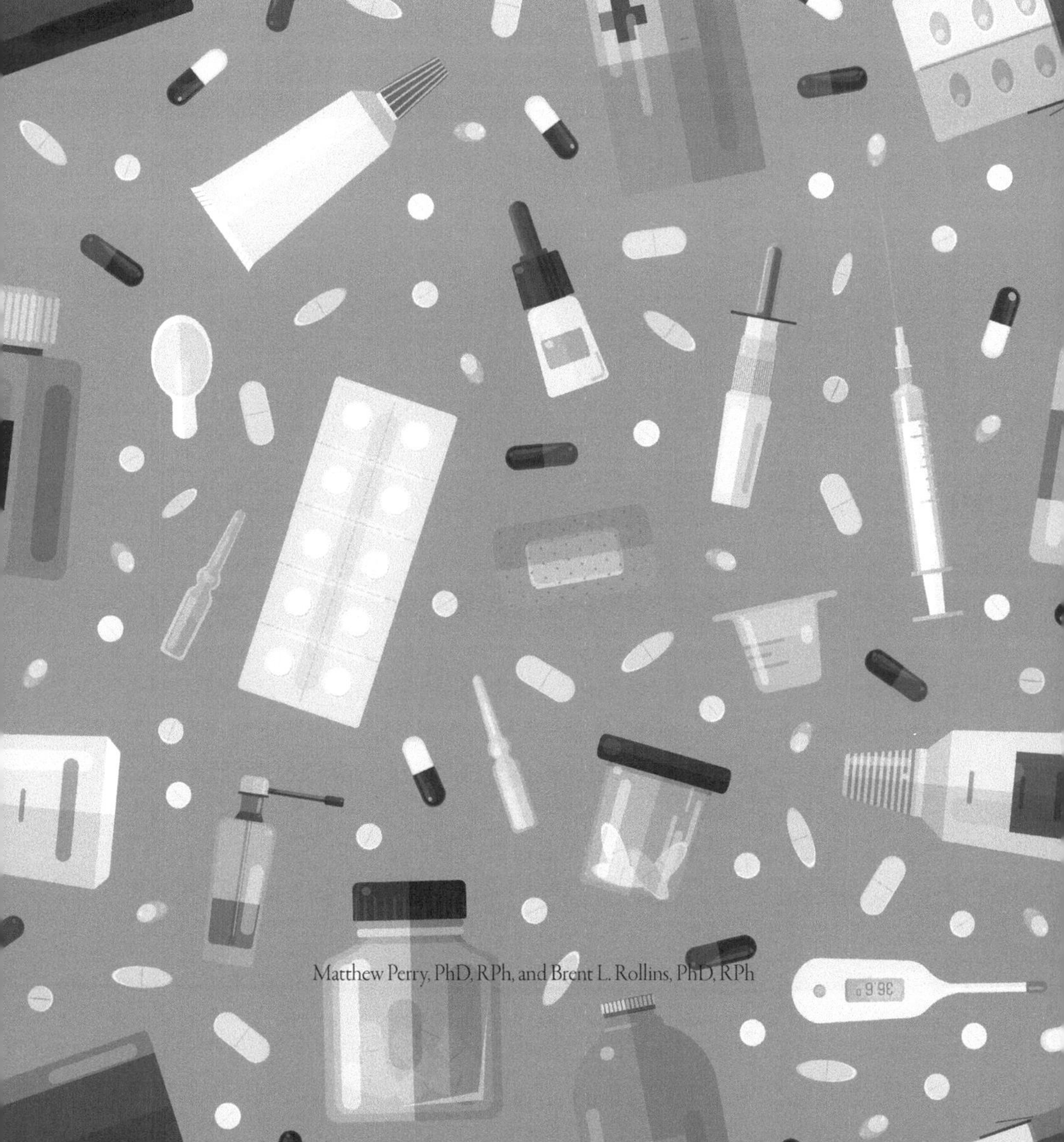

Matthew Perry, PhD, RPh, and Brent L. Rollins, PhD, RPh

학습목표

1. 의약품 가격에 영향을 미치는 이슈와 트렌드에 대해 알아본다.
2. 마케팅 믹스 중 한가지로써의 가격의 역할을 평가하고, 가격에 영향을 미치는 경제적 지표들을 설명할 수 있다.
3. 가격 전략을 발전시키는 과정과 제약 산업 트렌드를 통합하여 살펴본다.
4. 의약품에 사용되는 가격 전략을 평가한다.
5. 가격 결정에서 상환의 역할을 포함하는 의약품의 가격측정과 관련된 여러 이해당사자들의 역할을 설명한다.
6. 상품의 수명 주기를 통해 가격 전략이 어떻게 바뀔 수 있는지에 대해 알아보고 변화를 일으킬 가능성이 있는 시장 요소들을 설명한다.
7. 가격이 어떻게 프로모션 변수로 작용할 수 있는지 설명하고, 이후에 가능한 결과들에 대해 토의한다.
8. 새롭게 승인된 의약품과 미래의 의약품 시장의 가격을 결정하는 전략을 적용해본다

의약품 마케팅은 제약 산업에 일반적인 마케팅 원칙과 실행방법을 적용하는 것이며, 의약품과 그 의약품의 가치가 환자에게 전달되고 사회에서 실현화 되는 과정이다. 제약 마케터들은 이 가치를 어떤 효과적인 가격 전략을 써서라도 반드시 시장에 알려야 한다. 의약품이 삶을 연명하는데 필요할 수 있다는 점을 고려할 때, 제약 마케터들은 의약품 가격을 결정하는데 특별한 사명이 있음을 반드시 인지해야 한다: 가격 전략은 사업 목표를 충족시키는 동시에 환자의 복지 유지에도 기여할 수 있어야 한다.

환자의 의약품에 대한 접근성, 이익, 지속적 혁신이라는 이 중요한 세 가지 목표들의 균형을 맞추는 것은 제약 마케터들이 가격을 결정하는데 딜레마로 작용한다. 가격이 지나치게 높지는 않은가? 브랜드 제품의 경우, 경상수지를 맞추기 위해 가격을 높게 책정하고 싶어 질 것이다. 이것은 제약품의 가치에 달려있기도 하지만, 가격을 누가 결정하는지 그 결정자가 기꺼이 환자의 복지에 대한 비용도 고려하는지 혹은 단순히 의약품 가격에 대해서만 고려를 하는지에 달려 있다. 가격 수준을 추정하는 과정에서, 의약품 제조사들은 최상의 가격을 결정하기 위해 납부자, 처방자, 그리고 환자들의 의견과 선호도를 연구해야만 했고, 지속적으로 연구해왔다. 이해 당사자들에게 민감하게 작용하는 가격은 제약 마케터들로 하여금 필요한 수익, 생산 능력, 예상되는 환자 수요에 따른 이익 극대화 사이에서 균형을 유지하게 한다.

그림4-1 상충되는 목적들, 가격 전략

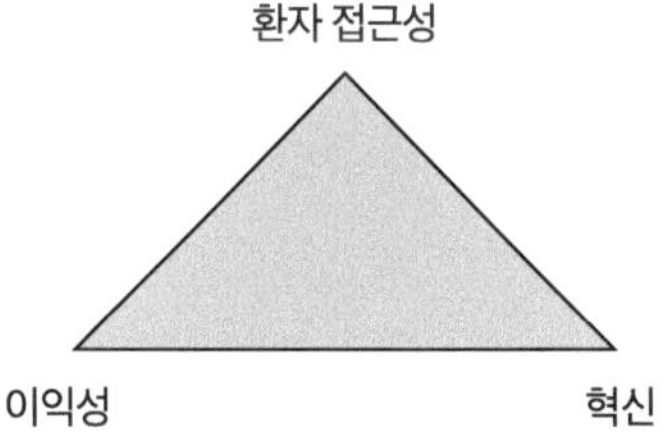

가격과 포지셔닝

상품의 포지셔닝에 가격이 영향을 미칠 수 있기 때문에(장소, 상품, 프로모션과 함께), 가격은 중요한 마케팅 믹스의 변수이다(그림 4-2). 하지만 가격을 결정하는 것은 다양한 이해당사자들과 관계된 이슈들을 고려했을 때 매우 복잡한 결정 과정에 해당한다. 이러한 이해 당사자들은(예를 들어 지역별 보험제도, 규제 기관들, 국회의원들, 환자들, 처방회사들, 그리고 심지어 시민단체들까지) 각각 협상 테이블에 자신들의 니즈와 원츠를 가져온다. 이를 통해 제약 마케터들에게 이익과 의약품 접근성을 보장하고 지속적으로 증가하는 처방자들의 요구사항을 만족시킬 수 있을 만한 적정한 수준의 가격을 요구한다.

제조사의 상품 수요에 대한 다양한 이해당사자들의 영향이 중요함에도, 많은 경우에 이러한 이해당사자들은 직접적인 경쟁상대가 아니며 각기 다른 고객이나 환자를 상대한다. 고객의 비즈니스 상황에 따라, 즉 병원이나 자체적으로 의약품 창고를 가진 체인 약국에 제공하는 가격을 각기 고려하는 것은 매우 까다로운 일이며, 제약회사들은 경쟁사들의 가격전략도 반드시 모

그림4-2 마케팅 믹스와 포지셔닝

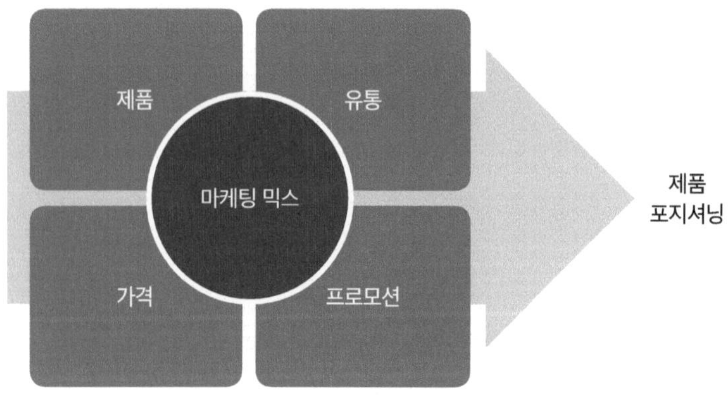

그림4-3 가격 탄력성

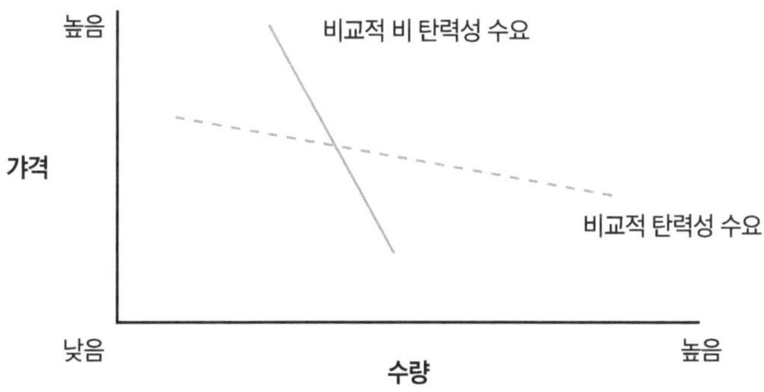

니터링 해야 한다.

고객이 누구냐에 따라 가격이 달라진다는 것은 명백한 사실이다. 예를 들어 병원과 거래할 때의 가격은 소매 약국들에게 약을 보내는 도매상들과 거래할 때의 가격보다 훨씬 낮을 것이다. 마케팅적인 관점에서 보면, 병원과 거래 시 낮은 가격을 매기는 것은 올바른 판단이다. 경쟁 제품 사이에서 상대적 동등성을 고려해볼 때, 병원은 낮은 가격의 제품을 매력적으로 여길 것이고, 그 제품이 병원의 처방집hospital's formulary에 포함될 확률이 더 높다. 이 처방집에서 차지하는 순위에 따라 해당 병원에서의 사용 빈도가 늘어나는 것이다. 또한 환자가 재원 중에 받은 약이 퇴원 후에 그들의 병과 증상을 관리할 때에도 사용될 가능성이 높다. 하지만 이러한 이슈에 대해 이해한다고 해도, 돈을 지불하는 사람들은 다른 시장 구성원, 즉 다른 거래의 종류에 속하는 사람들에게 더 낮은 가격을 매기는 것에 대해 만족하지 않을 것이다.

실제 가격 수준뿐 아니라, 의약품을 처방하는 사람들의 가격에 대한 민감도도 가격 전략을 세우는데 있어 중요한 요인으로 작용한다. 가격 탄성price elasticity라고 알려진 이 가격 민감성 정도는, 가격이 변동될 때 제품에 대한 고객들의 수요량에 대한 척도다. 대부분 제품들에 있어, 가격의 상승은 수요의 감소를 가져온다(그래프 4-3). 하지만 처방 의약품의 경우, 이것이 항상 사실인 것은 아니다.

의약품은 질병을 치료하고 증상을 경감시키며, 심지어는 생명을 연장하는데도 필요하기 때문에 많은 처방 의약품들은 상대적으로 비탄력적이다. 다시 말해서 마케터들은 가격 변화 시 의약품 수요량이 거의 변하지 않을 것이란 것을 인지해야 한다. 비탄력적 수요 상태에서는 의약품제조사들이 아무리 가격을 높게 책정해도 기대했던 판매량에 큰 영향을 주지 못할 것이다.

경쟁이 적은 몇몇 브랜드 제품에서는 비탄력적 수요가 적용될 수 있겠지만 대부분의 제네릭 제품들 같은 치료 대체제들은 탄력적인 수요를 갖는다. 이것은 가격이 많이 변하면 그만큼 수요량이 크게 변한다는 것을 의미한다. 그러므로 제약 마케터들은 가격 탄력성을 정확하게 이해해야 한다. 가격 탄력성을 더 잘 이해하기 위해서, 제약 마케터들은 후향적 데이터 분석, 질적 연구(예를 들면 소규모 그룹 토론), 양적 연구(공동 분석, 지불의사 연구) 등 다양한 가격 수준이 처방 수요에 미치는 영향을 평가할 수 있는 여러 가지 도구들을 이용하여 가격 탄력성을 평가한다.

의약품혁신에 대한 비용

의약품의 가격을 결정하는데 있어 고려해야 할 또 다른 주요 요인은 새로운 약을 시장에 가져오기 위해 들어간 총 비용이다. 그 추정치는 각각 다르지만, 약을 개발하여 시장에 가져오는데 들어가는 비용은 10억이 넘을 것으로 추정된다. 추정치들이 매년 다르고 혁신 의약품을 시장에 가져오기 까지 들어가는 총 비용에 대한 상당한 논란이 있긴 하지만, 이 비용은 8억에서 15억 사이로 추정된다. 이 비용을 단순히 간과할 수는 없는 일이기 때문에 투자비용의 회수를 위한 가격 전략이 반드시 수립되어야 한다.

약이 시장에 진입하는 비용은 남은 특허 기간에 따라 제품 가격에 다른 영향을 미친다. 그러므로 약을 상대적으로 빠르게 시장에 가져오면 R&D 비용을 회복할 수 있는 긴 시간이 생긴다. 비슷한 논리에 따라, 시장에 진입하는데 시간이 많이 걸리는 약(예를 들면 FDA의 새로운 의약품 승인 과정을 통과하는데 긴 시간이 걸리는 경우) R&D 비용을 회복하는데 더 짧은 시간을 가지게 된다. 하지만 단기적인 관점에서 제조사의 제품 가격에 대한 고려는 가격 결정에 있어 다른 요인들의 개입을 발생시킬 가능성이 높다. 예를 들어 가격 상한선은 대체 의약품 혹은 처방자의 선호와 가격에 대한 인식에 의해 결정된다. 그런 경우 가격선은 제한적이며 이는 수익성에 상당한 영향을 끼친다.

효과적인 가격전략 세우기

서로 상충하는 전략들을 창출하고 평가하는 과정을 포함하는 가격 결정은 다양한 수준에서 이루어지며, 최종 결정은 보통 임원의 책임 하에 이루어진다. 브랜드 수준에서 브랜드 매니저, 시장 조사원, 제조파트, 규제팀, 약리경제학적/결과 조사원 들로 구성된 가격 및 상업위원회pricing or commercialization committees들은 권고 사항들을 만들고 가격 정책을 세우기 위해 필요한 자료들을 수집한다. 이러한 권고사항들은 폭넓은 시장 분석과 시장에서의 합리적인 포지셔닝 하기 위한 방법을 바탕으로 한다.

궁극적으로 제약 산업은 혁신에 집중한다. 혁신에 대한 요구는 하나의 가격 전략이 제품과 치료 범주, 혹은 소비자 그룹, 이 모든 것을 충족시킬 수 없음을 보여준다. 제약 마케터들이 특정 이슈에 반복적으로 직면하곤 하지만, 새로운 제품 혁신에 의거한 각각의 독특한 성향은 가격 전략이 개별 상품에 맞춰져야 한다는 것을 의미한다. 예를 들어, 2세대 항정신병 약물들이 1990년대 초반에 나타나기 시작했을 때, 기존 치료법들에 대한 불만족이 이러한 약들의 프리미엄 가격 전략 성공에 크게 기여하였다. 뿐만 아니라, 종양이나 희귀병에 대한 약 역시, 위와 같은 전략이 알맞을 것이다. 반대로, 고혈압이나 우울증 같이 다른 비슷한 대체제들이 많이 있는 제품 군에서는 가격 옵션이 제한될 가능성이 높다. 따라서, 하나의 가격 알고리즘이 성공을 보장할 수는 없다. 가격 결정자들은 가격 전략을 수립하고 가격 수준을 세울 때 다양한 중요 변수들을 반드시 고려해야 한다. 가격 전략을 발전시키기 위한 일반적인 단계가 그림 4-4에 나와 있다.

예시 4-1 마케나Makena

세인트 루이스 미주리의 KV 제약회사KV Pharmaceutical는 조산을 방지하기 위해 임신기간 중 주1회 사용하는 프로게스테론 주사제인 마케나Makena가 시장에 진입할 수 있도록 정부의 승인을 받았다. 승인에 앞서 이 약은 조제 약국으로부터 한 번의 주사 당 10-20달러를 받을 수 있었다.

KV는 이 희귀의약품 개발에 대략 100만달러를 투자했다(그리고 초과로 몇 백만 달러 정도를 투자했을 것이다.). 희귀의약품 상태Orphan drug status라는 것은 KV의 해당 제품이 7년 동안 유일한 제품이라는 것을 의미했다. 하지만 FDA는 조제 약국들이 이 제품을 생산하는 것도 허용했다.

KV는 주사 1회당 약 1,500달러 정도로 약의 가격을 책정했지만, 약의 가격은 격분한 대중들의 의견을 수렴한 뒤, 가격은 1회 주사 당 690달러로 55% 하락했다. 일반적인 임신기간인 36주동안의 치료에는 25,000달러 정도의 비용이 들었는데, 이 약의 합성 버전을 복용하는 것은 한 번 임신 시 약 400달러 정도 밖에 들지 않았다.

KV는 보험 보장 범위와 리베이트, 환자 지원 프로그램 등 다양한 방법을 통해 85%의 환자가 1회 용량 당 20달러 혹은 그보다 적은 비용으로 약을 이용할 수 있을 것이라 기대했다. KV는 조산 기간 동안 미숙아를 돌보는데 들어가는 50,000달러 정도의 비용을 절약할 수 있다고 환자들과 보험자들에게 설득 하면서 새롭고 높은 가격을 정당화시켰다

토의 주제

1. 매 주사 당 690달러의 가격이 정당화될 수 있는가?
2. 보험이 이 약의 비용을 커버할 수 있을 것인가?
3. 환자들이 이 약을 위해 과다 지출을 할 수 있겠는가?
4. 가격 결정자들이 마케나의 판매가 탄력성을 올바르게 평가하였는가?
5. 환자단체들이 이 가격 결정에 대해 이의제기를 해야 하는가? 이는 올바른 비즈니스 결정이라 할 수 있겠는가?

마케팅 전략 개발 - 마케팅 믹스 개발 - 가격 탄력성 평가 - 가격 전략 확인 - 가격 목표 설정 - 가격 전략 설정 - 가격 결정 평가 - 적정 가격 수정

제품 특징, 이익, 시장 성향, 시장 이해도

그림4-4 가격 전략 발전 단계

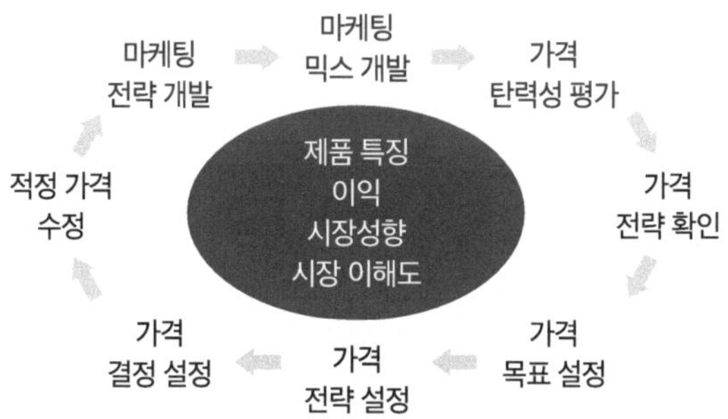

시장 평가: 그 시작점

시장을 이해하는 것은 가격 전략을 발전시키기 위한 시작점이다. 이는 제조사 내부의 요인들뿐만 아니라 경쟁사에 대한 정보도 반드시 포함해야 한다. 시장 평가의 목표는 회사와 상품, 고객 들의 니즈의 역량과 한계점을 기반으로, 시장 내에서 제품을 원하는 포지션으로 발전시키는 것이다. 가격 전략을 발전시키는데 영향을 주는 다음과 같은 상황들은 반드시 고려해야 한다.

- 추가적인 치료 옵션에 대한 높은 수요가 시장에서 인지되고 있는가? 기존의 치료법들은 잘 사용되고 있는가? 다른 치료법들은 가격이 어떻게 되는가? 치료 중 약물 치료가 시작되는 시점은 언제인가?
- 잠재적인 시장의 사이즈가 어떻게 되는가? 시장이 안정적인가 아니면 유동적인가? 미래의 성장을 기대할 수 있는가?
- 제품의 이득과 특성이 시장 점유율을 얻기 위한 약의 사용에 어떻게 영향을 미칠 수 있는가? 시장에 진입하는 과정에서 경쟁이 있는가?
- 새로운 제품이 얼마나 독특하거나 혁신적인가? 이미 존재하는 다른 치료법들 보다 훨씬 더 좋은가? 제품의 용법은 어떠한가? (예를 들어, 1회 분의 주사 혹은 하루 1번 지속적으로 사용하는 경구약 등)
- 이 시장에서 가격 결정자들이 얼마나 민감한가?
- 만약 비약물적 요법이 있다면, 이러한 대체 요법들의 비용은 어느 정도인가?
- 장기적인 관점에서 비용이 최소화될 수 있다면, 더 효과 좋은 약의 가격이 정당화 될 수 있는가? 약리경제학적 분석이 이 제품의 사용을 지지하는가?
- 약이 사용되는 기간이 얼마이며 제네릭 대체 약품들의 예상 효과는?

- 이 제품과 관련해서 불법 복제나 재수입에 대한 이야기가 나올 가능성이 있는가?

이러한 질문들, 혹은 다른 질문들에 대한 대답은 어떤 가격 전략 옵션들을 사용할지에 대한 기초를 제공한다.

가격 결정자들의 역할: 환자와 처방자들

과거에는 제약회사들이 제품의 수요를 창출하기 위해 오직 의사만을 대상으로 영업을 했다. 하지만 최근까지 30년이 넘는 기간 동안 제약회사는 직접 고객에 DTC direct-to-consumer 광고를 해왔고, 의약품 선택에서 더 적극적인 역할을 하는 환자들이 있는 지금 마케터들은 반드시 의사와 고객 모두를 이해해야 한다. 환자들은 전통적으로 처방약의 가격에 대해 관심과 걱정을 보여온 반면, 의사들은 항상 그러한 것은 아니다. 하지만 의사들이 처방약 가격에 대해 점점 관심을 갖게 되고, 제약회사들이 이러한 경향에 관심을 가지면서 처방약 가격에 대한 처방자의 관점이 점점 변하고 있다. 의사들은 처방약을 위해 많은 비용을 지불하거나 만성적인 질환을 앓고 있는 환자들에게 사용되는 약의 가격에 대해 특히 민감하게 반응한다. 사실 의사들은 전체 약품 비용보다 과다 비용 지출을 관리하는 것에 더 우선순위를 둘 것이다. 종양학 의사 등 의약품을 관리하는 몇몇 의사들에게 가격은 약물치료를 관리하고 구매하는 과정에서 직접적인 영향을 미칠 수 있다.

처방자 입장에서 볼 때 가격에 대한 인식을 더욱 복잡하게 하는 것은 선호 약물 목록과 병원 처방집이다. 종종 선호약물목록 preferred drug list, PDL 이라고 불리기도 하는 약품 처방집은 처방 계획 내에서 특정 의약품을 사용하도록 허가된 약품들의 전체 리스트이다. 처방집 즉 PDL에 있는 의약품들은 보통 환자들에게 사용 가능한 반면, 리스트에 없는 약들은 환자들에게 높은 비용으로 처방되거나 환자들이 사용하는 데에 제약이 있다. 선택이 제한될 때 경제적인 부분은 처방자가 환자, 환자의 상태, 그리고 사용 가능한 옵션들보다 중요할 수 있다. 임상적, 경제적인 요인들이 치료군 내에서 해당 제품이 선호될 수 있도록 만든다는 것은, 제약 마케터들에게 좋은 기회이다. 이것은 또한 처방집 내 선호되는 약으로 선정되지 못했을 때 큰 위협이 될 수 있음을 의미한다. 이러한 시장 요인들은 시간이 지남에 따라, 처방집과 선호약물목록 제한, 높은 가격 공동 부담, 세금공제, 도넛 홀donut hole, 그리고 제네릭 약물사용에 대한 인센티브에 대해 보험회사, 처방자, 그리고 환자들이 협상하는 것을 증가시킬 것이다.

환자들과 처방자들에게, 선호약물목록은 보통 가격 변수의 영향을 감소시켜 환자들이 내야 하는 비용을 낮춰준다. 치료군 내 의약품들이 임상적 안전성과 효용 측면에서 매우 비슷하게 보일 때, 가격은 처방집에서의 지위를 결정하기 위한 가장 중요한 평가기준이 된다. 가격 결정자들은 선호 약물의 지위를 얻는 것의 가치 즉 시장 점유율과 수익의 증가에 대해 반드시 인지하고 있어야 할 것이다. 소비자들이 비용을 많이 지출할수록, 제약 시장에서의 가격 민감도는 지속적으로 증가할 것이다.

예시 4-2 스타틴을 제네릭으로 가져가다.

2007년 Merck사의 Zocorsimvastatin에 대한 특허 보호가 거의 끝나갈 때, Merck는 콜레스테롤을 낮춰주는 제품인 Vytorinsimvastatin/ezetimibe을 처방집에서 선호 제품으로 가져가기 위해 Zocor의 가격을 상당히 낮추는 계획을 세웠다. 이 가격 감소 전략은 비록 매우 낮은 가격일지라도 Zocor의 판매를 유지하고 simvastatin의 제네릭 형태로 바꾸려는 환자들을 방지하고

자 하기 위함이었다. 가격을 할인하는 대신, Merck는 콜레스테롤을 낮춰주는 대체제 제품 Vytorin을 처방집 내에서 선호 제품으로 사용할 것을 요구했다. 미루어 볼 때, 이러한 두 가지 전략은 총 이익을 유지시켜 줄 수 있었다. 이와 동시에 Merck가 Vytorin에 집중하여 소비자에게 직접 어필할 수 있는 광고를 진행하였다. 이 광고는 사람과 음식을 보여주기 위해 분할 화면을 사용하고, 콜레스테롤이 음식과 체내 자체 생산, 이 두 가지 원인으로부터 나온다는 점을 강조하였는데, 이는 주목할 만한 것이었다.

더욱 최근에, 화이자[Pfizer]의 리피토[Lipitor[atorvastatin]]가 특허 보호를 잃었을 때(2011년 12월) 화이자는 가격 경쟁자들을 이겨내기 위해 리피토의 제네릭 생산자가 되는 효과적인 전략을 선택했다. 화이자는 또한 현재 고객과 잠재적 고객들에게 환자 공동 부담 쿠폰 프로모션을 통해 최소 4달러로 리피토를 처방 받을 수 있다고 알려주는 DTC 광고 전략을 사용했다.

토의 주제

1. 화이자의 리피토에 대한 이 전략이, 특허가 끝나는 블록버스터 브랜드를 위해 현재 선호되는 전략이라고 볼 수 있는가?
2. 제3의 지불자들은 제네릭 의약품 사용보다 이 전략을 선호할 것인가?

새로운 가격 결정자들

이전에 언급한 것처럼, 가격 전략의 발전은 의약품 가격 결정자들의 결정이 새로운 가격 결정자들에게 영향을 미친다. 이때, 그 결정자들은 처방집과 선호 약물 목록을 만들고 관리하는 사람들이다. 대부분의 처방약들이 몇몇 보험의 형태로 지불된다는 것을 볼 때, 프리미엄 가격은 비용을 지불하는 사람들이 가격에 대해 불만족할 때에는 큰 영향을 미칠 것이다.

약에 대한 임상적 고민이 해결되었을 때, 비용 지불자의 가격에 대한 만족도 수준은 처방집에서의 상태를 통해 보통 추론해낼 수 있다. 지불자들은 선택을 한정하고 시장이 선호 약물쪽으로 가는데 영향을 미친다. 그리고 이를 위해 환자 부담금, 우선 승인을 위한 요구사항들, 그리고 단계별 치료에 영향을 미치는, 단계별 선호도를 사용한다. 임상적 혹은 치료학적으로 동등하다고 여겨졌던 경쟁 제품들의 경우, 가격은 지불자들에게 단 하나의 의미 있는 변수이다. 따라서 제약 마케터들은 처방집에서 높은 위치를 차지하기 위해 가격을 낮추는 경우, 들어가는 비용과 경제적인 영향을 평가해야 한다.

이 수준에서 이루어지는 결정들, 즉 처방집에서 더 선호되는 제품이 되기 위해 가격을 낮추기 위한 협상과 계약 과정을 거치게 된다. 제약회사의 해당 제품이 보험으로 커버되도록 리베이트도 필수적인 고려요소이다. 이 리베이트 비용은 비즈니스상 필요하지만 제약회사의 수익에는 부정적 영향을 미치게 된다.

그러므로 효과적인 가격 전략은 필히 지불자의 경험치나 얼마나 이 제약회사와 혁신적인 방법으로 일하고 싶어하는지 그 의지를 제대로 평가하는 것이 중요하다. 처방 보험 플랜이라는 것은 결국 전체 보건산업에 미치는 영향을 고려하기 보다는 직접적인 약가 그 자체에 초점을 맞추게 된다. 전략수립 담당자가 처방집과 관련한 결정을 내리는데 있어 더 잘 이해하게 하고, 약물 경제학적 데이터(예, 비용편익, 비용효용, 비용효과, 비교효과연구)를 더 잘 사용하게 하는 것처럼, 제약마케터의 목표는 무엇이 지불자에게 가치 있는 판단근거로 작용할지를 결정하는 것이다.

가격 책정 전략의 경제적 측면

신약을 시장에 출시하는데 필요한 경제적 비용을 고려하는 것은 매우 중요하다. 제조회사는 제품 가격을 정하기 위해 개발, 생산, 판매와 마케팅에 필요한 총 비용을 고려해야 한다. 하지만 이러한 비용들을 빠르게 회수하는 능력은 다른 경제적 요소들에 의해 좌우된다. 제약 마케터들은 환자 및 처방 담당자의 선호도, 경쟁제품의 가격, 가격 탄력성과 같은 요소들을 고려해야 한다. 일반적으로 신약들의 수요는 가격의 변화에 큰 영향을 받지 않아 상대적으로 비탄력적이라고 추정되지만 환자와 의사가 대체 약물이나 비약물치료 같은 다른 옵션을 갖고 있을 때는 그렇지 않다.

대부분의 경우 신약은 특허권 보호를 받으며 회사는 독점의 위치에서 가격을 결정한다. 더 나아가 신약은 대체자가 적거나 아예 없는 것이 사실이다. 다약제 치료법multiple drug therapies과 처방전 또는 PDL에 대한 고려사항이 있는 경우에는 가격 민감도가 높을 것이다. 또한 급성 질환을 가진 환자들이나 그들의 의사들은 절박하고 선택에 제한이 있기 때문에 가격에 덜 민감할 것이다. 전문의들은 더 심각한 문제를 가진 환자들을 많이 다루기 때문에 일반의에 비해 가격에 덜 민감하다.

가격의 힘은 경쟁 제품이 없을 때 가장 강하지만, 약의 가격이 환자에게 넘을 수 없는 장벽일 때 환자는 그저 처방약을 포기하는 것이 제약 시장의 현실이다. 결과는 환자가 처방을 준수하지 않는 것이고, 환자들이 그들에게 처방된 약을 복용하지 않는 것은 제약회사, 환자 그리고 사회에 중요한 문제다. 이러한 동일한 사고는 처방을 내리는 사람에게도 확장될 수 있다. 비슷한 효과와 부작용을 갖는 가지는 여러 약이 있을 때, 고가의 약을 고르는 것은 선호되지 않거나 처방에서 제외된다.

가격 전략과 마케팅 목표

제약 마케터는 대체 가능한 가격 전략을 설정하고, 평가하기 위해 확실한 마케팅 목표를 세워야 한다. 예를 들어 제약회사의 목표가 시장 점유율을 높이는 것이라면, 제품의 가격을 변동시켜 경쟁할 수 있는 침투 가격 정책penetration pricing strategy이 효과적일 것이다.

쿠폰배포나 일관판매(이 챕터 뒤에서 다룸) 같은 방법은 효과적으로 이러한 마케팅 목표에 도달하는데 도움을 줄 수 있다. 만약 시장 확장이 목표라면 더 폭넓은 프로모션(소비자 직접 광고와 같은)과 가격을 이용해 상품을 더 고급스럽게 만드는 프리미엄 가격 전략premium pricing strategy이 필요하다. 어떤 가격 전략이 선택되던 중요한 것은 한결 같은 상품 포지셔닝과 전략적인 마케팅 목표이다. 최근 고지혈증 환자 치료의 경우를 보면, 프리미엄 가격 전략이 얼마나 시장 확장에 기여하는지 알 수 있다(예시 4-3을 보라). 특히 인지도가 있거나 없는 약 모두 고지혈증의 인식을 높이기 위해 DTC 마케팅을 이용하였고, 원래 사용하던 약보다 높은 가격을 책정하였지만, 고지혈증 치료제 분야의 시장 크기를 증가시킬 수 있었다.

가격 전략 옵션들

전통적으로 마케터들은 다수의 목표가를 맞추기 위해 사용될 수 있는 다양한 가격 전략을 갖고 있다. 가격 전략은 제약회사의 특정한 목표(수익, 이익, 시장 점유율, 제품 포지셔닝 등)와 제품이 얼마나 혁신적인지, 시장에 이미 비슷한 약들이 나와있는 지와 같은 제품의 특성에 의해 선택된다(표 4-2 참조). 유사 약물은 시장에 이미 나와있는 약과 비슷한 구조를 가지는 약을 의미하는데, 때때로 부정적인 의미를 함축한다. 하지만 유사 약물 제품은 경쟁제품 생산과 가격 인하를 촉진한다. 반면 상대적으로 가격의 수요가 비탄력적일 것이라고 예상되는, 혁신적 신약의 경우에는 고가격 전략skimming pricing strategy을 통해 이익을 도출 할 수 있고, 포화된 시장에서의 유사 약물 제품의 경우에는 침투 가격 전략을 통해 수익을 올릴 수 있다.

가격과 다른 마케팅 믹스 의사 결정 사이의 상호작용도 고려해야 한다. 예를 들어 암 치료에는 일반적으로 다른 질병 치료약물들과는 다른 유통시스템을 이용한다. 적절한 가격 전략을 결정할 때, 이러한 다양성을 고려해야 한다. 대안으로 전해야 할 중요한 메시지가 있는 신제품은 소비자 직접 광고를 해야 할 것이다. 이때 광고는 빨리 확산되며 사용되고, 제품 수명 주기 초반에 큰 수익을 가져오며 수익이나 이익의 목표를 달성하는데 필요한 가격의 수준에 영향을 끼친다.

일괄판매와 쿠폰배포

시간이 흐르면서 일괄판매와 쿠폰배포는 약가에 직접적인 영향을 주는 두 가지의 추가적인 마케팅 전략이 되었다. 일괄판매Bundling는 한 번의 거래에 여러 제품을 제공하는 것이다. 제약회사는 인지도가 높은 약과 낮은 약을 일괄적으로 판매해 후자의 판매를 증가시키거나 유지하기 위해 일괄판매를 한다. 일관판매는 처방집 순위에도 영향을 미치곤 한다.

일괄판매를 통한 제약회사의 이익 창출은 명백하지만, 구매자는 이 전략을 긍정적으로 평가하지 않을 것이다. 일괄판매는 구매자가 개별의 상품에 대한 협상 능력을 제한한다. 일괄판매의 특성에 따라, 이것은 구매자에게 좋은 경제적 가치를 부여하거나 그렇지 못 할 수도 있다. 소비자 단계에서, 제약회사는 처방전이 필요한 약에 할인카드와 쿠폰배포를 이용한 가격 절감을 통해 시장 점유율을 얻는데 관심이 있다. 이 프로모션들은 직접적으로 가격에 영향을 미치고, 무료 사용, 정액 부담제 절감, 처방전 리필 같은 할인 옵션들을 포함한다.

처방전이 필요한 약에 대한 쿠폰은 제품에 대한 소비자들의 주의와 관심을 끌어 결과적으로 가격에 영향을 미치고, 제품을 고를 때 습관적인 결정 방법을 따르지 않게 할 수 있다. 대부분의 소비자들은 제품 구매 시 유행하는 제품 순으로 구매를 고민하지만, 쿠폰이 있으면 다르게 사고하는 경향이 있다. 쿠폰이나 할인 카드 없이 소비자가 광고에 노출되었을 때, 그들은 의사결정을 하기 전에 대안을 파악하고 평가한다. 쿠폰이나 할인 카드가 있으면, 소비자들은 제품을 열심히 평가하지 않을 것이다. 소비자들은 그 제품이 최상의 제품이던 아니던, 단지 금전적 이득 때문에 그 제품을 선택할 것이다.

이러한 상황에서는, 쿠폰 전략을 사용하는 제약회사의 제품 사용량과 브랜드 충성도가 증가하는 것을 볼 수 있다. 쿠폰을 사용하는 소비자들은 그들의 주머니에서 나가는 비용을 줄일 수 있고, 그로 인해 가격 민감도가 변한다. 쿠폰은 선호 약물의 수요를 감소 시킴에 따라, 약물 사용 관리를 담당하는 계획 수립 담당자에게 혼란을 야기하며 보험회사에도 영향을 미친다.

평가, 수정 그리고 가격 조정

지난 십 년 동안 소매단계에서의 약값은 매년 약 8%정도 증가했다. 비록 유명한 약의 소매 가격은 제품수명주기 동안 바뀌지만 가격은 특허 만료 바로 전에 높은 비율로 증가할 수 있다. 이것은 주로 제네릭과의 가격 경쟁과 예상되는 시장 점유율의 손실, 수익에 미치는 영향 때문이다. 이 시점에서의 가격 전략은 수익과 이익을 유지하기 위해 가격을 인상하는 것이다. 그러므로, 예상과 다르게 제네릭 경쟁품이 출시 되었을 때 일반적으로 유명한 약의 가격은 낮아지지 않는다. 실제로, 제약 마케터들은 유용한 제품의 수명주기를 연장시키고 수익을 유지하기 위해 다양한 전략을 사용한다.

제네릭 의약품 가격 책정

약사들은 제네릭 대체법generic substitution law에 따라 가능한 한 제네릭을 써야 한다. 나아가 선호약물목록과 처방집은 유명한 약을 사용하기 전 제네릭을 사용을 요구한다. 사용이 보험에 의해 법으로 규정되거나 규제되는 제네릭 의약품의 경우, 마케팅 믹스 의사 결정은 다른 유명 약의 의사 결정과 다른 양상을 갖는다. 소비자가 원하는 제품을 말할 수 있다고는 하지만, 여전히 제네릭 의약품은 의사에 의해 선택될 수 있는 여지가 있고, 약사들은 제품을 공급해주는 도매상이 가져다 주는 제품 가운데 선택하게 된다. 결과적으로 제네릭 의약품 회사들은 도매 구조에 마케팅 역량을 집중하게 된다.

제네릭 의약품을 생산하는 회사 중 일부는 의사들이 제품을 사용하게끔 영업을 할 것이다. 제네릭 제품 회사가 제품에 브랜드 명을 붙여가며 판매에 도움이 되도록 브랜드 인지도를 만들어가는 일은 기본이다. 또한 유통 채널에 있어서도 도매상들과 접촉해 구매력 높은 공급망을 확보하기 위한 노력을 한다.

가격 변수를 프로모션 변수로 변환

1990년부터 2005년 사이에, 제네릭 의약품에 대한 몇몇의 제약회사들의 가격 책정은 정부당국의 주목을 끌었고, 심각한 상황이 촉발되어 '평균도매가 소송Average Wholesale Price, AWP'으로 알려진 연방 소송에 휘말렸다. 이들 사건들은 정부가 제네릭 제약회사를 상대로 제 3 지불자의 부담 비용에서 회사의 이익을 늘리기 위해서 부풀린 평균도매가격average wholesale price, AWP과 도매취득비용wholesale acquisition cost, WAC을 설정, 보고, 마케팅하여 부정폭로법False Claims Act을 위반한 혐의가 있다고 고소한 것이다.

배경Background

제3 지불자는 약국의 환급 공식, 흔하고 관례적인 가격, 그리고 일련의 낮은 잠재적인 환급 비율에 기초한 환급, 최대 허용 비용a maximum allowable cost, MAC, 그리고 제품 상한가upper limit on product cost or federal upper limit, FUL와 같은 다른 여러 메커니즘을 기반으로 환급한다. 약국으로의 제 3 지불자 환급은 제약회사에서 정한 가격과 제 3 지불자가 환급 공식에 사용하기 위해 공개된 가격에 기초한다. 이 가격들은, 때때로 AWP와 WAC를 포함하는 벤치마크 가격으로 인용된다. 보통, 제3 지불자 환급 공식은 아래 식의 형식을 갖는다.

환급=AWP - 할인율 % + 조제료

환급=WAC + % + 조제료

제네릭 제조회사는 약국이 낮은 가격, 일정한 공급과 제품의 질을 원하는 것을 인지하고 있다.

회사의 제네릭 약품 전 라인full line 제공 능력, 혹은 '원스톱 쇼핑'같은 다른 제품의 이익은 몇몇 제네릭 약품 구매자에게 중요하게 작용 할 수 있다. 하지만 많은 제네릭 상품들이 유용하기 때문에, 가격이 가장 중요한 평가 기준이 되고, 약국 도매상 입장에서는 적당하며 일관성 있는 공급이 가능하고 품질 면에서 만족스러운 약 중 가장 낮은 가격을 가진 것을 찾는다.

이 시장의 특징은 제네릭에 대한 치열한 판매 가격 경쟁과 가격 침식이다. 결과적으로 제약회사는 새로운 고객을 끌어들이거나 지금의 사업을 유지하기 위해 낮은 판매 가격을 제시한다. 이 가격 경쟁과 제품 가격인하는 시간이 흐르면서 약국들이 제네릭 의약품을 더 저렴한 가격으로 구비했다는 것을 뜻한다.

제 3 지불자의 환급Third-Party Reimbursement

새로운 제네릭 상품이 출시될 때 어떤 제네릭 제조회사들은 유명한 브랜드의 약과 경쟁하기 위해 대략 AWP의 10% 아래로 제품가격을 책정한다. 이 정도 수준의 AWP가 정해지는 것은 최소 다음 세 가지 목적을 수행하기 위한 것임을 주목해야 한다. 첫 번째로, 이것은 제네릭 제품의 현 상태를 유지할 수 있는 선에서 가격 개요서에 기술된 가격 정도를 보장한다는 것이고, 둘째, 제3 지불자에게 환급 받는 약국에게 높은 수준의 환급을 제공한다는 것이다. 마지막으로, 비교할 만한 브랜드 약물AWP의 대략 10% 아래로 AWP를 책정하면, AWP가격에 기초하여 환급하거나 지불하는 보험회사나 소비자가 비용을 절약할 수 있다. 더 나아가 AWP가 이 수준을 유지하면, 제네릭 제조회사는 제네릭의 가격이 시장에서 감소할 것이라고 예상하지만 실제로 AWP는 시장의 가격 감소를 반영하지 않는다.

제3자 환급: 가격과 환급 차액

제약 산업의 가격 측면에서 다소 특이한 점은 제약회사가 그들의 약이 처방 보험 프로그램에 의해 환급 받을 수 있는 자격이 있게 가격을 보고해야 한다는 것이다. 구체적으로 말하면, 그들의 약이 공공보험과 사보험에 의해 환급 받길 원하는 제약회사는 국가 가격 데이터베이스national pricing database에 AWP나 WAC를 보고해야 한다. 이 데이터베이스에 보고 된 약가는 보험회사나 약국이 처방약의 환급률을 정할 때 사용된다.

마케터가 인위적으로 높은 AWP를 설정했을 때는 약국에 더 많이 지급 하게 되고 제3 지불자의 비용은 증가한다. 부풀린 AWP를 설명하자면, 제약회사는 효과적으로 가격 변수를 프로모션 변수로 변환할 수 있다. 변수는 부풀려진 AWP(혹은 WAC)로부터 만들어진 높은 환급 '차액spread'이다. 이는 약사에게는 수익을 늘려주고 높은 환급 차액을 가지는 약에게는 경쟁력을 가지게 하며, 제약회사에게는 비용이 들지 않게 바꿔준다.

구매 결정 순간에, 약사는 낮은 가격을 가지고 높은 환급을 받을 수 있는 약을 찾는다. 높은 환급 차액을 통한 고객 가치 창출은 낮은 가격보다는 최고의 환급 차액을 가지는 제품을 사용하는 의사에게 인센티브를 제공함으로써 이루어 진다. 사실 도매상이나 대량구매 주체들은 약사가 낮은 가격과 가장 좋은 차액조건을 가지는 약을 자동으로 알 수 있도록 하는 소프트웨어를 구매하게 한다.

차액을 마케팅 하라

인위적으로 높은 AWP와 WAC를 책정하고 고객에게 WAC나 AWP보다 낮은 가격에 판매하면, 제네릭 제조회사는 그들의 약을 통해 많은 환급 차액을 얻을 수 있다. 이 방법으로, 제약회사는 환급 차액의 고객 가치를 통해 마케팅 믹스 가격 변수를 프로모션 변수promotion variable로 바꿀 수 있다.

예시 4-3 고지혈증과 새로운 시장의 성장

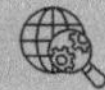

여러 해 동안, 콜레스테롤 문제는 마늘, 니아신 같은 식이요법, 운동, 값싼 일반의약품OTC으로 치료되었다. 동시에 심장마비를 예방하기 위해 콜레스테롤 레벨을 낮춰주는 새로운 약의 개발에 앞서, 의사들은 총 콜레스테롤TC 레벨이 300mg/dL 보다 낮아야 정상 TC 레벨이라고 보았다.

1987년, 고지혈증을 치료하는 첫 번째 HMG-CoA 환원효소 저해제(스타틴 계열)인 메바코Mevacor[lovastatin]의 등장으로 의사들은 심혈관계 질환을 치료할 수 있는 방법을 획득하였다. 고지혈증과 심혈관계 질병 사이의 연관성을 실험한 연구를 기반으로 하여, 새로운 총 콜레스테롤 목표치가 200mg/dL 이하로 규정되었다.

1991년에 시장에 첫 경쟁자가 등장했고, 1997년엔 시장에 6개의 statin계 약물이 있었으며, 이들은 치명적이거나 경미한 심장마비 발생률을 20~30% 감소시켰다. 이 상품들이 원래 쓰이던 약들보다 확연히 더 비쌌지만, 스타틴은 심혈관계 질환 예방을 위해 널리 사용되게 되었다. 조사에 따르면, 스타틴 사용은 2005년에 1억 7300만건에 도달하였고, 이 숫자는 계속해서 증가하고 있다. 높은 가격을 가진 Statin계열의 약품들은 심장질환 예방을 위한 새로운 시장을 만들었다.

표4-1 제약 산업에서 널리 사용되는 적합한 가격 전략

가격모델/전략	설명	견해
원가 가산 방식 전략 (Cost-Plus)	제품의 생산 비용과 이윤이 더해져 판매 가격으로 계산 됨	시장에 높은 가격으로 약을 가져온 결과와 관련 있는 중요한 논쟁. 가격의 수준에 따라, 비용을 회수하는데 걸리는 시간이 상당히 다양함.
고가격 정책 (Skimming)	제품의 수요가 감소한다고 알고 있지만 제품의 높은 가격 때문에 짧은 기간에 수익을 최대화함.	높은 개발 비용을 제품수명주기 초기에 되찾으려는 회사가 사용함. 특히 현재 사용하는 약물보다 상당히 향상된 약물의 경우에 사용. 수요가 비탄력적이라고 예상될 때 가장 적절한 방법.
시장 지향적 가격 전략 (Market-oriented pricing)	마케터가 타깃 시장의 분석과 조사에 기초해 가격을 설정함. 가격은 고객과 경쟁자를 포함한 조사 결과에 기초함	처방자prescribers, 환자, 지불자payers의 가격 민감도와 적절한 가격 수준을 결정하기 위해 상당한 양, 질을 갖춘 조사를 필요로 함
침투가격전략 (Penetration pricing)	높은 시장 점유율을 갖기 위해 도입 가격을 낮게 책정	수요가 매우 탄력적이라고 예상되거나 혼잡한 시장에서 시장 점유율이 최우선 목표일 때 가장 유용함
프리미엄 가격 전략 (Premium pricing)	높은 가격을 기반으로, 구매자에게 더 좋은 인상을 가지게 함	이 전략은 높은 가격과 혁신적인 약이 동일시 되는 인식을 가진 곳에서 효과적임
공헌이익 기반 가격 전략 (Contribution margin-based pricing)	공헌이익(CM) 기반 가격은 제품 가격을 기반해서 예상되는 수요의 변화와 개별 제품의 수익을 최대화하는 것을 포함 이것은 제품의 가격과 가변 비용variable cost(CM per unit) 사이의 차이를 기반으로 하고 제품의 가격과 그 가격에 팔릴 수 있는 제품의 수 사이의 관계에 관한 가정을 기반으로 함 총 이익에 대한 공헌은 <가변 비용X팔린 제품의 수>가 커질수록 최대화 됨	이 전략은 가격과 예상되는 수요 사이의 관계가 정확히 추측 가능할 때 유용함
가격선도제 (Price leadership)	제품 카테고리와 경쟁자를 위해 회사가 가격 수준을 정하는 것	회사가 시장을 지배하는 경우 새로운 약물 카테고리와 중요한 신약에게 유용함

목표가격전략 (Target pricing)	제품으로부터 특정 수익이나 이익, 특정 판매량을 달성하기 위해 판매가격을 설정함 총 수익=가격X수량	수요가 변하더라도 안정적으로 수익을 얻을 수 있음
유동적 가격 정책 (Marginal cost pricing)	추가적인 제품의 생산 비용과 같은 수준으로 가격을 책정하는 전략	이 전략은 흔히 다양한 수준의 가격 민감도가 있는 여러 시장 분류가 존재할 때 사용됨 부분적으로는, 고객들이 높은 가격 민감도를 가지는 분류에서 관찰됨
가치 기반 가격 정책 (Value-based pricing)	가격이나 다른 요소보다 고객들이 중요하게 여기는 가치를 기반으로 가격을 정함	이 "Leave no money on the table" 전략은 경쟁 제품이나 치료법이 없을 때, 사용하고 있는 약이 상당한 가격, 질병률morbidity, 치사율mortality 가질 때 가장 효과적일 수 있음
이윤극대화전략 (Profit maximization)	가장 높은 이익을 낼 수 있는 가격 수준을 설정	이 전략은 낮은 장기이익을 야기할 수 있음
수익극대화전략 (Revenue maximization)	이익에 상관 없이 현재의 수익을 극대화시키는 방법	수익 흐름 보장에 효과적인 전략 이 전략에는 시장 점유율을 높이고 가격을 낮춰 장기이익을 최대화하려는 이차적인 목표가 있음

표4-2 시장의 내부, 외부 요인(Internal and External Market Factors)

내부Internal	외부External
제품product	고객/타깃 시장Customers/target markets
장소Place	경쟁자Competition
프로모션Promotion	기술Technology
자원Resources	경제 상황Economic environment
직원Personnel	법Legal
전략적 이점Strategic advantages(예, 신약)	사회Social
그 밖의 다른 요인Other	정치Political
	그 밖의 다른 요인Other

예시 4-4 제품의 생명 연장Product Life Extension

현존하는 약물을 최소한의 수정을 통해 새로운 특허를 얻어 제품의 생명을 연장하는 과정을 '에버그리닝evergreening'이라고 한다. 비록 논란은 많지만 제산제(양성자펌프 억제제)인 프릴로섹Prilosec[omeprazole]과 넥시움Nexium[esomeprazole]이 좋은 예다. 제네릭 경쟁품이 나왔을 때, 프릴로섹의 제조회사는 넥시움이라고 불리는 프릴로섹과 매우 유사한 화합물을 소개했고, 의사에 초점을 둔 마케팅과 디테일링을 했다.

다른 예로는 정제를 캡슐, 패치, 혹은 다른 약물전달방식을 통해 제형을 바꿔 특허를 연장한 약들이 있다. 대조적으로 에제티미브ezetimibe[Zetia]와 심바스타틴Simvastatin[Zocor]을 혼합한 바이토린Vytorin이나, 아토바스타틴atorvastatin과 암로디핀amlodipine이 합쳐진 카듀엣Caduet 처럼 두 가지 약을 혼합할 수도 있다. 각각의 경우 가격은 예상되는 수요, 수익, 이익에 따라 책정된다. 최종 목표는 희망했던 수익 흐름을 유지하는 것이다.

브랜드 가격에 영향을 미치는 제네릭 약

제네릭 약가 결정은 제네릭 제조사보다 브랜드 네임을 모방하는 것에 더 많은 딜레마에 빠진다. 제네릭 제조업자의 목표는 환급 목적의 제네릭의 가격 정도로 시장에 진입하고, 가격을 소비자의 요구에 만족시키는 것이다. 관례적으로 제네릭 제조업자는 이것을 브랜드 목록 가격의 90%이상이 되지 않는 수립목록(보통 AWP or WAC) 가격을 통해 달성 시킨다. Hatch-Waxman 법은 시장에 첫 번째로 진입한 제네릭 제품이 시장 선점을 할 수 있게 시간 경쟁이 금지되어 있는 6개월 동안의 독점 기간을 가질 수 있도록 허용했다. 또한 이 기간은 제네릭 제조업자가 높은 초기 리스트 가격을 가지고 시장에 진입할 수 있도록 허용한다. 그러나 독점기간 후에 제네릭 가격은 증가된 경쟁과 지속되는 가격인하에 의해 정해진다.

제네릭 경쟁에 의한 브랜드 제품의 가격 결정은 어려울 수 있다. 위에서 지적한 바와 같이, 일반적으로 브랜드 제품의 가격은 제네릭 경쟁에도 불구하고 감소하지 않을 수 있다. 대신에 가격은 수익을 유지하려는 노력으로 증가할 수도 있다. 최근에 제약 제조업자는 제네릭 경쟁에서 선매권을 얻기 위해 브랜드 상품의 가격을 낮추어 시작하려고 했다. 이 전략은 연구개발비를 되찾으려는 상황이거나, 현재 판매 수준의 크기에 기반을 둔 생산의 한계 비용이 전체 수익을 최대화 시킬 때로 설명된다.

요약

가격결정은 치열한 제약시장에서 고도의 마케팅 전략을 필요로 하는 복잡한 문제다. 시장에서 얻은 지식을 가지고, 제약 제조업자는 환자가 수익성과 혁신을 가진 약에 접근하도록 균형을 맞춰야만 한다. 충분한 이익 없이는 혁신은 둔해질 것이고, 궁극적으로 환자 수의 감소로 이어질 것이다. 정상적인 가격결정은 생산업자의 상품 수요를 지시하는 중요 결정자가 필요한 것과 원하는 것을 이해하고, 이끌어 내는 것에 기반을 둔다.
새로운 결정자로서 환자와 보험회사의 증가하는 역할에 대해 이해하는 것은 제약 생산업자가 효과적인 가격 정책을 개발하기 위해 대단히 중요하다.

토의 주제

1. 조제약 가격 결정을 하는 조제약 보험에 영향을 주는 것은 무엇인가?
2. 어떻게 매우 비탄성적인 수요가 가격 결정에 영향을 주는가?
3. 관례적으로 정맥 투여되던 항암제의 새로운 제형인 경구제에 대해서 생각해보자. 새로운 화합물이 아닐지라도, 새로운 제형은 환자와 보험회사의 병원 비용을 감소 시킬 것이다. 어떻게 이것이 새로운 제형의 중요한 약가 결정에 영향을 줄 수 있을까?
4. 제약회사 젤스미스Zelsmith Pharmaceuticals는 새로운 고혈압 치료약인 프리슬로Prelsow를 시장에 출시했다. 이것은 새로운 화합물이지만, 같은 필수 작용기전과 부작용을 가지는 많은 치료 대체제들을 가지고 있다. 프리슬로는 보통 하루에 두 번 복용하지만, 하루에 한번 복용하는 환자들이 좋은 결과를 낼 수 있다. 프리슬로의 중요한 경쟁 제품 중 하나는 브랜드 제품인 디프레스Depress이고, 이는 하루에 한번 복용하며, 30일치에 100 달러에 팔리고 있다. 여러 다른 경쟁사들은 하루에 2번 복용하고(상대적으로 불편하다), 일반적으로 30일치에 30달러에 팔리고 있다. 젤스미스는 어떻게 가격면에서 이 제품을 포지셔닝 했을까? 프리슬로가 디프레스보다 제네릭 약가 범위에서 가격보다 더 좋은 옵션으로 포지셔닝 한 것이 최선의 전략이었을까? 그 이유는? 젤스미스는 프리슬로의 가격결정에 대해 다른 요인들을 생각해야 할까?
5. 가격이 차선의 수준이라면 향후의 혁신을 보장하는 것이 왜 불가할까?
6. 많은 가격 전략이 제약 제품에 적용되어 있을지라도, 고가격 전략은 관례적으로 중요한 혁신에 좋은 결과를 제공해왔다. 가격 전략은 어떻게 혁신적인 상황을 만들어내는데 영향을 미치는가?
7. 왜 뚜렷한 마케팅 목표 설정 문제가 제품 가격 결정과 밀접한 연관이 있는가?
8. 제네릭 약가는 약가 결정의 기준으로 사용되는 브랜드 제품보다 상대적으로 적합한

가격일까?

9. 전체 수익total revenue, R은 제품가격에 팔린 양quantity sold, Q을 곱한 것과 같은데, 왜 약가price, P는 시장에 제네릭이 도입된 후에도 종종 증가하는 경향을 보일까?
10. 환자에게 성공한 블록버스터 약의 증가는, 만성 질환 치료 시장의 포화와 유전체학과 약리유전체학에 대한 관심 증가를 일으키는데, 어떻게 제약 제조업자는 그들의 가격전략을 곧 시장에 출시할 새로운 약에 맞게 변화 시킬 수 있을까?

CHAPTER 5

유통: 제약산업 공급망

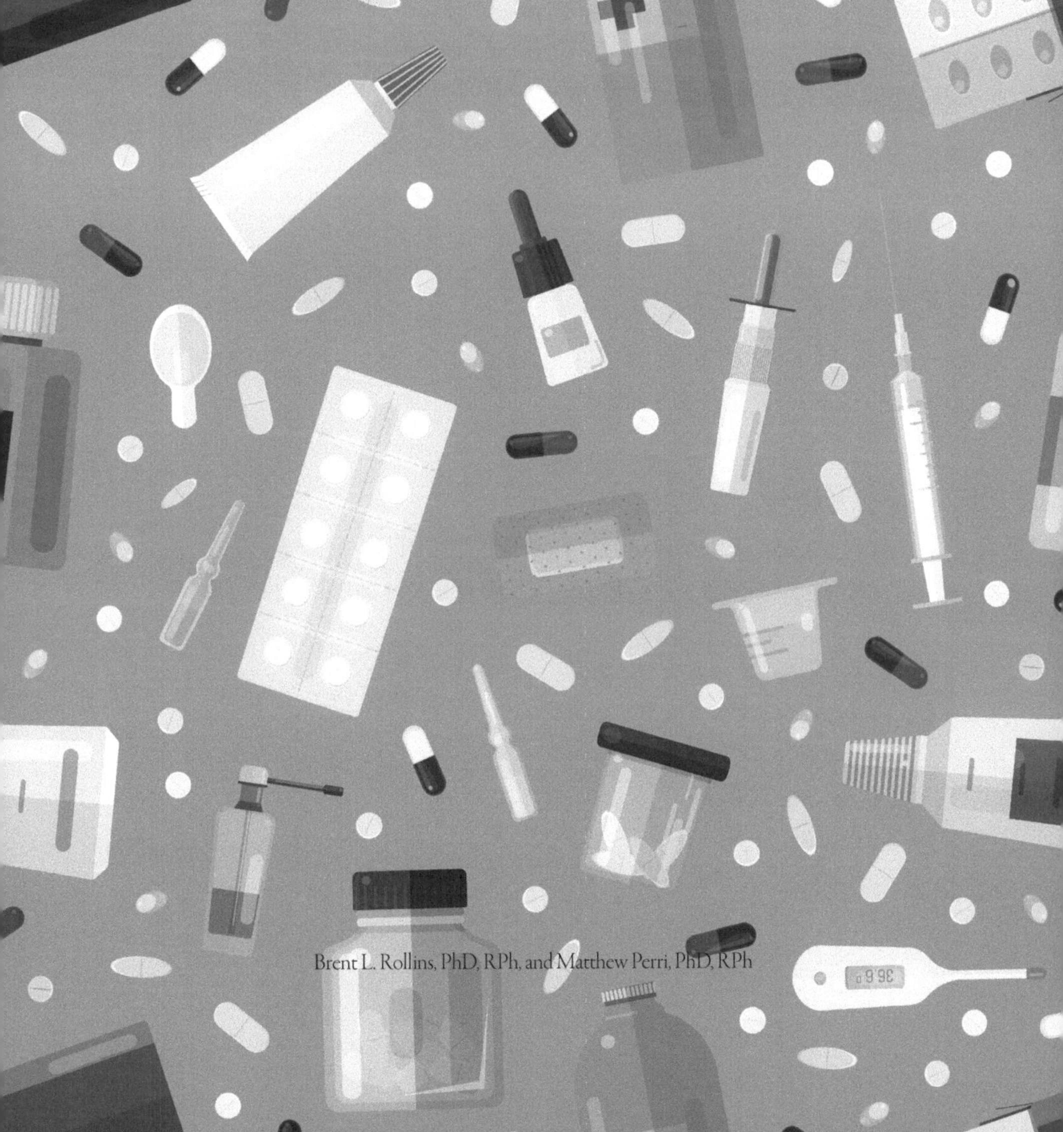

Brent L. Rollins, PhD, RPh, and Matthew Perri, PhD, RPh

학습목표

1. 제약 도매산업의 변화하는 과정을 유통의 관점과 재무적 관점에서 설명할 수 있다.
2. 제약산업 공급망에서의 논점들이 궁극적으로 환자들의 건강 결과에 어떤 영향을 미치는지 설명할 수 있다.
3. 제약 도매산업의 일차 고객층을 확인하고, 다양한 공급망 모델, 그리고 그들과 다른 모델간의 관계와 역학을 설명할 수 있다.
4. 가격결정, 협상, 그리고 환급의 관점에서 제약 도매산업이 가진 특별한 차이점들을 구분할 수 있다.
5. 도매 산업의 역학관계가 제약 제조업자 마케터에게 어떤 영향을 미치는지 분석할 수 있다.

최근 제약산업의 특징은 약품 부족 현상이 급격히 증가하고 있다는 것이다. 수많은 주사제(응급용 에피네프린을 포함한), 통증, 주의력결핍ADHD 약물, 특히 항암제들이 이를 조제하는 지역 의 원, 약국, 병원에 지속적으로 공급되지 않고 있다. 병원에서 화학요법제가 부족해지면서 암환자들은 생존에 필요한 필수 치료를 받지 못했고, 공급자들은 강제적으로 이를 대체할 요법을 찾아보게 되었다. 2010년부터 이러한 부족 현상으로 인해 약 2억 1600만달러의 보건인력 비용이 추가 부담되었다. 이 문제는 점점 심각해져 결국 오바마 대통령이 문제를 해결하기 위한 행정명령을 지시하였고, 미 식품의약국FDA은 약품 부족을 책임지는 부처를 신설했다.

약품 부족이라는 주제는 제약 산업에서의 공급망에서 일어날 수 있는 논점들을 전부 원점으로 돌려 놓았다. 공급망Supply chain이라는 단어는 마케팅의 4P 중에서 유통Place과 관련된 실무적인 용어인데, 이는 시장에서 제품을 판매할 수 있게 함으로써 가치나 효용을 창조하는 모든 행위를 일컫는다. 다른 산업들과 마찬가지로, 제약산업 공급망은 매우 동적이며 복잡하다. 이는 처방전이 미국 내에서만 해도 약 십 사만 곳의 각기 다른 장소에서 발행되기 때문이다. 가장 단순한 형태의 공급은 도매상에 약품을 공급하고 제조하는 약품 제조업자들로 구성된다. 도매상은 결국, 지역 약국, PBMspharmacy benefit managers 소유의 우편주문 약국, 병원, 장기요양시설 등에 있는 수많은 의원들에 약품을 분배하는 역할을 한다.

제약산업에서 공급망의 중요성을 완전히 이해하기 위해서는, 적어도 유통망의 연결고리가 환자들과 건강 결과에 궁극적으로 어떤 영향을 미치는지 이해하고 있어야 한다. 시골의 인접한 두 마을을 상대로 하는 약국의 경영자 입장이 되어 생각해보자. 이 약사는 사업에서 이익을 항상 유지하기 위해 가장 합리적인 가격으로 약품을 구매해야 한다. 게다가 그녀는 혹시라도 고객들에게 불편을 끼쳐 경쟁 약국에 고객을 뺏기면 안 되기 때문에, 구매한 제품들이 효율적이고 시간에 맞게 배달되기를 원할 것이다. 공급 체인 안에서, 약사가 수많은 제약회사들을 직접 만나 협상할 수는 없다. 왜냐하면 제약회사가 일일이 유통서비스를 그 지역까지 제공하지 않기 때문이다. 따라서 약사는 가장 최적의 가격과 유통 서비스를 제공할 수 있는 도매업자와 협상해야 한다. 제약 유통망에서 도매상의 필수적인 유통기능이 없다면, 전 세계의 많은 약국들은 그들의 환자 및 고객을 맞이할 수 없을 것이다. 가장 최악의 경우에는 이러한 환자들은 인슐린과 진통제, 혈압약, 갑상선 약과 같은 필수 약품 없이 살아가야 할 수도 있다.

예시 5-1 다른 산업에서의 공급망 문제 

공급망 문제들은 빠르게 해결되지 않는다면 브랜드에 대한 평판이나 이미지에 타격을 줄 수 있다. 최근 애플Apple사는 중국에 소재한 주요 공급사의 작업 환경 문제가 쟁점이 되었다. 애플의 아이폰iPhone과 아이패드iPad와 같은 제품을 취급하는 팍스콘Foxconn이라는 전자제품 제조사였다. 만일 미국의 선도적 기업인 애플이 2개의 주요한 제품의 판매를 미뤘다고 생각해보면 생길 파문을 예상해 보자. 이는 많은 전자제품 소비자들이 용납할 수 없는 상황일 것이다. 이제 제약 유통시스템이 생명 연장이나 질병의 증상완화에 사용되던 약품 공급에 실패했을 때, 환자들에게 미칠 영향을 상상해 보자.

제약 도매산업의 발전

1960년대와 1970년대의 제약 도매업은 일차적으로 제약 영업사원들이 매일 혹은 매주 방문하거나 전화로 창고에 약품을 주문하는 형태였다. 주문을 받으면 몇 일 내로 제품이 배달되었다. 그래서 도매업자의 주요 업무는 고르고 포장하고 배송하는pick, pack & ship 것이었다. 발전된 기술로 주문을 받고, 효율적으로 배달을 하고, 빠른 순환/익일 처리 방식으로 도매업자는 자신의 서비스를 발전시키고 확장하기 시작하였다. 예를 들면 반품, 포장 그리고 상담 서비스 그 외의 부가 가치 서비스까지 말이다.

의약품 구매자와 제약 산업 고객에게 도매업자는 일관된 최선의 가격으로, 지속적으로 의약품을 공급하는 것이 필요하다. 제조업자와 구매하는 약국 간에는 지속적인 가격압박이 작용하는데, 시간이 지날수록 주요 업무인 고르고, 포장하고, 배송하는 모델 안에서의 일정한 가격과 마진의 붕괴가 찾아온다. 게다가 가격과 마진의 붕괴는 도매업의 경쟁이 증가하는 것과 공동 운명으로 제약 제조업자들의 합병이 증가하는 것을 초래한다. 이러한 합병의 결과, 도매 산업은 다수의 경쟁에서 사라지거나, 합병된 3개의 대형 도매업체'아메리소스버진AmerisourceBergen', '카디날 헬스Cardinal Health, '맥케슨McKesson'이 장악하게 됐다. 이 Big 3 도매업체는 미국 시장 점유율의 약 85-90%를 차지하고 있다.

이 거시적 수준의 합병에 더하여 도매업의 비즈니스 모델은 미시적 수준으로 발달해왔다. 2000년 중반 이전, 제약 도매업자는 매입보유buy-and-hold 시스템으로 알려진 예측 구매 시스템을 이용하였다. 도매업자는 제약 제조사로부터 대량의 의약품을 사들인 후, 가격이 오르기를 기다렸다가 제품을 팔았으며 그렇게 그들은 이익을 챙겼다.

그러나 제네릭 의약품의 증가, 가격압박과 마진 붕괴는 도매산업의 비즈니스 모델을 바꾸었다. 도매산업은 20세기 중반에 매입보유 모델을 버리고, 현재 행위 별 수가fee-for-service, FFS 모델을 채택했다. FFS 모델에서 도매업자는 제조회사에게 유통, 재고 관리, 고객관리, 자금 관리를 포함한 서비스 제공 비용을 청구했다. 제약 제조사의 마케팅 관점에서, FFS 모델은 도매업자로부터 제공된 시기 적절하고 정확한 데이터를 통해 시장 정보를 늘려갔다.

그래서 제약 마케터는 문제가 발생했을 시 이에 대한 예측과 고객서비스를 위해 이 정보를 이용할 수 있다.

예시 5-2 도매업자가 제공하는 기술 제품

여전히 제약 도매업자의 핵심업무인 고르고, 포장하고, 배송하는 모델이 진행되는 동안, 도매업은 건강 정보 기술 사업에서 중요한 역할을 담당하게 되었다. 회사들은 계속해서 확장해가고 있으며, 질을 향상 시키고, 사용하기 쉬운 정보를 만들고, 이를 미국에서 헬스케어 제공자가 이용할 수 있도록 유통한다. 예를 들면 맥케슨McKesson사는 병원 약국, 병원, 헬스 시스템을 위한 자동화, 바코딩bar-coding과 통합 시스템의 선두주자가 되었다. 맥케슨은 재정과 임상 정보 시스템, 병원 정보 시스템(헬스케어 시스템을 통한 효율적이고 정확한 통합을 위한)과 의사들을 위한 전자건강기록EMR을 포함한 많은 해결 시스템을 제공하였다.

주요 제약 고객과 산업역학

제약 도매업 유통 시스템의 진화와 더불어, 사실상 의료 제공자라면 누구든지 제약 도매업자의 고객이 될 수 있다. 고객/환자가 1차 고객이 되는 제약산업에서는 의사결정 공유를 위해 고객이 주도적으로 진화한 것과는 달리, 도매산업은 전통적으로 일반적 고객을 자신들의 고객으로 여기지 않는다. 제약 산업에서의 법률과 규제, 그리고 처방의약품을 고려할 때, 일반 고객은 도매업자에게 직접적으로 약품을 구매할 수 없다. 그래서 가구 산업과 같은 많은 산업에서는 '도매로부터 직접 구매'하는 경우를 볼 수 있으나, 제약에서는 그렇지 않다. 마케팅 관점에서 이것이 제약 도매 마케터에게 고객과의 관계 형성을 위한 분석과 접근의 수고를 덜어주지만, 여전히 산업과 그의 고객층에게는 어려움이 존재한다.

도매업의 주요 도전 과제 중 하나는 제조업자와 도매업자 간의 상호작용/역학이다. 제조업자와 제약 마케터는 도매업자의 생산 과정, 생산 예상 용량과 포장 수요 (양, 포장 크기 즉 상품 특별 요구조건 등)에 맞춰 일을 해야 한다. 상품이 필요할 때만 배송되는 시스템인 '적기공급생산Just-in-time inventory, JIT inventory'의 도입은, 이러한 문제점을 극복하고, 더 나은 재고 관리와 유통 시스템에 물리적인 효율성을 제공하였다.

재정적 어려움은 상류 고객 (도매업자가 제조업자에게)과 하류 고객(도매업자가 약국/ 조제실에)에서 모두 존재한다. 상류고객Upstream으로 일할 때, 도매업자는 제조업자에 의해 제시된 지불 인센티브를 이용하여 예산을 짜야 하며 비용청구chargeback를 위해 효율적으로 기록을 해야 한다. 하류고객Downstream의 관점에서는, 도매-약국 관계는 약국의 타입(큰 체인 또는 개인의 창고가 있는 vs 창고는 없고 지역 체인인 vs 작고 독립적인 우편-주문 약국)에 의존하기 때문에, 도매업자는 약국에게 어떻게 그들의 재고와 재정적인 효율을 높일 것인지 보여줘야 한다.

공급망 모델

제약 공급망 기능은 그림 5-1에 잘 나타나 있다. 제약 제조사는 약을 개발하고, 생산하고, 전세계 수천 개의 약국, 병원에 차례차례 배송한다. 외곽 지역에 위치한 작은 개인약국에 이 프로세스는 꼭 필요한 것이 된다.

도매회사가 많은 약국과 병원에 유통을 하지만, 자체 공급망을 가진 다른 소매업종은 이들 제약도매회사를 배제하고 자체적으로 일하여 효율과 수익을 극대화 한다. 첫 번째로 염두에 둘 대상은 대형 체인 약국이다. 월마트

그림5-1 일반적인 제약 공급망 모델

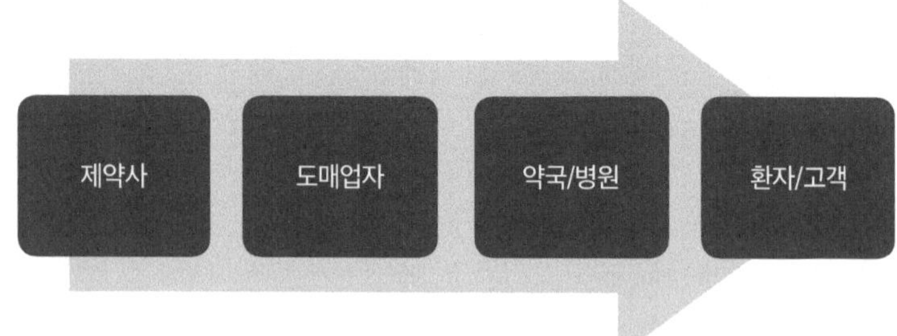

그림5-2 대형 약국 체인 공급망 모델

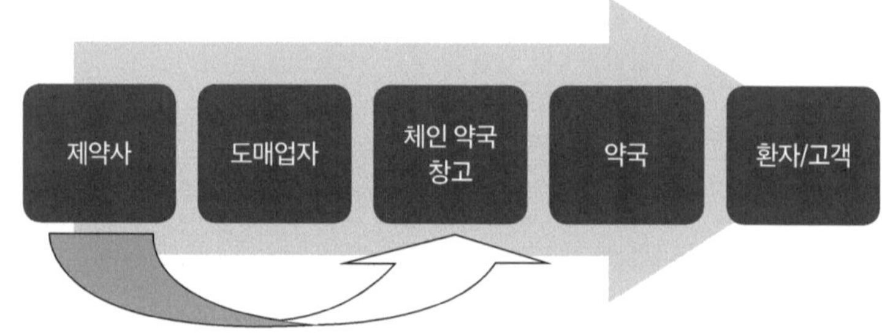

그림5-3 메일 주문 약국 공급망 모델

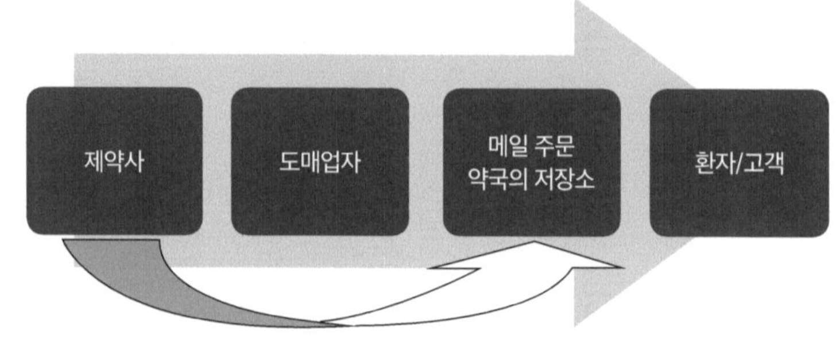

Wall-Mart 내의 약국을 생각해보라. 수천 개의 마트 내 약국에 꾸준히 약을 배달해야 하는 이들 유통업체는 국제 규모의 대형 창고와 유통 시스템을 보유

하고, 매우 큰 자체 수송트럭을 전세계적으로 운영하고 있는데도 왜 제약 도매회사와 같은 중간상이 필요 할까?

예를 들어 CVS나 월그린(Wallgreens), 라이트에이드(Rite Aid)와 같이 더 크고 전국적으로 매장을 갖고 있는 약국 체인이나 월마트(Wal-Mart), 크로거(Kroger)와 같은 대형 식료품 마트들은 꽤 오랜 시간을 투자해 자체적으로 능률을 높이고 비용을 절감할 수 있는 유통망을 만들어왔다.

이 방법은 이런 대형 체인 약국들이 직접 약품 제조업자들과 협상하고 제품을 구매하여 더 나은 가격, 시장점유를 이동시키는 능력들을 갖게 된다는 추가적 이익을 얻게 한다. 비록 이 모델이 주요 도매업자를 포함하지 않지만, 대형 체인 약국들은 여전히 스스로의 운영으로는 충족되지 않는 재고 요구를 위해 도매업자와 적절하게 계약을 맺고 서비스들을 지니고 있다(그림 5-2). 예를 들어 많은 체인 약국들은 그들의 창고에서 다양한 지점으로 지점의 규모와 회사 계획에 따라 매일, 매주 또는 격주로 한번씩 의약품을 배송해왔다. 그 다음으로 도매업자는 평일에 약국 스스로 관리하지 않는 재고 수요를 다루는 일을 한다. 약사 입장에서 보면 자체 약국 체인의 저장소에서 제품을 주문할 수 있는 경우에는 굳이 다른 도매회사로부터 주문을 하지는 않을 것이다. 왜냐하면 도매 회사별로 가격이 달라지기 때문이다.

대형 전국규모의 체인 약국 외에, 메일로 주문하는 약국들도 최대한 도매회사를 거치지 않으려 한다. 메일 주문 약국은 약국 급여 제도의 구성원에 해당하는 약국들이다. 이들은 지속적으로 자신들의 처방 비용을 절감하기 위해 가능한 많은 처방을 하는 규모의 경제에 의존한다. 더 적고 지역화된 시설에서 메일로 주문하는 약국들은 개인적인 체인 약국 지점과 비교하여 대규모의 처방을 조제한다. 게다가, 대형 체인 약국에 대한 대응으로, 이들은 제조업자로부터 직접 약을 구매할 수 있고 구매력을 매우 강화할 수 있지만, 여전히 계약을 체결하고 직접 구매를 통해 충족되지 않은 요구를 도매에서 일부 받을 수 있다.

의약품 도매 산업의 고유한 문제들

가격과 용어

의약품 도매업자 단계에서 취급되는 가격은 시간이 지남에 따라 나아졌다. 앞서 언급한 바와 같이 도매시장은 소수의 대형 도매업자로 점점 집중화되고, 가격 경쟁은 훨씬 더 심해지고(부분적으로는 제네릭 제품의 현저한 증가 때문에), 보다 더 나은 효율의 유통 체인을 요구 받아왔기 때문이다. 약국 고객은 의약품에 대해 도매업자에게 값을 지불하고 제공된 유통 기능을 통해 제품에 가치를 부여한다

도매업자들은 투자만큼 제대로 회수하기 위해 몇 가지 방법을 사용했다. 전통적으로 도매업자들은 가격을 제품의 평균도매가AWP에 기초하여 설정해왔고, 이 가격에 근거하여 구매자에게 할인을 제공한다. 전통적으로 의약품 제조업자에 의해 설정된 가격인 도매취득원가WAC, 즉 AWP보다 25-30%낮은 가격에 도매업자가 구매를 할 때, 약국 구매자에게 할인은 이 범위 안에서 가능해진다. 성공적으로 사용되고 있는 가격 책정의 또 다른 방법은 원가가산 도매가WAC-plus pricing이다. 원가 가산 도매가에서, 의약품 도매업자는 약국 구매자에게 제품을 도매가로 전달하고 추가적인 가격인상 비율을 충당하여, 도매업자에게 희망 이익을 제공한다. 약국 도매업자들은 평균 도매가 인하 가격 정책AWP-minus pricing 또는 원가 가산 도매가와 함께 '라인피line fees' 개념을 사용해왔다. '라인피'는 소비자에게 더 효율적인 구매를 장려하는, 약국 구매자가 주문을 할 때 붙는 각 라인 항목에 대한 요금으로, 한번에 많은 양을 주문 할 때 더 효율적이다.

도매업자에게 흔한 추가관행은 의약품 제조업자가 직접적으로 구매자와 계약하는 과정에 참여하는 것인데(예를 들어 창고 없는 지역 체인 약국), 아직 이 유통 기능을 도매업자가 담당한다. 이 경우에는, 제조업자들과 구매자들이 가격을 형성하고 도매업자들은 그들의 일반적인 가격(보통 WAC-minus)에 구매한다. 도매업자들은 유통기능을 제공하고 낮은 계약 가격에 구매자에게 판매한다. 그리곤, 구매자에게 경쟁적인 계약 가격이 도매업자가 지불하는 가격(예를 들면 WAC-minus)보다 낮은 때에는, 제조업자는 도매업자에게 구매에 따른 비용 청구chargeback를 한다. 이 비용청구는 협상 가능하고 일반적으로 도매업자가 지불한 것과 제조업자가 소비자와 협상한 낮은 가격 사이의 차이를 의미한다. 도매업자는 매일 또는 매주 정기적으로 제조업자에게 비용청구를 요청한다. 청구 내용 한 건에 수천 항목에 대한 리뷰를 포함할 수도 있다. 전형적인 약 제조업자는 연간 수백만 건의 비용청구를 진행하고 연간 수백만 달러를 지불한다. 이 제도들은 체인, 병원, 시장점유에 직접적으로 상당한 영향력이 있는 대형 개인 약국들과 같은 대형 약국 고객에게 공통적으로 적용된다.

이 방법들이 간단해 보이지만, 외부의 문제들은 도매를 통한 이익 취득 능력에 영향을 미치는 추가 요인들을 만들었다. 이것들은 다음을 포함한다,

- 제네릭 시장의 확장과 치열한 가격경쟁으로 인한 가격 하락은 이에 영향을 미친다.
- 도매 수준의 치열한 경쟁은 의약품 제조업자가 도매업자에게 추가적인 할인이나 인센티브를 제공하게 한다.
- 시장에서 가격인하 압력을 더하는 타사의 처방 보상 시스템

예시 5-3 비용청구Chargebacks 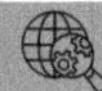

셸리 약국Shelly's pharmacies은 소규모의 지역 체인이지만 가장 흔히 처방되는 약을 통해 시장점유를 눈에 띄게 움직일 수 있다. 스스로의 창고를 운영할 만큼은 아니지만, 셸리는 주요 도매업자를 통하는 것보다 더 매력적인 가격 책정을 위해 직접 제조업자와 협상할 정도로 크다. 그리하여 셸리는 가장 흔히 처방되는 리나Leena라고 불리는 분만 조절 제품을 포함한 여러 제품의 가격을 왓슨스Watson Pharmaceuticals와 협상해왔다. 리나의 계약 가격은 도매업자의 가장 좋은 가격보다 낮은 2.25달러다. 셸리는 도매업자로부터 직접 리나를 주문하고, 2.25 달러의 계약가에 각 약국에 전달한다. 이때 도매업자는 가격차를 해결하기 위해 Watson에 비용 청구를 한다.

제네릭 가격과 가격인하

일반적으로 의약품의 소비자 가격은 개발, 제조, 마케팅 비용에 기초하여 경쟁자들 사이에서의 가격 수준의 조합으로 제조업자가 결정하거나, 시장이 결정한다. 제조업자들은 단계별로 계약, 목록, 송장가격, 도매가, 평균도매가 정가들을 설정한다. 제조업자들이 형성한 가격 중, 계약가격은 도매가 또는 때에 따라 정가 다음으로 가장 낮은 가격이다. 언급한 바와 같이, 각각의 가격들 사이의 관계는 도매업자를 포함한 소비자들에게 매력적인 정가를 형성하기 위해 제조업자들이 사용하는 할인과 인센티브에 의존한다는 특징을 가진다.

특히 미국 제네릭 약 시장은 집중적인 판매 가격 경쟁과 가격 하락이라는 특징을 가진다. 이것은 제조업자들이 시장점유율을 유지하거나 늘리기 위해 사업을 유지하고 새로운 고객을 확보하기 위해서는 반드시 낮은 가격으로 판매해야 한다는 것을 의미한다. 의약품 도매업자의 이윤 가산방식cost-plus에서도 이런 낮은 가격은 시장을 지배하는 저가의 상품으로 이윤을 내는 데에도 영향을 미치고, 결국 도매업자들이 낮은 이윤을 가지는 결과를 가져온다.

또한 가격 인하는 소비자로부터 가격이 계속 하락할 것이라는 기대를 만들어내고, 낮은 가격에 대한 소비자 요구가 증가하는 결과를 낳는다. 이 가격 인하가 명백하게 제네릭 가격에 영향을 주기도 하지만, 또한 두 가지 방법으로 브랜드 제품의 가격 하락 압력을 가한다. 첫째로, 제네릭의 낮은 가격은 브랜드 제품과 제네릭 가격 사이에 큰 갭을 형성하고, 더 나아가 브랜드 제품을 넘어서 제네릭의 사용을 집중화한다.

둘째로, 제네릭의 낮은 가격은 저비용 치료 옵션을 의미하고 이는 저비용의 오래된 제네릭과 치료적으로 경쟁해야 하기 때문에 새 브랜드 제품의 가격에도 영향을 미친다.

인센티브

도매 시장에서 가격 경쟁을 감안할 때, 의약품 제조업자는 도매업자에게 다양한 제품 비용 절감 방법을 제공하고, 이윤을 증가시키며 그들에게 약국 구매자에게 낮은 가격으로 상품을 제공하는 능력 또한 제공한다. 예를 들어, 이러한 인센티브들은 현금 또는 즉시 지불 할인prompt payment discounts, 시장점유 기반 계약 가격을 포함한다. 비록 각각의 가격 평가 관습들은 도매업자에게 다른 메커니즘으로 가격 인하를 야기하지만 최종적인 결과는 같다: 고객의 제품 구매 비용 절감, 이 경우에는, 도매업자. 도매업자의 수집 비용 절감은 그 일부분이 도매업자에게 전달되고 원하는 수준의 순이익을 만들어낸다.

예시 5-4 도매업자와 인센티브 

도매회사 A는 4개의 대형 제품을 제공하기 위해 제네릭 제조사와 계약을 협의해왔다. 이들 제품의 가격 리스트는 WAC를 기반으로 무난한 5% 할인에 추가해 2/10 net 30으로 협의되었다. 추가조항은 A가 청구요금을 최대 30일 안에 지불해야 하지만, 만약 10일 안에 지불한다면 2%의 금액을 돌려받는 것을 의미한다(즉, 즉시-지불 할인). 게다가, 각 제품이 20,000개 이상의 월 매출을 올리는 경우에는 추가적으로 5%의 할인이 모든 가격에 적용되도록 한다.

소스프로그램과 공동구매

도매회사와의 계약에서 가격 구조에는 다양한 인센티브 외에도 약국과 도매회사 모두에게 낮은 가격과 높은 마진을 가져다 주기 위한 여러 장치들이 마련돼있다. 예를 들어 예시 5-4에서, 제조업체와의 계약의 규모 문제에서 5%의 할인을 받기 위해, 도매회사 A는 그것의 '소스 프로그램source program'을 통해 선호하는 제네릭이 이 제조업자의 상품이 되도록 제품을 지정한다. 소스프로그램은 유사한 거래에서 도매업자의 수익을 증가시키고 구매자 비용 절감의 일부를 전달하도록 하는 포괄적인 목록이다(즉, 선호 약 목록의 근본적인 기능). 약국 구매자들은 제조업자가 도매업자에게 제공하는 인센티브 때문에 보통 제네릭 소스프로그램 상품이 최저가인 것을 알고, 결과적으로 경쟁력 있는 가격을 가진 이 상품을 선택한다.

또한 소비자로서 도매업자와 함께 일하는 것은 공동구매buying groups 또는 의료 관련 구매 대행 회사group purchasing organizations, GPO이다. 공동구매는 도매업자와 계약한 수많은 개인 약국들이 연합한 형태로, 결과적으로 계약된 도매업자와 독점 거래를 한다. 가장 큰 목표는 약의 구매 협상에서 높은 구매력을 갖는 것이다. 이전 챕터에서 설명한 약사에 대해 다시 생각해보자. 만약 그 약사가 두 지점에서 약을 구매할 때 도매업자와 직접 협상을 했다면, 이 작은 구매가 시장 점유 전체를 이동시킬 수는 없기 때문에 도매업자는 그녀의 구매 량에 파격적인 가격을 제공하지 않는다. 하지만, 그녀가 3,000개의 다른 약국 그룹에 가입한다면, 이 공동체 그룹은 시장점유와 구매 량을 바꿀 수 있다. 그러면 도매업자는 이들과 높은 협상의지가 생기고 가격 구조를 바꿀 수 있게 된다. 이로써 도매업자는 가격 협상에서 약간 양보하지만, 도매업자와 약국 모두에게 좋은 상황이 된다. 약국이 구매력과 협상력을 가지면 도매업자가 3,000개의 독점적인 소비자를 확보하게 되므로 더 나은 가격 조건을 야기하고 더 많은 이윤을 가져온다. 공동구매 그룹의 몇 가지 예로는 독립 약국 협동조합Independent Pharmacy Cooperative, 미국 연합 약국American Associated Pharmacies 등이 있다.

도매업자에게 영향을 주는 추가적인 외부시장의 힘은 제 3자 상환이다. 타사 지불자는 상환 방식, 보통의 관습적인 가격을 포함하는 다양한 메커니즘에 기초하여 약국에 상환하고, 잠재적인 상환 비율의 낮은 지점, 최대 허용 비용maximum allowable cost, 제품의 상한가upper limit on product cost, federal upper limit, FUL에 기초하여 상환한다. 보험사가 가격을 통제하고 상환 비율을 줄이기 위해 노력하는 동안, 약국 구매자는 제품가격에 대해 추가적인 할인과, 도매업자의 가격에 대해 좀 더 경쟁 압력을 가한다.

예시 5-5 공동구매 그룹들GeriMed, RxMed, IVMed

공동구매의 대표적인 예로 게리메드GeriMed가 있다. 1983년 설립된 게리메드는 약국이 서비스하는 요양원 및 생활보조시설과 같은 장기 요양 시설long-term care(LTC)에 초점을 맞춘 구매 선도그룹이다. 그룹 안에는 소매/독립 약국들RxMed이나, 가정 지원 약국IVMed 등 특수 그룹 단위들이 있다.

요약

도매 산업은 제약 산업의 중심에서 공급과 유통에 막대한 역할을 하기 때문에 마케팅에서 매우 중요하다. 하지만 제약 생산자의 입장에서 보면 Big3 도매회사가 크고 중요한 고객 기반을 보유하고 있다. 그래서 제약 마케터는 최고의 서비스를 소비자에게 제공하기 위해 반드시 도매산업의 요구와 필요를 끊임없이 연구해야 한다. 가능한 최고의 가격과 지불단위를 제공하는 것과 더불어, 제약 마케터는 도매업자와 약국이 바라는 바가 조화를 이루도록 업무를 진행하고 있는지를 반드시 확인해야 한다. 그러면 도매업자는 제조업자에게 시장점유, 볼륨, 유통 과정에 대한 지역별 이슈 등 고유의 데이터를 제공할 수 있고, 상품배달의 혼란과 돌발적인 판매를 피할 수 있다.

토의 주제

1. 제약 비즈니스 관점에서 제약 도매회사들이 Big3로 통합되는 것이 어떤 의미가 있는지 설명하시오. 이러한 통합이 소매 약국 및 병원에 어떤 이익을 제공하는가? 제약회사에게는? 또 환자에게는?
2. '고르고 포장하고 배송하는pick, pack & ship' 모델 과 '부가가치value-added' 모델의 차이점을 설명하시오. 도매산업 모델에서 이러한 이동은 제약 마케터와 소매 약국들에 어떻게 영향을 미치는가?
3. 자체 저장고를 운영하는 대형 전국규모의 체인 약국을 생각해보자. 이 체인들에게 Big3중 하나와 계약을 하는 것이 의미가 있는가? 그 이유는 무엇인가?
4. '부가가치 서비스value added service'가 가능한 경우의 도매회사들이 제공할 수 있는 서비스는 무엇인가? 이런 서비스들과 '고르고 포장하고 배송하는pick, pack & ship' 모델 사이에는 공통점이 있는가?
5. 공동구매그룹에 속하지 않은 채 Big3 의약품 도매업자로부터 적기공급생산JIT inventory 시스템을 이용하고 있는 약국 운영에 대해 당신이라면 어떤 조언을 하겠는가?
6. 최초 출하 가격의 10% 수준의 가격 하락에 따른 제네릭 가격 책정의 동태에 대해 설명하고, 이것이 도매업자에게 어떻게 영향을 주는지 설명하시오.
7. 다음의 도매회사들이 제공하고 있는 '부가가치value added' 서비스 용어들에 대해 설명하고 헬스케어 산업에서 중요한 순서를 매기시오.
   a. 제품의 매일 배송 daily delivery of products
   b. 상환 컨설팅 reimbursement consulting
   c. 제품의 일관성 있는 공급 consistent product supply

d. 제품 질 product quality

e. 낮은 가격 low prices

8. 의약품 도매업자로부터 제공되는 시장 정보(주로 소매약국 판매로부터 오는)는 의사의 처방 습관을 추적할 수 있는 아이엠에스 헬스IMS Health, Inc.와 같은 시장 조사 업체로부터 얻는 정보와 비교하여 얼마나 가치가 있는가?
9. 의약품 도매업자는 산업의 통합 파트이고, 유통기능의 대부분을 제공한다. 몇 년 동안, 도매산업에서 통합되어왔고 경제적 효율성 측면에서 더 중요해졌다. 도매 유통 체인은 전통적 마케팅믹스의 4가지 요소의 긍정/부정적 변화에 어떠한 영향을 주는가?
10. 도매 산업은 기존의 '고르고 포장하고 배송하는pick, pack & ship' 모델에서 낮은 이윤에도 불구하고 어떻게 산업을 확대시킬 수 있었는가? 제약회사들은 이로부터 무엇을 배우고 그들의 사업 모델 확대를 도모할 수 있을까?

CHAPTER 6

판촉 마케팅 활동과 실행

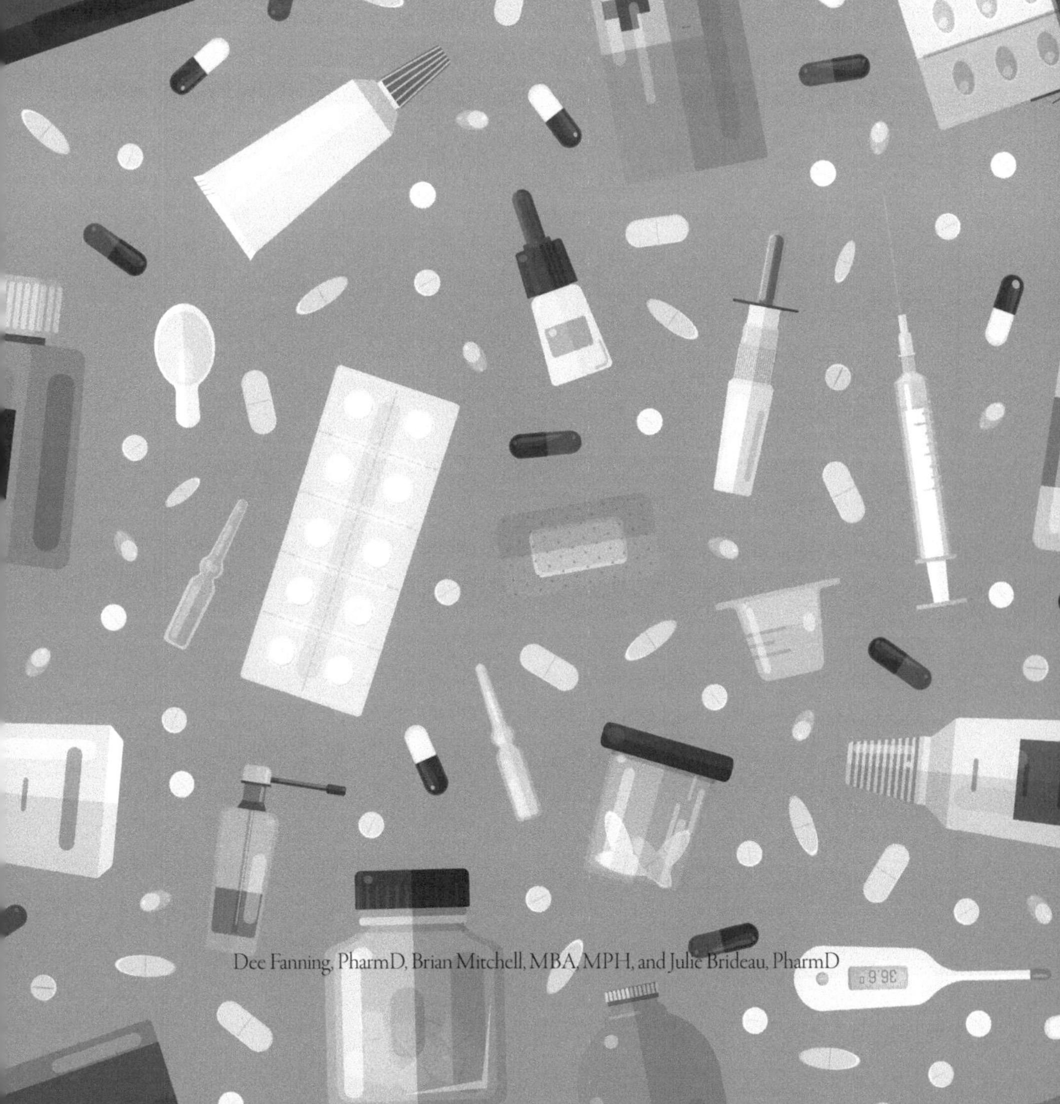

Dee Fanning, PharmD, Brian Mitchell, MBA, MPH, and Julie Brideau, PharmD

학습목표

1. 마케팅/영업부서commercial operations의 역할과 마케터가 제품 관련 정보를 전달하는 방법에 대해 설명할 수 있다.
2. 제약 프로모션에서 사용되는 '공정 균등fair balance'이 무엇인지 정의하고 설명할 수 있다.
3. 제약회사에서 사용하는 세 가지 주요 마케팅 전략
4. "Right Message, Right Frequency, and Right Reach" 홍보공식의 설명과 예
5. 코프로모션과 코마케팅의 차이
6. 지난 5년동안 미국에서 제약영업사원의 수가 감소한 3가지 요소와 제약산업에 끼친 영향
7. 블록버스터 시대를 이끈 사건과 이후의 하락
8. 새롭게 FDA 승인을 받은 제품의 마케팅 캠페인의 원리 설명

전통적 마케팅 믹스 4P의 하나인 프로모션은 구매와 교환이 가능하도록 고객에게 물건의 특징과 장점을 전달하는 마케팅적인 소통의 역할을 한다. 제약회사의 입장에서는 회사의 생존과 성장을 위해 더 많은 실질 의약품 판매가 이뤄져야 한다. 회사의 모든 부서들은 회사와 그 제품의 성공을 위해 노력한다.

제약회사들은 제품의 특징과 장점을 고객-의사, 약사, 환자, 제3의 구매자에게 전달하기 위해 판촉마케팅전략을 세운다. 의사들은 치료의견에 관한 정보를 의약학저널, 컨퍼런스, 동료토론, 독자적 연구자료 등을 통해 얻는다. 하지만 의약품에 관한 가장 주요한 자료는 대개 제약회사로부터 얻으므로, 제약회사는 회사의 제품과 연관된 질병에 관한 자료를 의사들에게 제공하기 위한 컨퍼런스나 미팅과 같은 정보 교환의 장을 마련한다. 그 후 제약 마케터들은 처방 담당자들이 처방을 하기 전에 약에 관한 정보를 어떤 식으로 습득하게 되는지에 대해 주목한다. 예를 들어 그들이 제약산업의 변화를 따라가기 위해 어떤 일들을 하는지, 여러 비슷한 제품이 있을 때 무엇을 기준으로 환자에게 처방할 제품을 결정하는 지와 같은 문제들을 두고 답을 구한다.

프로모션 방법에는 기본적으로 디테일링detailing으로 알려져 있는 의사를 방문하는 방법과, 미디어를 통한 PR 메시지 전달, 소비자 직접direct-to-consumer, DTC 광고가 있다. 기초 단계에서 이뤄지는 인지를 높이는 활동이나 사용자의 시험사용을 유도하는 방법 등은 제약회사의 마케팅 전략이라고 해서 여타의 다른 비 제약회사들과 다르지 않다. 하지만 제약회사의 마케팅이 비 제약회사와 가장 다른 것은 사람의 건강에 직접 영향을 미치는 제품들을 마케팅 한다는 점이다. 따라서 제약회사의 마케팅 활동은 식품의약품국FDA의 규제를 엄격하게 적용 받는다. 일반 소비자 제품은 마케팅 시 사용되는 문구를 일일이 입증할 필요가 없지만, 시판된 의약품이 마케팅 과정에서 발화되거나 표기되는 모든 용어와 장점은 과학적 데이터에 의해 입증 되어야 한다. 효능, 안전성 그리고 삶의 질 향상과 같은 주장들은 임상실험을 통해 입증되어야 의사와 환자들의 위험을 줄일 수 있다. 또한 흔한 부작용과 위험들은 의약품을 프로모션 할 때 반드시 함께 고지하도록 되어있다. 이 위험 정보는 반드시 장점과 함께 '공정 균등fair balance'하게 제공된다. 제약 광고가 항상 제품의 위험성을 포함하는 정보를 보여주는 것은 이 같은 이유에서 이다. 프로모션 마케팅 전략은 또한 질병에 대한 인식을 높이는 데에도 사용된다.

이러한 책임에 대해서는 비단 프로모션 단계에서만 신경 쓰는 것이 아니라 의약품의 생산, 임상실험, 연구 개발, 마케팅 판매, 학술부 등 일일이 열거하지 않더라도 제품과 관련되는 모든 부서가 함께 고민해야 한다.

비록 이 챕터가 마케팅 판매 부분에 초점을 맞추고 있지만, 부서 간의 상호교류는 마케팅과정에서 필수적이고, 또 그것이 결국 회사 제품의 성공으로 직결된다는 점을 염두에 두어야 한다.

마케팅/영업COMMERCIAL OPERATIONS

대부분의 제약회사는 마케팅/영업본부에서 세일즈, 마케팅, 마켓 관리Managed Markets팀을 관할한다. 보통 이 부서들은 제품판매를 통한 수익창출이라는 일차적인 목표를 가지고 있다. 이들 부서가 사용하는 홍보용 자료는 보통 광고 대행사의 도움을 받아 자체 개발되어 광범위한 검토 절차를 거친 다음(챕터 마지막에서 설명하겠지만 종종 광고 심의를 거치기도 한다), 식품의약국FDA이나 미국 연방통상위원회Federal Trade Commission, FTC의 규제를 적용 받는다.

마케팅 판매부는 의사 및 처방권한을 가진 다른 보건 전문가들healthcare

providers, HCPs, 그리고 직접적으로 환자나 고객을 타깃으로 다양한 유형의 홍보자료를 사용한다. 이 홍보자료들의 유형에는 '도움 요청하기'와 같은 질병 인지형 광고(예: '주치의와 상담하세요')나, 발매 예정 광고(예: 'XYZ약이 올해 발매됩니다'), 기관 단체 광고(예: 'ABC사는 심혈관계 분야에 대한 새로운 치료를 연구 중입니다'), 브랜드 판촉물의 활용(예: 펜이나 달력과 같은 브랜드를 상기시키는 광고성 판촉물의 활용. 이 방법은 더 이상 허용되지 않고 있는데 그 이유는 이 챕터 뒷부분에서 논의하기로 한다), 기타 제품 광고물(예, 저널광고, 디테일링 자료, 제품 홈페이지) 등이 있다. 직접환자나 고객을 대상으로 하는 DTC, HPCs를 상대로 한 모든 광고물은 '공정 균등'의 원칙에 따라 처방하는 사람이나 환자들에게 위험정보도 제공하여 그들이 전체적으로 결정을 할 수 있도록 해야 한다. 이러한 홍보자료로 전달된 정보가 여러 결과와 판매량에 영향을 미치게 되므로 FDA나 FTC가 이 모든 것을 규제한다.

디테일링

지난 수십 년간 제약 영업사원은 브랜드 의약품에 관한 기본 메신저의 역할을 해왔다. 회사는 담당자를 현장에 보내 다양한 실행전략을 활용한다. 하지만 이 제약업계 내에서 그 동안 수 차례 실험 끝에 증명된 효과적인 세일즈 공식은 결국 '올바른 메시지를 올바른 빈도로 올바른 대상에게 도달시키는 것Right Message, Right Frequency, and Right Reach'으로 정리된다.

- 올바른 메시지는 제품의 기능과 이점을 설명하는 것으로, 반드시 사실을 기반으로 하며 처방하는 이에게 꼭 필요한 정보여야 한다.
- 빈도는 의사에게 메시지를 전달하는 횟수를 말한다. 의사가 특정 제품에 대한 선호가 생기기 이전에 메시지를 전달해야 한다. 출시된 지 얼마나 된 제품인지, 제품의 해당치료 영역에 대해 의사가 얼마나 관심 있어 하는지 등 여러 요인이 빈도를 결정하게 된다. 빈도와 관련해 제약 마케

팅 및 다른 영역의 마케팅에도 사용되는 7의 법칙The Rule of Seven이 있는데, 고객이 마케팅 메시지를 7번 듣기 전에는 이에 대해 완전히 이해하지 못한다고 가정하여 7번 정도를 올바른 빈도로 간주하는 것이다.

- 도달은 특정 브랜드에 대한 제약 회사의 타깃이 되는 의사의 수와 유형을 말한다. 예를 들어 새로운 당뇨병 치료법을 가진 회사는 매월 해당 담당자에게 내분비학과 의사를 할당하고 적어도 80 %의 적정 도달률을 달성하도록 영업사원에게 지시 할 수 있다.

제약 회사는 여기서 영업사원과 의사를 정해져 있는 상수로 생각한다. 제품의 수명주기life cycle와 경쟁 구도에 따라 메시지, 도달, 빈도의 변수를 조정함으로써, 회사는 영업사원의 시간과 비용 투자를 최적화 한다. 디테일링이 성공한다는 것을 느꼈을 때, 회사는 수익이 감소하지 않는 범위까지 디테일링을 늘린다.

의사에게 디테일링 하는 것은 제약산업을 크게 성공시켰으며, 1990년대부터 시작된 블록버스터의 시대를 이끈 요인이 되었다. 블록버스터 약물은 회사의 연간 10억 달러이상의 매출을 발생시키는 경우를 말한다. 2005년은 블록버스터 시대가 절정을 이룬 시기로 무려 94개의 블록버스터 약물이 있었고, 이 제품이 전 세계 제약 매출의 36 %를 일으켰다(Cutler, 2007). 같은 해 화이자의 통계에 따르면 자사의 블록버스터 약물 세 가지 졸로피트Zolofit [sertraline], 노바스크Norvasc [amlodipine], 리피토Lipitor [atorvastatin]가 회사 전체 매출의 약 40 %를 차지한 것으로 나타났다(Cutler, 2007).

이 같은 호황기에 미국의 대형 제약회사들은 당시 10만명이 넘는 제약 영업사원에게 디테일링을 위한 디지털 태블릿 기기를 지급했다. 이 전략이 다소 과도한 지출로 보일 수도 있지만, 이 덕분에 이 때 당시 기존 처방되어오던 제품들에 대해서도 극적인 매출 신장을 가져올 수 있었다. 실제로 우울증, 발기 부전, 및 고 콜레스테롤 혈증과 같은 전체 치료 분야에서 이 같은 디테일링 방식이 사용됐다. 오늘날 제약 회사가 이 같은 방식을 이용하지 못하는 것은 비용 대비 효과가 적어서가 아니라 지출의 부담과 대중의 인식이 아직 미치지 못하는 경우들 때문이다.

이보다 조금 더 규모가 적은 제약 회사들도 역시 프로모션 툴을 사용한 제품 디테일링을 하고 있지만, 대규모 투자를 거행하는 경쟁사들을 상대하기 위해 창조적인 접근 방식을 디테일링에 적용한다. 소규모의 제약 회사가 사용하는 하나의 일반적인 방법은 파트너십 모델, 또는 코프로모션co-promotion이다. 코프로모션이란, 작은 회사가 더 큰 회사와 파트너를 맺고서 상호간에 이익의 충돌이 빚어지지 않는 선에서 공동으로 그 제품을 프로모션 하는 것을 말한다. 코프로모션은 특히 해당 치료 분야에 대해 숙지하고 있고 그 분야 전문가들과 관계가 형성돼 있는 숙련된 영업인력들의 도달 범위를 높일 수 있어 양사의 자원을 최적화한다는 장점이 있다. 예를 들어, 2005년에 솔베이 제약은 일라이 릴리에 인수된 바이오 공학회사인 아이코스사와 공동 프로모션 계약을 체결한 바 있다. 아이코스의 영업사원들은 발기 부전 치료 약물인 시알리스Cialis[tadalafil]를 비뇨기과의사들에게 디테일링하고 있었다. 코프로모션 체결 이후 이들 영업사원들은 남성의 테스토스테론 치료를 위한 안드로겔AndroGel[testosterone gel] 1 %의 적절한 사용에 대해 같은 의사에게 디테일링했다. 코프로모션 전략을 코마케팅co-marketing과 혼동해선 안 된다. 코프로모션은 일반적으로 두 회사가 같은 목표를 갖고서 같은 브랜드의 제품(혹은 시너지가 생길 수 있는 두 브랜드의 제품)을 공동으로 판매하고 마케팅 하는 것을 말하는 반면, 코마케팅은 영업 및 마케팅을 개별적으로 수행하고 두 회사의 목적도 일치하지 않을 수 있다. 코마케팅은 코프로모션에 비해 덜 빈번하게 이뤄진다.

소규모 제약회사가 자주 선택하는 또 다른 방법으로 의약품 유통 조직인 CSOcontract sales organizations, CSOs의 활용이 있다. 이 조직은 의사와 친밀한 숙련된 영업 전문인력을 고용해 계약된 제품의 특정 기능과 장점에 대한 교육을 한다. CSO와 파트너를 맺는 이 방법은 이 일을 위한 전담 영업팀을 꾸리고 유지하는 것보다 저렴하므로 제품을 생산하는 입장에서는 이득이다. 제약산업이 커지면서 자연스럽게 CSO 산업도 파생됐다.

의약품 디테일링은 과거에도 그리고 지금도 여전히 효과적이다. 하지만 제약산업은 최근 몇 년간 이 전략에 대한 의존 정도를 낮추고 있다. 미국 제약영업사원 수는 2007년 대략 10만 2천명으로 가장 많았고, 2012년 말에는 약 25%이상 감소된 약 7만 5천명 수준이었다. 여전히 많은 것처럼 보일 수도 있겠으나, 대형 소형 상관없이 모든 규모의 제약회사들이 급격히 영업사원 수를 줄이고 있다. 실제로 제약 회사와 대규모 영업 조직에 대한 부정적인 대중의 인식이 아직까지 높고 환자 보호 단체, 정치인, 언론 등은 의사를 고객으로 하는 제약 업계의 성격을 비판한다. 이들은 전반적인 브랜드 의약품 가격 및 의료비용과 디테일링으로 발생되는 비용 간의 연결성을 찾아내려 했다.

하지만 제약 회사는 이러한 외부로부터의 비판 때문이 아닌 제약산업의 내부적 요인(블록버스터 제품의 감소, 의사들의 시간과 접근성 감소, 새로운 기술의 출현)으로 인해 지난 5년간 영업인력을 축소해왔고 앞으로도 계속해서 줄여 나갈 것이다.

블록버스터 제품 감소

1990년과 2005년 사이에 블록버스터 제품이 증가한 것은 단지 성공적인 디테일링 때문만은 아니라 FDA 승인을 받은 보편적 질환에 대한 다양한 치료 약물들이 쏟아지던 시기였기 때문이다. 이 기간 동안, 대형 제약 회사들이 한 해에 상당한 매출 잠재력을 가진 여러 새로운 제품에 대해 승인을 받는 일이 흔히 있었다. 일단 기업이 개념증명단계proof-of-concept를 통과할 수 있는 분자가 있으면, 그 후 규제 환경을 처리는 매우 효율적으로 진행할 수 있었다. 개념 증명 연구는 표적 집단에서 약물 후보의 안전성을 확립하고 직접 또는 대리인에 의해 측정한 투여량 및 원하는 활성의 관계를 조사하기 위한 임상시험이다e.g., PharmaNet, n.d.. 기업이 이 단계를 통과하는 분자를 얻는 단계에서부터 마케팅 부서가 시장성과 판매 분석을 시작하는 것이다.

대형 회사가 대규모의 영업 인력을 이끌고 큰 시장으로 들어갔을 때 그 결과 역시 예상대로 매우 큰 매출로 이어졌다. 한 회사가 어떤 제품을 성공시키면, 예를 들어 일라이 릴리사의 우울증치료제인 프로작Prozac[fluoxetine]이 성공하면, 경쟁사들은 최대한 빨리 그 성공을 복제하려는 시도로 이어졌다(졸로프트(Zoloft[sertraline])를 가진 화이자와 팍실(Paxil[paroxetine hydrochloride])을 가진 글락소스미스클라인사의 예가 이에 해당한다). 이 제품들은 대부분의 제품 카테고리에서 유사 양상을 보이거나 다양한 의약품이 동일한 메커니즘으로 작용하고 동일한 부작용을 보이지만 여전히 다른 화학이름을 붙인다. 또 다른 주목할 만한 사례는 COX-2 저해제 계열 제품에 관한 것이다. 머크 사의 바이옥스Vioxx[rofecoxib]가 승인, 마케팅, 결국 철수되기까지의 일련의 사건은 해당 회사뿐 아니라 많은 곳에 영향을 미쳤다. 바이옥스가 뉴스로 다뤄졌을 때 대중에게 FDA는 Merck와 함께 부정적 대상이 되었다(예시 6-1참조).

바이옥스가 승인된 5년동안 전세계 80만명 이상의 사람들이 처방 받은 후 생긴 안타까운 사태로 대중의 압박이 거세자 FDA는 새로운 약물을 승인할 때 더 보수적인 입장을 취하게 되었다. 승인 속도가 급격히 둔화하고, 자연히 필요한 시험 횟수도 증가하면서 제약회사의 비용 또한 증가했다. 이 현상은 오늘날에도 여전히 존재하고 많은 잠재력 있는 가능 약물에 대해 상당한 장벽을 만든다. 그 결과, 회사에서 판매할 수 있는 블록버스터 제품은 줄어들었다.

예시 6-1 머크 바이옥스

1998년 말, FDA는 첫번째 COX-2 억제제인 관절염치료제 쎄레브렉스Celebrex[celecoxib]를 승인했다. 그 직후인 1999년 5월 머크사가 같은 COX-2 억제제로로 바이옥스Vioxx[rofecoxib]를 승인 받았다. 그 뒤 DTC 광고 및 의사 디테일링이 이루어졌고 고용량으로 두 약물은 환자와 의사에게 빠르게 대중화 되고 판매가 급증했다. 하지만 바이옥스가 대거 판매된 후에 이뤄진 임상시험에서 특히 그 제품을 사용과 관련된 심장 혈관 위험이 나타났다. 또 다른 연구에서 바이옥스의 안전에 의문을 갖고 심혈관 문제의 위험 증가가 제기된 후인 2004년 9월에서야 머크사는 시장에서 제품을 철수시켰다. 약물의 지나친 소비자 직접 광고 캠페인에 대해 제약산업에 서 반발이 생겨났고, 그 후에 회사에 수많은 소송에 대한 법적인 조치가 이루어졌다. 결국 2007년 11월 머크사는 48.5억달러라는 금액을 배상했다(Prakash & Valentine, 2007).

예시 6-2 블록버스터

블록버스터 약물은 연간 글로벌 매출 10억 달러 이상을 달성하는 제품을 말한다. 수십년 동안 블록버스터 약물은 많은 주요 제약회사들의 주된 매출 요인이었다. 1970년대부터 1980년대까지 대학과 학술과학센터academic science centers의 협력은 제약회사의 일반적인 비즈니스 모델이었다. 그 결과로 이 시기에 많은 약물이 개발되었고, 지난 25년 동안 이렇게 탄생된 블록버스터 약물들이 시장을 지배해왔다.

한 예가 화이자의 리피토Lipitor[atorvastatin]다. 뉴욕에 본사를 둔 제약회사 화이자는 1997년 고지혈증 치료제인 리피토를 출시했다. 특허 만료가 되던 2011년 12월 이전에 그 약은 이미 1000억 달러이상이 판매되어 가장 잘 팔리는 약이 되었다.

하지만 2000년 이후로 블록버스터 약물은 감소하고 있다. 새로운 치료제가 감소하는 이유 중 하나는 허가 받은 새로운 제품 대다수가 유사me-too약물이기 때문이다. 게다가 개발 및 제조 분야에서 기술이 발전되어 유사약물 출시와 신약 출시 시기간의 간격이 지난 40년 동안 상당히 축소되고 있다. 1970년대에만 해도 어떤 제품이 유사약물이 나오기 전까지 대략 10년 동안 독점할 수 있었다면, 1990년 후반에는 그 기간이 1년으로 줄어들었고, 시장독점이 줄어듦에 따라 혁신적인 제조업체가 연구개발에 들이는 수백만 달러를 회수할 수 있는 기간 역시 대폭 줄어든 것이다.

블록버스터 약물의 미래는 많은 이유들로 변화할 것이다. 한때 치료에 대부분을 차지한 많은 약물들은 거의 사라지거나 2013년 내로 특허가 만료될 것이다. 가장 큰 10개 제약회사의 2009년 자료에 따르면 이 회사들은 특허 만료로 인해 약 950억 달러의 수익 손실이 발생할 것이다 (Ledfard, 2011). 또한 전문가들은 만약 맞춤의약이 보편화 된다면, 널리 적용되도록 만드는one-size-fits-all 블록버스터가 아닌 이들 형태가 블록버스터를 앞지르는 양상이 펼쳐질 것으로 예상한다(Cutler, 2007; Dimsi & Paquette, 2004; Ledford, 2011; Lesson freom Lipitor, 2011).

의사/처방자의 시간과 접근성 감소

의사들은 언제나 바쁘다. 환자의 치료, 임상 연구, 계속되는 학술행사와 의료 단체 활동 그리고 행정업무까지 그들의 시간을 뺏어가는 일은 너무나 많다. 주어진 시간보다 정보와 처리해야 할 것들이 더 많을 뿐 아니라 환자의 수도 증가하고 요구도 다양해지고 있다. 또한 인구가 고령화되면서 더 많은 의사를 필요로 한다. 환자들은 그들의 건강관리에 대한 더 다양해진 정보들을 접하고 더 빈번하게 의사들에게 조언을 구한다. 이 두 양상이 계속 진행됨에 따라, 의사들은 점차 시간을 보내는 방법을 바꾸고 있다.

따라서 외견상 의사들이 영업사원들과 보내는 시간은 줄어들고 있는 것으로 보인다. 의사들에게는 영업사원들과 시간을 보내는 것보다 환자와 시간을 보내는 것이 훨씬 가치 있다. 예를 들어, 만일 처방자가 모바일 기기로 정보를 얻는 것과 영업사원을 통해 정보를 얻는 수준에 차이가 없다고 느낀다면 더욱 더 영업사원을 만나지 않으려 할 것이다. 또한 관리비가 상승하거나 보상이 낮다면 더욱 그렇게 될 것이다.

처방자의 시간을 더 이상 단순히 제약 영업사원의 창의적 능력으로 얻을 수 없다(점심 약속이나 이른 아침 방문은 다툼을 만들곤 했다). 의사들은 점차 영업사원들의 방문을 강하게 거부해 어떤 의사도 쉽게 만날 수가 없으며, 현재도 마찬가지다. 지에스 어소시에이츠ZS Associates와 같은 세일즈에 특화된 회사들은 의사들을 접근성과 나아가 잠재적인 처방 가능성까지 고려해 순위를 매길 수 있는 세밀한 도구를 만들었고 이런 것들이 디테일링 면에서 두드러지는 차이를 만든다. 이런 현상은 제약 영업사원의 감소로 이어졌다. 하지만 산업의 성장과 전망에서 보면 전문적인 디테일링 역할이 감소되는 것은 제약회사에는 좋지 않다.

1990년 후반과 2000년대 초반에는 많은 학술과학센터academic science centers에서 부분적으로 또는 원천적으로 제약 영업사원이 병원이나 관련 전문기관에 있는 실무자와 만나는 것을 차단하는 경향이 나타났다Winter-sperry, n.d.. 이러한 봉쇄blockade 경향은 간호사나 약사, 의사, 다른 헬스케어 전문가들과의 만나는 수를 상당히 감소시켰고 이러한 기관에 있는 의료종사자나 다른 사람들에게도 영향을 끼쳤다. 제약업계에서 종전에 쓰이던 일반적인 전략이 앞으로 처방을 하게 될 사람들을 교육시키고 관계를 맺는 것이었다. 접근이 제한되면서, 같은 목표를 달성하기 위해 새로운 방법이 사용되어야 했다.

효과적인 기술의 등장

의사들은 미디어를 비롯하여 새로운 방식을 통해 의학 정보를 얻을 수 있게 됐고, 이것은 제약회사에게 있어 기회이자 도전이 되었다. 모든 회사가 그러하듯이, 제약회사는 효율을 기하기 위한 더욱 효과적인 방법을 계속해서 찾는다. 스마트폰 앱, 오디오와 비디오 재생 기능, 인터넷 등의 기능이 하나로 합쳐진 첨단 모바일 기술은 영업사원이 의사를 직접 만나지 않아도 마케팅 메시지를 전달할 수 있게 해준다. 특정 분야에서는 이러한 방법을 적절한 비율로 광고에 사용하면 광고 효과를 높이는데 기여하게 된다.

초창기에 제약회사들은 첨단 모바일 기술을 빠르게 영업에 적용시키지는 못했다. 왜냐하면 전문 영업사원들과 실제 처방하는 의사들이 이러한 미디어를 꺼렸기 때문이다. 하지만 의사 접근성이 줄고, 영업사원의 역할이 감소하고, 의사들의 이러한 기술에 대한 의존성이 증가하고, 기술의 사용료가 감소되는 등의 복합적인 이유로 의약품 디테일링 방식은 크나큰 변화를 맞이하게 되었다. 제품이 전달하고자 하는 메시지는 의사의 개인 디바이스로 원하는 빈도와 접근방법으로 인력이나 별도의 비용 없이 전달될 수 있게 됐다. 이러한 메시지는 실시간으로 전달될 수 있고, 간단한 광고부터 긴 길이의 동영상에 이르기까지 다양하다. 이 기술의 또 다른 장점은 쌍방향 정보교환이 가능하다는 점이다. 제약회사는 의사들이 그들의 판촉물을 보는 데에 얼마나 많은 시간을 할애하였는지에 대한 정보까지도 알 수 있으며 의사로부터 막대한 양의 정보를 피드백 받을 수 있게 되었다. 이러한 정보는 수집하는데 비용이 적게 들 뿐만 아니라 실시간으로 체계적으로 정리된 정보를 목적에 맞게 제공받을 수 있다는 장점을 가진다. 이렇게 수집된 정보는 수치를 기반으로 한 의사결정에 도움을 준다.

이러한 새로운 제약업계에서의 가능성은 디테일링에 대한 개념을 바꿔놓았다. 게다가 제약회사들은 광고규제를 위반하지 않으면서 보도자료를 내고, 소셜미디어를 통해 올라오는 제품에 대한 불만에 대처할 수 있는 위기 대처 능력을 터득하는 새로운 방안들을 얻어낼 수 있었다.

PR public relations

제약업계에서 디테일링의 주된 요소는 의사에게 초점 맞춘 정보전달이긴 하지만, 제약 회사는 다른 이해관계자들에게도 정보를 제공할 필요성을 느꼈다. 치료 방법에 대한 결정은 약에 대해 많은 정보를 제공받은 환자를 비롯하여 그들의 가족이나 보호자들에게 까지도 영향을 끼친다. PR public relation 캠페인은 이들 모든 이해관계자들이 손쉽게 약에 대한 정보를 얻고 선택할 수 있도록 돕기 위해 흔히 사용되는 전략으로 소비자에게 직접 다가가는 방식의 마케팅이다.

기존의 방법들은 신제품에 대한 정보를 제공하기 위해 건강 전문가들을 통해 언론 보도를 하고, 임상 실험 결과를 인용하여 마케팅을 하였다. 반면 소비자에게 직접 다가가는 방식의 PR 캠페인은 엄청나게 이슈화되는 제품이 아닌 이상 직접적으로 신제품에 대한 어떠한 언급도 하지 않는다. 이러한 방식은 특정 병증에 대해 이해도를 높이고 치료 방법과 선택 안에 대한 정보를 제공하기 때문에 질환 인지 캠페인Disease awareness campaigns으로도 불린다. 예를 들어, 2형 당뇨병 치료제를 판매하는 제약회사의 경우 매년 수천만 달러를 2형 당뇨에 관한 PR캠페인에 사용한다. 또 다른 캠페인의 경우 질환의 증가추세나 심각한 형태의 합병증, 질환의 예방 및 치료법에 초점을 두기도 한다.

PR캠페인은 환자 스스로 의사를 찾아가서 그들의 증상이나 병증에 대해 이야기하도록 만드는 효과가 있다. 캠페인의 방식은 다양하다. 언론을 통해 보도자료를 내보내거나 브랜드를 명기하지 않은 웹사이트를 개설하거나, 환자와 보호자에게 제공되는 질병과 치료법에 관한 교육용 소책자를 배부하는

식으로 이루어진다. 예를 들어 2형 당뇨에 대한 캠페인에서는 어떻게 운동량을 늘릴 수 있고 건강한 식단을 지킬 수 있는지에 대해 이야기한다. 환자에 대한 PR 캠페인으로 그들이 질환을 치료하도록 과 함께 의사에 대해 제품 디테일링이 적절하게 병행된다면 제약회사는 적절한 밀고 당기는 마케팅 역동push and pull marketing dynamic을 잘 만들어낸 셈이다. 이러한 접근은 환자들이 의사에게 그들의 질환을 치료하도록 요구하며 당기기를 할 때, 의사에게 제품에 대한 정보를 밀어 넣어 주는 방식으로 만들어진다. PR 캠페인과 디테일링에 드는 비용은 분야에 따라 상이하기 때문에 대형 및 중소형 제약 회사에서 모두 효과적으로 적용해볼 수 있다. 소수의 특정 청중만을 대상으로 한 PR 캠페인은 불특정한 대규모의 청중을 상대로 하는 PR 캠페인에 비해 투자비용 대비 뛰어난 효과를 낼 수 있다. 언론 보도 자료나 정보 제공은 온라인으로도 진행 가능하고, 이는 환자나 그 가족들이 희귀한 질병이나 병증에 대한 정보를 손쉽게 찾아볼 수 있게 해준다.

마케팅 전략으로서 PR캠페인을 사용했을 때의 또 다른 장점은 제공된 정보가 신문이나 TV보도에 의해 더 많은 대중에게 전해질 수 있다는 점이다. 제약회사보다 대중매체를 더 신뢰하는 환자들의 경우 선택을 내리기 전에 매체를 통해 전달된 정보를 찾아보기도 한다. 이러한 이유로 PR 대행사들이 제약회사와 중요한 전략적 파트너 관계를 형성하게 된다. 제약회사의 마케팅부는 PR 대행사들과 긴밀하게 협업해 타깃에 효과적으로 도달할 수 있는 캠페인을 개발하고자 노력한다.

예시6-3 노바티스사의 PR캠페인 

2004년과 2005년에 노바티스사는 다국적 PR대행사인 케첨과 협업하여 과민성 방광 치료제인 에나블렉스Enablex[darifenacin]의 마케팅을 진행했다. Enablex는 과민성 방광의 치료제로는 6번째로 시장에 진출한 제품이었다. 따라서 캠페인은 환자들의 과민성 방광 병증에 대한 이해를 높임과 동시에 특정 의약품에 대해 각인시키는 방식으로 이루어졌다. 교육 캠페인은 과민성 방광 환자가 여행 중에 겪는 딜레마에 초점 맞추어, '화장실 말고 여행갈 수 있는 곳은 없나요?'라는 제목으로 진행됐다. 여행 전문가 아서 프롬머 Arthur Frommer는 〈어디에서 멈출 것인가, 어디를 가야 할 것인가-과민성 방광 환자가 갈수 있는 미국의 여행지〉라는 책을 발간해 캠페인의 초석을 다지면서 환자와 의사를 상대로 한 캠페인에 활용되었다. 1억4백만명 이상의 소비자들이 TV와 지면광고를 통해 캠페인을 접했다. 게다가 75%이상의 스토리에서 노바티스의 이름과 번호가 노출되었고, 주문량은 1000%, 웹사이트 접속자 수는 318% 증가하는 결과를 나타냈다. 질환에 대한 정보를 요청하는 문의는 2만4천 건이 접수되었고 이중 1만3천 건은 에나블렉스에 대한 자세한 정보를 요청해왔다. 그 결과 출시된 그해 에나블렉스는 경쟁사에 비해 2배 이상의 매출을 기록할 수 있었다 Ketchum, n. d..

직접고객광고 Direct To Customer Advertising

제약회사가 마케팅에 사용하는 수많은 전략들 중에서도 소비자에게 직접 광고하는 방식인 직접고객광고 DTC 는 가장 널리 진행되는 동시에 비판을 받는 것이기도 하다. 직접 고객 광고는 때로 환자에게 직접 광고하는 것 Direct-to-patient 으로도 불리는데, 제약회사에게는 매우 친숙한 방법이지만 몇몇 의사들에게는 아직 낯선 것일 수도 있다. 직접고객광고는 신문, 잡지, 모바일, 인터넷, 라디오 등의 방식을 통해 해당 제품의 최종 소비자에게 직접 도달시키는 것을 목표로 한다. 물론 이 방식은 전세계적으로 가장 널리 사용되는 광고 전달 방식인 TV광고와 밀접하게 관련되어 있다. 직접고객광고가 1990년대에 들어 제약업계에 본격적으로 도입되기 시작하면서 발기부전, 과민성 대장증후군, 역류성 식도염과 같은 질환은 의사나 제약업계 종사자가 아니어도 대중에게 친숙한 질환이 되었다. 질병에 대한 높은 이해도는 곧 처방전수의 증가를 가져왔고, 제약회사의 매출을 높이는 결과를 가져왔다. 이로써 직접고객광고가 질병에 대한 이해도를 높이고 특정 의약품의 매출을 높일 수 있다는 것을 증명하게 되었다.

- 상품 특성 광고Product claim advertisements: 3가지 유형 중 가장 일반적이고 전형적인 형태로 보통 상품명과 적응증 모두를 드러내는 광고다. 이 광고는 약물치료의 위험성과 치료효과 모두를 광고에 담아낸다.
- 도움 요청 광고Help-seeking advertisement: 이 형태의 광고는 질환이나 건강상태에 대한 언급은 있지만 약의 상품명에 대한 언급은 없다. 따라서 질환 인지 향상 캠페인 혹은 브랜드 없는 광고로도 불린다. 이 광고 유형의 목적은 소비자들의 질병과 증상에 대한 이해도를 높이는 데에 있다. 이러한 광고는 제대로만 된다면 복약 시 위험성에 대한 언급도 담지 않아도 되고, 심지어 FDA에 의해 규제도 받지 않는다. 일반적으로 브랜드 언급 없이 질환에 대한 정보만을 담은 소책자나 웹사이트와 같은 PR 캠페인에서의 광고가 이 항목에 속한다고 할 수 있다.
- 판촉물 제작Reminder advertisement: 이 종류의 광고에서는 약의 이름이나 투여 방식, 가격에 대한 정보를 명시할 필요가 없다. 약의 용도나 상품이 대한 어떠한 묘사도 하지 않는 방식이다.

직접고객광고는 제약회사나 환자, 의사에게 많은 영향을 미쳤다. 제약업계는 이 전략의 입증된 효과를 보고 널리 도입했다. 2006년에 발표된 미국 회계감사원의 자료에 따르면, 1997년부터 2005년 사이에 4억 달러를 직접고객광고에 투자한 것으로 나타났다. 그 이전에는 직접고객광고에 1억 달러를 투자했던 것에 비해 4배 가량 투자가 증가한 것이다. 이러한 투자를 통해 제약회사는 상품에 대한 인지도와 복약 시도를 높이고자 했다. 비록 이 점에 있어서 보통의 소비재들과 다를 바가 없지만, 의약품의 최종 소비자인 환자는 제약 회사의 약을 스스로 구입하는 것이 아닌 약을 처방 받는 사람이라는 점에서 차이가 있다. 그렇기 때문에 직접고객광고는 잠재적인 환자들에게 '전문의와 상담하세요'라는 행동을 유발하는 메시지를 담는다. 그런데 만약 광고가 효과적이라 잠재적인 환자가 의사를 찾아가 직접 상품명을 지명하며 처방을 요구할 경우, 의사들은 해당 약을 처방하는 데에 거부감을 느낄 수 있다는 연구 결과도 있다. 그럼에도 직접고객광고가 강력하게 지지를 받는 이유는 제약회사가 이 마케팅 방법을 통해 투자 금액의 2배를 돌려받을 것을 기대할 수 있기 때문이다. 다시 말해, 2005년 4억 달러를 직접고객광고에 투자했다면 제약업계에 8억 달러 이상의 수익을 가져다 준다는 것이다. 2배의 수익을 얻는다는 것은 절대 쉽게 얻을 수 있는 수치가 아니기 때문에 제약회사는 계속해서 직접고객광고 투자하게 될 수 밖에 없다.

제약업계에서의 직접고객광고는 환자에게도 영향을 미쳤다. 몇몇 광고는 환자 스스로의 건강에 관한 염려나 증상, 적절한 치료법에 대한 교육의 역할을 함으로써 그들이 치료과정에서 능동적으로 참여할 수 있도록 만들어 주었다. 예를 들어 당뇨 치료제의 광고에서 참을 수 없는 갈증은 당뇨의 증상일 수 있다는 정보를 제공하면서 그러한 증상을 치료하는데 해당 제품이 효과적이라고 광고한다. 이러한 정보 제공을 통해 초기에 질병을 발견하게 할 수 있다는 점은 직접고객광고가 환자에게 장점으로 작용한다. 이러한 광고는 자칫 모르고 지나칠 수 있는 건강 문제에 대해 환자가 의사를 찾아가 대화할 수 있게 한다.

직접고객광고의 함의에 대한 의사들의 견해는 논쟁이 계속되고 있다. 몇몇 의사들은 그들의 건강에 대한 전문가로서의 역할을 침범하지 않는 범위에 한해 이러한 광고를 통해 환자의 인식이 높아지는 것이 그들에게 이익이 된다는 점에서 동의한다. 하지만 대다수의 의사들(그리고 환자 단체들)은 환자가 약품명을 지명하면서 처방을 요구하는 것에 거부감을 느낀다. 이러한 태도를 견지하게 되는 이유는 몇몇 광고 제품에 대해서 의약품 소비가 편중이 되고, 이는 결국 환자 에게 피해가 돌아간다는 것이다. 게다가 비판적인 의사들은 이러한 광고가 의약품의 가격, 대체 가능한 다른 치료법, 혹은 부작용에 대해 충분한 정보를 제공하지 않는다는 점 또한 지적한다. 사실 많은 제약회사들이 직접고객광고 전략을 사용하지만 상당수의 의사들은 여전히 소비자에게 직접 의약품을 광고하는 것에 대해 부정적인 견해를 보이고 있다.

제약 마케팅 프로모션 사례

광고를 비롯한 홍보용 제작물 등은 주로 마케팅 부서에서 광고대행사와 협력을 통해 제작한다.

예시 6-4 광고 프로모션 리뷰

A브랜드는 중등도 통증에 대한 진통제로서 X사에 의해 적극적으로 마케팅 되었다. 이 제품은 3년 전 출시되었는데 마케팅 팀에서는 통증의 경감 정도처럼 환자에게서 직접 도출된 정보를 포함하는 임상 4상에서 새롭게 얻은 연구 결과를 토대로 제품을 재정비하여 출시하고자 하였다. 제품의 마케팅 매니저는 의사에게 디테일링을 할 때 사용될 새로운 광고 도구(환자들로부터 얻은 안정성과 효과성에 대한 자료를 포함하는 새로운 디테일링 도구)를 만들어줄 광고대행사들을 잠재적인 비용과 시간에 따라 목록을 만들었다. 이메일 캠페인과 유명한 건강상담사의 웹사이트에 기재하는 형태 등 몇몇 새로운 형태의 디테일링 기법도 생겨났다.

학술부와 법무팀 그리고 심의규제 담당자들은 의약품 마케팅 과정을 리뷰

하는 회의에 참석한다. 학술부 담당자는 새로운 결과 데이터가 소수의 실험군으로부터 얻어진 것이고, 약의 복용량이나 실험 대상이 분명하게 통제된 것이 아니라는 점에서 임상실험의 결과와 의약품의 유효성에 대해 질문을 던진다. 상품등록허가 과정에서 FDA는 그러한 편파적인 실험군에 대한 결과를 인정하지 않으며, 해당 의약품의 각각의 실험에서 도출된 실험결과를 첨부할 것을 요구할 것이기 때문이다. 게다가 임상4상의 실험에서 도출된 결과의 근거가 충분치 않고 요구사항을 충족하지 못한다면 그 자료는 포함될 수가 없다. 법무 담당자들은 또 환자로부터 입증된 효과를 토대로 작성된 패키지에 들어간 내용이 진통 시간 및 정도, 효과를 지나치게 과장하지는 않았는지를 검토한다.

이 모든 과정을 거친 후에는, 마케팅 매니저는 할 수 없는 것에 너무도 많은 시간과 노력 그리고 비용을 낭비했다는 사실을 명확히 알게 된다. 그렇기 때문에 중요한 개정사항이나 새로 도입하는 캠페인을 시작할 때는 사전에 광고대행사 및 점검 팀과 충분한 회의를 거치는 것이 좋다.

프로모션 기획의 마지막 절차

개발중인 광고물의 완성품이 설득력 있고, 정확한지가 입증되려면 수 개월, 때로는 수 년이 걸린다. 이는 모든 분야에서 펼쳐지는 홍보성 마케팅 전략들이 마찬가지다. 그 전략의 대상이 내과의사들(제약 영업사원에 의한 디테일링)이건 환자들(텔레비전 광고에 의한 홍보)이건 간에 타당하고 균형 있는 설명인지 입증하는 과정은 비슷하다.

프로모션은 기본적으로 마케팅 과정의 일환으로 진행되기 때문에 판촉제작물의 고안은은 제약회사 마케팅 부서에서 시작된다. 이 마케팅 부서는 그들이 바라는 컨셉과 메시지를 확실히 결정하기 위해 광고 파트너사와 협업한다. 몇몇 판촉물들은 의사들에게 제품의 존재와 복용량을 상기시킬 단순한 목적으로 제작된다. 이 판촉물들(펜, 메모장 등)은 홍보성 메시지를 담고 있지도 않고, 제품군 내 점유율을 높이기 위한 어떤 대단한 목적을 갖지 않는다. 이러한 판촉물들은 미국제약협회Pharmaceutical Research and Manufacturer of America, PhRMA의 보건 전문가들과의 협의에 의해 규정된 바 오늘날 더 이상 사용되지 않음을 유의해야 한다.

프로모션의 다른 측면을 보면, 판매기법과 상업적인 광고는 유명 브랜드 제품의 특징과 효능을 설명해 타겟을 잘 설득할 수 있도록 하는 것이다. 그 특징과 효능은 효과성, 안전성, 환자의 삶의 질 증진으로 표현된다. 각각의 주장은 과학적 증거에 의해 입증되어야만 하고, 메시지를 검사하고 조정하는 절차에는 제약회사의 마케팅부서, 학술부, 규제담당부, 법무담당부에서 관여해야 한다. 이것은 마케팅 하는 어떤 제품이 그것의 잠재적 효능을 잘못 나타내는 것을 방지하기 위해 고안된 반복적인 절차이다. 세부적인 절차는 각 제약회사마다 다를지라도, 중요한 것은 환자의 안전이며 모든 제약회사는 환자들에 대한 의료위험을 경감시키고, 당사에 대한 규제적, 법률적인 위험을 경감시키기 위하여 이러한 절차를 따라야 한다.

참조자료를 포함한 이 모든 것들은 그 후 내부 검토팀으로 제출된다(이 팀의 다른 명칭으로는 Copy Review, 법률의료규제(Legal Medical Regulatory, LMR), 의료/규제(Med/Reg), 그리고 광고홍보검토팀이 있다.). 이 팀은 학술부, 규제담당부, 법무부, 마케팅부서의 사람들로 구성된다. 언론 홍보와 인원 훈련이 필요한 경우에는 임시 구성원도 검토에 참여할 수 있다. 각각의 인원은 팀 내부에서 구체적인 역할을 수행한다. 의료부문을 검토하는 담당자는 데이터와 각 주장의 의학적인 정확성을 확인하고, 참조로 사용된 것들이 적절한지 입증한다. 법무부의 검토인원은 최우선적으로 회사의 지적 재산, 저작권, 그리고 특허관련 이슈를 다루고, 소송에 대비한다. 광고와 판촉의 각 요소가 요구사항을 충족하고 있는지를 확인하는 것은 규제 담당부서가 검토한다.

요약

의사를 상대로 하는 디테일링부터 대중을 상대로 하는 홍보와 직접소비자광고에 이르기까지, 제약회사는 소비자에게 제품을 알리기 위해 다양한 수단을 사용한다. 이번 챕터에서는 제약업계 전반에 나타나는 프로모션의 구조와 논점, 실행방법에 대해 다뤘다. 줄어든 블록버스터, 의사 접근성 감소, 그리고 새로운 기술의 출현에 의해 프로모션의 지평은 변화해왔고, 제약회사들은 핵심 이미지 및 지식을 전달하는 기존 프로모션 방법뿐 아니라 모바일 정보화 시대에 발맞춰 다양한 시도로부터 얻은 전략을 터득해 가기 시작했다.

토의 주제

1. 제약 영업사원의 숫자는 향후 계속 감소할까? 그러한 변화를 일으키는 원동력에는 무엇이 있을까?
2. 소비자 시장에 도달할 수 있는 블록버스터 신약의 수가 감소하고 있다. 그렇다면 제약회사가 새로운 시장을 공략할 수 있는 마케팅 전략을 무엇이 있을까?
3. 코프로모션이나 코마케팅을 진행할 때의 단점이 무엇인지 각각 설명해 본다.
4. 바이옥스 사례를 떠올려 보고, 앞으로 이러한 문제를 피하기 위해 제약회사는 어떻게 해야 할지 말해본다.
5. 소비자의 관점에서 질환 인식 캠페인은 기존의 브랜드를 강조하는 광고와 어떤 차이점을 갖겠는가?
6. 직접고객광고는 의사들도 보통의 소비자들과 마찬가지로 광고에 노출된다는 점이다. 미디어 매체를 통해 의사들이 약에 대한 정보를 접하는 것에 장점과 단점은 무엇인가?
7. 제약산업은 미디어를 통해 긍정적인 시선과 부정적인 시선을 모두 받게 되었다. 브랜드를 내세우지 않고 광고를 하여 미디어를 통해 관심을 받는 것이 제약산업에 어떠한 영향을 미칠지 대중의 관점에서 서술하라(사례6-3 참고). 그리고 제약회사에 대한 대중들의 평가는 어떠한지, 그것이 어떻게 마케팅과 판매에 영향을 미칠지 논하라.
8. 다음 문장에 대해 토론해보자. '비록 경쟁의 관점에서 시장점유율도 중요하지만, 그보다 더 중요한 것은 메시지이다.' 제약 마케팅 종사자에게 이는 어떻게 응용될 수 있을까?
9. 제약 회사의 어떠한 판촉물이나 의학 자료도 받아 보려 하지 않고 영업사원에게 시간도 내주지 않는 의사에게 적용할 수 있는 마케팅 전략은 어떤 것이 있을까?
10. 기존의 것과 동일한 제품을 내놓기보다, 혁신적인 신약을 출시하면서 사전에 브랜드 표기 없이 질병 자체에 대한 광고를 하는 것이 제약 회사에게 더 타당한 전략이 될 수 있는 이유를 서술하라.

CHAPTER 7

학술부

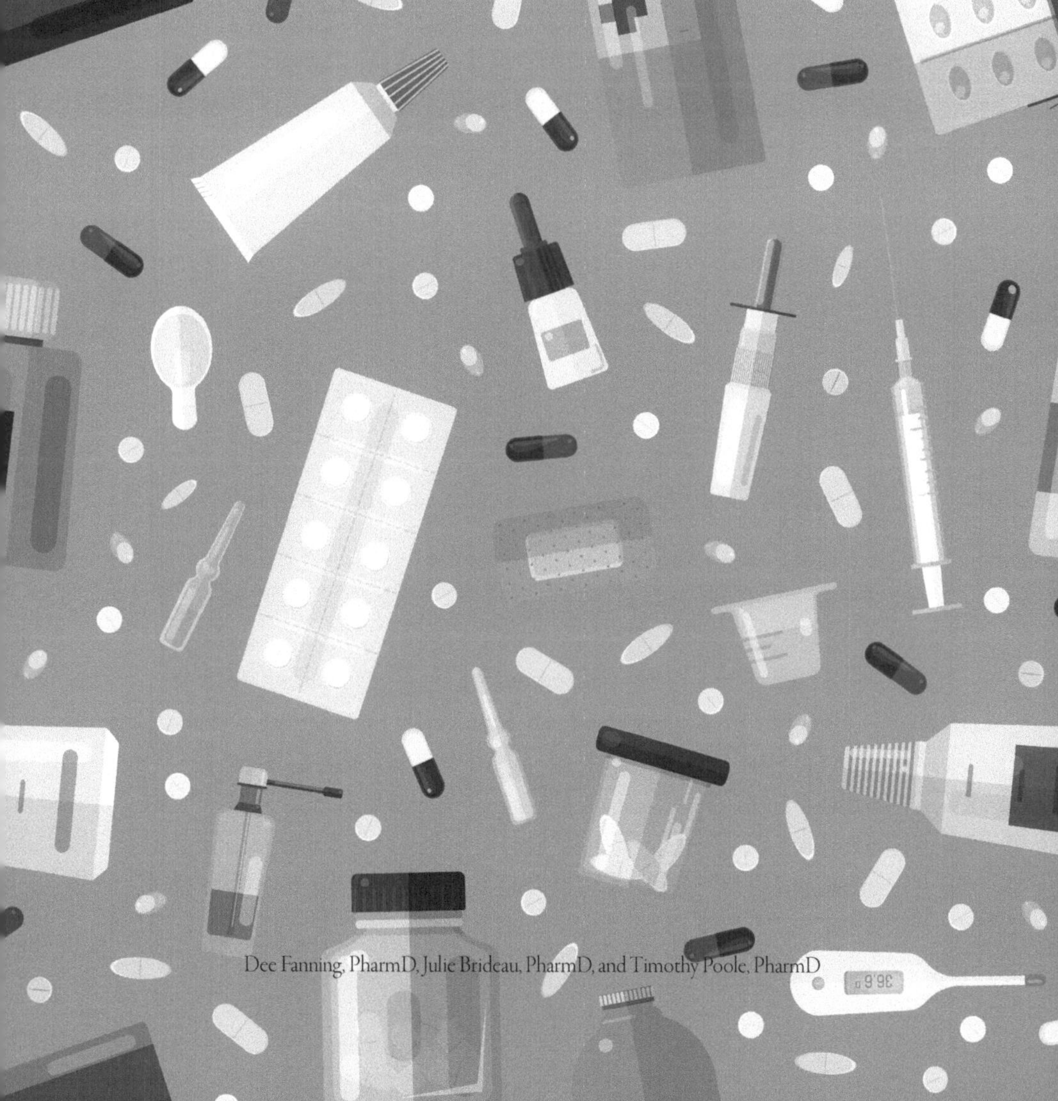

Dee Fanning, PharmD, Julie Brideau, PharmD, and Timothy Poole, PharmD

학습목표

1. 제약 회사 학술부의 발달과 그 역할에 대해 설명한다.
2. 제약 회사 내부, 특히 학술부의 업무 수행에 대해 명확한 방향을 제시하는 지침 문서에 대해 설명하고 정의한다.
3. 제약 영업사원의 사전 교육, 훈련, 보상 체계를 담당하는 의학 업무 담당자들과의 역할을 구분한다.
4. KOL란 무엇인지 정의하고, 하나의 제품의 수명 주기 동안 각각의 단계에서 제약 업자들이 이들 KOL을 어떻게 인지하고, 활용하는지 설명한다.
5. 의료 문헌을 저술하고 리프린트하는 출판업계의 적절한 행동과 부적절한 행동을 구분한다.

제약 업계에서의 프로모션은 텔레비전 광고나 후원 또는 예전에 사용되던 브랜드명이 새겨진 판촉물 등 일반적으로 눈에 보이는 프로모션용 제작물들로 나타난다. 영업 부서 및 마케팅부서를 중심으로 이뤄지는 제약회사의 마케팅 활동은 이러한 수단들을 사용함으로써 회사 상품의 인지도를 높이고, 궁극적으로 판매를 증진시키려는 목적을 가지고 있다. 그러나 마케팅 관점에서 보면 프로모션은 여러 유형이 있을 수 있는데, 특히 제약산업에서는 더욱 그러하다. 왜냐하면 의약품이 소비자에 구매되기까지 그들의 욕구를 만족시키기 위해 제약 회사가 사용할 수 있는 프로모션 방법에는 대중을 상대로 하지도 않고 가시적인 제작물을 만들지 않고도 진행할 수 있는 전략도 있기 때문이다.

우리가 현재 살고 있는 정보화 시대를 살아가는 소비자들은 건강과 관련된 중요한 의사결정을 하기 전에 가능한 많은 정보를 모은다. 의사도 마찬가지로 환자를 진단하고 최종적으로 환자들에게 어떤 약을 처방해야 할 지 결정하기 위해 가능한 한 많은 객관적인 정보들을 필요로 한다. 결국 제약 업계도 이 흐름을 따라가게 되었는데, 회사는 유효하고 객관적인 정보를 의료계에 많이 전달할수록 의약산업이 더 발전하고 결과적으로 자사의 제품이 경쟁에서 승리할 것이라고 믿기 때문이다. 따라서 대부분의 제약 업계 내의 각 주체(기업)들, 즉 학술 부서는 특정 상품을 판매하는 것 보다는 과학적이고 객관적인 정보를 가지고 법규를 준수하는 것에 주안점을 둔다.

학술 부서

2003년, 헬스케어에 관련된 허위 정보를 감소시키고 부정을 예방하기 위한 노력의 일환으로 미 연방 정부의 감사관실Office of Inspector General, OIG은 '제약

업계에 대한 준수 프로그램 지침' 이라는 이름의 지침서를 발행했다. 법적 내용이 아니었음에도 불구하고 모든 제약 관계자들은 필수적으로 지침을 준수하도록 요구되었다. 이 지침서의 준수 사항들은 모든 활동의 투명성을 증진시켰다. 특정 지침을 담은 문서는 제약 관계자들이 내부적으로 어떻게 준수 프로그램을 지키도록 활동해야 하는지에 대한 개략적인 윤곽을 제시해주었고, 결과적으로 제약산업에 상당한 변화를 가져왔다. 가장 주요한 변화는 회사의 연구개발부서 및 학 술 부서로부터 상업 활동이 명확히 분리된 것이다. 또한 영업의 역할과 기업 외부에 있는 소비자나 주주들의 관점에서 파생된 개인들을 대비시켜 명확히 구분할 수 있게 되었다. 이러한 변화들로 제약회사는 상품의 영업과 판촉활동에만 치중하던 패턴을 그만두고, 믿을 만한 잠재력 있는 회사의 이미지를 유지하면서 해당 회사의 학술 부서를 통해 전문가들이 객관적인 의료적 정보들을 제공하기 위해 노력하도록 만들었다.

학술 부서는 복잡하고 과학적이고, 공정하며 균형 잡힌 비상업적 제약관련 정보를 기업 내부 직원들이나 외부의 고객들(의사들)에게 직접적으로 제공한다. 이 부서에서 수행하는 다양한 업무는 일반적으로 의학적 정보, 의학적 연락체계, 출판, 그리고 집필을 포함한다. 조직과 관리의 관점에서 생각할 때 이러한 보안 장치는 보통 회사가 과학적 정보의 교환을 상업적으로 사용하지 않는다는 것을 보장하기 위해 존재한다. 이 때문에 의료 관리와 의사소통 정책의 필요성이 생겨났다. 상당수의 제약 회사 학술부 담당자들은 그들의 부책임자에 보고를 하고 그가 다시 학술부서 대표 혹은 최고경영자에게 보고를 한다. 지침을 준수하기 위하여 판매 실적에 따라 부서의 직원들에게 보너스를 지급하는 방식은 금지되었고 투자 수익과 같은 용어를 사용하는 것도 금지되었다. 이에 따라 학술 부서의 목표는 사실상 더욱 인지적인 것이 되고 판매 실적을 목표로 하는 것에 비해 훨씬 측정하기 어려워졌다. 이 학술부라는 보안적 규제장치가 제대로 작동하도록 하기 위해 FDA는 학술 부서의 활동을 규제하지 않는다.

현장 기반 의료인력의 역사

최초의 현장 기반 의료field-based medical, FBM 전문가는 1960년대 미국 미시건 칼라마주의 업존 컴퍼니가 제품 라인을 공개하며 전통적이고 독특한 소비자들의 요구에 대응하기 위해 기술적으로 훈련된 건강관리 전문가 팀을 현장 배치한 것에서 유래를 찾아볼 수 있겠다. 이 모델을 인디애나의 인디애나폴리스에 위치한 일라이 릴리사가 이어받아 약사들을 고용, 제약 영업사원의 역할과 현장에서 필요로 하는 의료 역할을 모두 맡기는 방식으로 지속되었다. 제약 회사는 전통적인 판매 방식에서의 처방자와 건강 관련 의사결정자들에게 정보를 전달하기 위해 약사나 간호사들을 고용했다. 숙련된 건강 관련 전문가들을 고용하는 것이 의약품을 디테일링 할 때 상호 간의 관계를 증진시키는 것에 도움이 된다고 본 것이다. 1980년대에 들어서는 회사의 판매 인력이 늘어나고 직무에 대한 철학이 바뀌면서, 대부분의 제약 회사들은 의료 서비스전문가에게 1차적인 영업전문가의 역할을 맡기는 경향에서 차츰 벗어났다.

영업 기회가 확대되는 시기에 접어들자 제약산업에서 커리어를 쌓는 것에 관심을 보이는 약사나 간호사들의 수보다도 이들을 필요로 하는 수요가 더 많아졌다. 많은 회사들은 약사, 간호사, 의사들에게 기존과 다른 새로운 역할을 부여해, 기존에 있던 영업 인력보다 더 적은 수의 전문 인력으로 유효 적절히 활용하고자 했다. 이렇게 고용된 전문가들은 기존의 건강 서비스 전문인력이었던 약사, 간호사, 의사가 보기 힘들었던 면에 대해 보다 잘 접근할 수 있었다. 초기에는 많은 회사들이 이러한 현장기반 의료인력들을 조직화된 차트로 나열하여 영업부 및 마케팅부의 대표들을 통해 대부분 회사 본부에 있는 의료 인력에게 보고했다. 이러한 초기의 현장 의료 팀은 의료 연락담당자, 의료 컨설턴트, 학술 부서 컨설턴트, 지역 의료 전문가, 과학적 연락담당자 등의 다양한 이름으로 불려졌다. 이 팀들은 상품 정보와 관련된 보다 많은 서비스(지역, 주, 그리고 국가적 의료 관계와 같은 상호 업무 관계)를 제공하고 다양한 프로젝트들을 진행하는 동안 기존의 현장 판매 인력과 더욱 잘 접촉하기 위해 구성되었다. 이러한 프로젝트들은 종종 의약품 사용 평가drug use evaluation, DUE와 지속적 교육을 대비하기 위한 보조 역할을 수행했다.

시간이 지나면서 2003년 발행된 OIG 지침서와 같은 관리 지침들에 변화가 생겼는데, 모든 현장의료인력들 간의 보고 양식과 업무 규칙에 상당한 변동이 있었다. 앞서 언급한 바와 같이 회사들은 OIG 지침을 준수하기 위해 기존 영업사원들이 현장에서 다른 의료 전문가들을 만나는 것을 막았다. 최근에는 현장의료인력이 학술부서를 통해 보고를 하는데 학술부는 현장부터 본사 임원들까지 다양하다. 현장 기반 의료인력들은 여전히 의료서비스 제공자들과 관계를 맺고 있지만 거의 대부분 그 가운데서도 여론 지도자나 주요 의사결정자들에게 집중하고 있다. 이들의 역할은 다음과 같은 목적 달성을 목표로 상시 의료서비스 전문가와 협의하는 것이다.

- 회사의 의학적 정보를 대변하는 것
- 연구 이전인 분야에 대한 질의에 응대하는 것
- 회사의 전반적인 판매 전략을 수립하는 데 유용할 만한 시장 정보를 모으는 것

학술 담당자의 역할

학술부 담당자Medical Liaison, ML들은 회사의 영업 인력과는 구분되는 하나의 주체적인 역할을 담당한다. 제약 업계에서 같은 학술 담당자의 역할을 두

고 부르는 이름은 여러 가지를 사용하고 있다. 학술 과학 담당자medical science liaison, MSL와 의료 과학 관리자clinical science manager, CSM 등 여러 가지 직책명으로 부른다. 현재는 산업 전반적으로 학술담당자가 건강과 관련된 분야에서 의사나 약사 등의 최종 학위를 갖는 것이 표준이 되었다. 이를 통해 학술 담당자들은 건강 관련 산업을 이끌어가는 이들과 함께 과학적 정보들을 상호 교환하는 업무를 수행할 수 있다. 또한 특정 질병군에 대한 전문 지식을 바탕으로 그들의 고객들에게 악명을 떨치고 있거나 존경 받고 있는 모든 의료서비스 제공자들과 일대일의 관계를 형성할 수도 있다. 2000년대 중반부터 학술 담당의 개념은 제약산업 전반에 더욱 널리 퍼지게 되었는데, 이는 기존의 판매 및 마케팅 부서들이 허위 사실을 홍보하거나 의약품의 남용을 부추긴 사례 보고가 증가했던 것도 이유가 될 수 있을 것이다.

의료 업무 담당자의 역할은 주요 의학 전문가(key opinion leader, KOLs 또는 opinion thought leader, OTLs)와 같은 이들로부터 조언을 얻고 필요한 의학적 정보를 제공하는 것이다. 어떤 질병 상태에 대한 과학적인 정보를 얻고 환자들을 치료, 관리하는 것은 최신의 심도 깊은 의학 서적을 필요로 한다. 따라서 학술 담당자들은 다양한 의학 서적 데이터베이스에서 빈번한 검색을 통해 정보를 얻고 출간된 서적들에 대한 평가 능력도 증진시키게 되었다. 학술담당자들은 FDA의 승인 없이 처방된 의약품 정보에 대해서는 사전에 대비를 할 수 없었다. 그런데 만약 의료진이 FDA 에서 승인 받지 않은 의약품을 사용하고자 한다면 학술 담당자들이 학술적 문헌을 증거로 제시하면서 그에 대한 답변을 할 수 있다. 대신 학술 담당자는 답변 시 의약품의 적응증을 분명히 해야 한다. 이들은 반드시 FDA의 의약품의 교육과 홍보, 판촉 행위에 대한 가이드라인을 준수해야 한다. 학술 담당자들은 치료에 있어 매우 주요한 역할을 한다고 볼 수 있는데 왜냐하면 학술 담당자들이 주로 약국이나 치료 위원회가 요구하는 질병 상태 정보, 의약품경제학적 정보, 삶의 질 관련 데이터 등과 같은 임상 데이터들을 수집을 주도적으로 담당하기 때문이다.

학술 담당자들이 특정 의료 학회들을 참석하는 것도 회사를 위해 할 수 있는 중요한 역할 중 하나이다. 지구 곳곳에서 각자의 연구소에 머물러있던 주요 의학 관계자들을 한자리에서 만날 수 있는 기회를 갖는 것은 학술 담당자들에게 매우 유용하다. 게다가 이들은 질병군에 대한 최신의 정보들을 꾸준히 얻기 위해 임상 회의나 총회 발표에 참석한다. 또한 의료 학회에서 경쟁사들에 대한 정보나 새로운 사업 기회에 관련된 정보를 얻을 수도 있다. 총회에서의 발표 이후의 시간은 잠재적으로 이러한 정보들을 얻을 수 있는 장소가 된다. 학술 담당자들은 각종 학회에 참석해 어떤 정보를 수집하고, 그 정보를 통해 얻은 결과들을 상부의 본사로 보고할 것인지 미리 그 계획을 수립한다.

학술 담당자들에 대한 보상

앞서 언급한 바와 같이 학술 담당자들의 업무 성과는 판매실적을 기준으로 평가하지 않는다. 그런데 다음과 같은 정량적 요소들이나 활동들은 ML들의 업무 성과를 측정하는 것이 일반적 기준이 아님에도 불구하고 흔히 사용되게 되었다.

- 진행한 프레젠테이션의 횟수
- 연구 프로젝트 참여 정도
- 교육 프로그램의 참석
- 의견개진 정도 또는 치료 활동 관리에 대한 참여도

학술 담당자의 업무 성과 측정 지표는 자연히 정성 평가가 되었다. 예를 들어 다음과 같은 업무를 성취했는지를 보고 업무 성과를 평가하는 것이다.

- 과학적 지식에 대한 전문가적 수준을 유지하는가?
- 과학적 지식을 내부 및 외부의 고객들에게 전달할 수 있는가?

• 회사와 정부의 가이드라인을 준수하는가?

• 의료 집단의 요청에 적절히 응하는가?

예시7-1 뉴론틴Neurontin과 미승인 의약품의 판촉

2004년 5월, 화이자사는 신경병성 통증약 뉴론틴Neurontin[Gabapentin]에 대한 불법적 판촉 행위에 대한 대가로 430만 달러를 연방 정부에게 변상하게 됐다. 파크 데이비스사(Parke-Davis, 현재 화이자의 자회사로 편입)의 학술 담당자였던 데이비드 프랭클린 박사는 회사로부터 뉴론틴을 불법적으로 승인되지 않은 용도로 판촉 활동을 해줄 것을 요구 받자, 회사를 그만두고 연방 정부의 허위 요구 행위False Claims Act의 내부 고발자 조항(qui tam 조항)을 근거로 소송을 제기하였다.

그의 소송을 통해 회사가 뉴론틴을 승인되지 않은 용도로 판촉하기 위해 자문 위원회, 지속적인 의료 교육, 주요 의학 전문가들의 영향력 행사 등 다양한 방법들을 판촉 전략으로 수립했던 것이 밝혀졌다. 특히 파크-데이비스사는 통증과 편두통 치료와 같이 승인되지 않은 뉴론틴의 용도에 대한 판촉 메시지를 알리기 위해 여러 가지 의료 지향적 의사소통을 사용했다. 자문 위원단과 같은 특정 활동들은 문제가 되지 않았음에도 불구하고 대부분의 제약업자들은 위에서 언급된 활동들에 관여하였고 파크-데이비스사가 판촉 활동으로부터 독립적으로 구상된 활동들에 대해서도 판촉적인 강조를 하였던 것이 문제가 되었다(Steinman, Bero, Chren, & Landefeld, 2006).

KOL의 선정과 이들의 활용

제약산업과 관련한 헬스케어 분야의 주요 전문가를 일컫는 용어로는

KOL Key Opinion Leader과 함께 OTL Opinion Thought Leader, HCL Healthcare leader, KDL key decision leader 등이 다양하게 쓰인다. 제약회사는 KOL을 선택할 때, 임상이나 제품의 수명 주기와 같은 주요사항을 참고하게 된다. 다양한 분야의 KOL들이 제품의 전임상과 임상초기 단계에서 매우 중요한 역할을 한다.

KOL에 대한 인식은 회사 내 학술부 담당자나 프로그램에 의해서 이루어진다. 과학자나 정보 제공자가 해당 분야에서 지도자 급인지를 판단하는 전통적 기준은 다음과 같다.

- 주요 의학센터의 교수진(조교수 또는 정교수)
- 그 분야에서 입증된 전문가여서 다양한 연구실적이 있거나 또는 권위 있는 책이나 논문을 출판한 경우
- 국내/해외의 의학 학술 미팅에 초청된 연자
- 의료법규제정 참여자
- 의료협회 대표자

KOL 선정을 논의할 때 처방 데이터 량은 참고하지 않는다. 만일 이 후보자들이 연구, 출판, 교육에 종사할 경우 환자들을 보는 시간이 줄어들 것이고 높은 처방률이 기록되지는 않을 것이기 때문이다. 또한 이들을 선택할 때 높은 처방률에 근거하는 것은 리베이트 또는 처방에 대한 보상으로 보일 위험이 있다.

제약회사의 여러 부서에서 이들을 다양한 방식으로 활용한다. 회사마다 혹은 같은 회사의 다양한 부서마다 KOL들의 역할과 성과는 다양하다. 예를 들면 임상연구부서가 임상계획을 디자인 하거나 결과를 측정해야 할 때, 의학 단체들의 요구가 있을 때 이들의 자문을 구할 수 있다. 마케팅과 세일즈 부서에서는 제품 주기 관리, 광고 자문, 방송기관의 사용에 대한 조언을 요청할 것이다. 학술부와 의료인 단체는 현재 의학 트렌드에 대해 조언을 구하

고자 KOL을 활용할 것이다. 부서들의 특성들 마다, 그리고 제품의 수명 주기에 KOL의 역할은 달라진다. (그래프 7-1)

그림7-1 학술적 활동 vs 제품 수명 주기

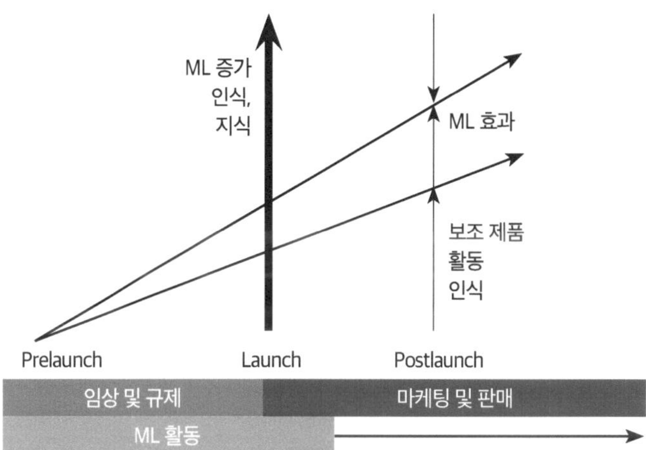

참고 : Winter-Sperry, R. L. (2006 April). Leveraging the contributions of medical science liaison in changing and challenging times. Product Management Today 26-31. Retrieved from http://scientificadvantage.com/article_pmt.pdf

그래프 7-2 KOL 인식과 가치 vs 제품 수명 주기

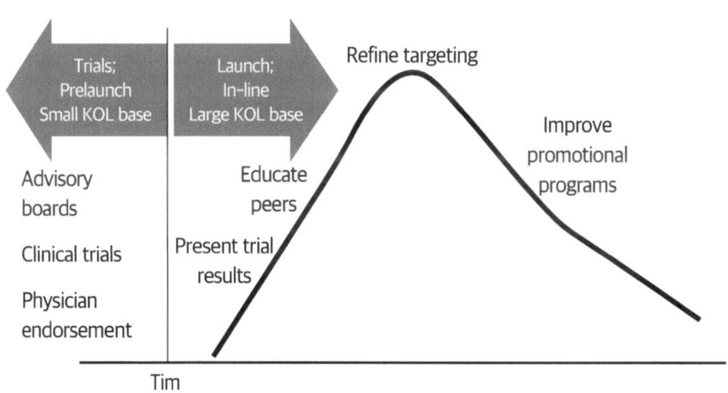

참고: Cognizant Technology Solutions via marketRx.

KOL 섭외는 보통 제품 출시가 예상되는 시점으로부터 몇 년 전에 진행한다(그래프 7-2). 제약회사는 소수의 KOL에 의존하여 중요한 임상을 진행하고 초기에 자문위원회 회의를 개최한다. 출시 직전에는 회사와 KOL들의 관계가 급격히 발전하게 된다. KOL들은 많은 교육관련 심포지엄에서 질병상태, 치료 범위 또는 실질적인 약을 알려주고, 주요 의학 컨퍼런스에서 같은 의학 전문가들을 교육시킬 목적으로 임상 데이터를 제시한다. 제품의 FDA 승인이 있기 전 교육기간 동안 KOL들은 안전성과 효능에 대한 홍보는 피해야 한다. 왜냐하면 승인 전 홍보는 불법이기 때문이다.

출판

바이오 학술 저널에 출판된 논문은 제약회사에 상당한 영향을 미치게 되고, 제약회사는 장기간에 걸쳐 제품 주기에 맞춘 출판 계획을 세운다. 출판할 원고의 경우에는 약의 FDA 승인 이전 초기 연구단계에서 제출되고 준비되어야 한다. 예를 들면, 전임상 실험에서는 물질의 효과 또는 임상에서 약의 약동학적 특성에 대한 보고를 하게 된다. 안전과 효율성 데이터를 결정하고 NDA[New drug application]의 제출자료로 쓰이는 3상 임상자료가 의학 논문으로 자주 출판된다. 비록 제약회사 내의 출판 담당부서가 많은 교육을 받았다 하더라도 주도권은 학술 부서가 갖는다.

수년간에 걸쳐 제약회사의 계획 하에 나온 의학논문은 정부와 언론의 정밀한 조사를 받는다. 제약회사가 제출한 수많은 연구결과에서는 약에 대한 좋은 결과는 많이 나오는 반면 부정적 결과는 거의 보이지 않는다. 많은 언론인과 의학협회 그리고 일반적인 내과의사는 회사가 후원한 연구의 진실성에 대해 의심하게 된다. 회사가 후원한 연구는 FDA 승인에 필요하므로 회사에서 전략적인 홍보용 정보를 만드는 프로젝트에 후원하였을 때 언론에서도 이슈가 될 수 있다.

다른 부적절한 상황들은 회사가 출판을 위한 연구 디자인에 영향을 미친다거나, 부정적인 결과를 은폐하고 대필을 하는 형태로 나타날 수 있다. 대필은 원작자가 글을 쓰고 다른 작가에게로 저작권이 넘어가는 것이다. 제약산업에서 외부의 작가가 제약회사가 제공한 데이터를 가지고 의학 저널 논문의 초안을 작성하고 논문이 다른 저자를 기입하기도 한다. 예를 들면, 특정 관련 분야의 유명한 내과의사 또는 연구자로 집필자를 바꾸는 것이다.

예시 7-2 대필 

세계 의학 작가 연합(전세계 의학 저술 작가들이 모인 비영리 기관)은 대리 출판에 대한 엄격한 정책을 가지고 있다. 비록 의학 작가가 합법적인 정보 제공자일지라도, 그들의 역할과 계약은 초안에 명시되어야 한다. 대필은 정직하지 못한 행위이고 받아들여져서는 안 된다.

대개 의학 저술은 제약회사를 대신해 행해지고 상업적 연관성을 갖고 있다. 예를 들면 홍보회사가 전문적인 의학 작가를 고용하여 기사를 준비하거나 기사를 의학 전문가에게 맡겨 수정만 부탁하고 원문 작가 대신 수정한 사람의 이름을 적는다. 전문가는 도움에 대한 대가로 돈을 받거나 연구자는 전문적인 작가를 고용하고 연구자의 기사인 것처럼 제출하는 경우도 있다.

2005년 브리티시 메디컬 저널BMJ은 아스트라제네카사의 대필 사례를 다룬 바 있다. 2011년 8월 린다 로드버그는 제약회사에서 의학 대필 작가로 살아온 자신의 삶에 대해 공개했다. 그녀는 제약 연구논문, 의학 저널 기사, 출판계획, 평생 의료 교육 프로그램CME등을 저술 해왔으며, 마지막으로 그녀의 삶에 대해 저술함으로써 의학 작가로서의 경력에 결정타를 날렸다. 주의 결핍 과잉 행동 장애ADHD 논문 초안 작성 당시 그녀는 약물학 수업에서 배웠던 경험을 바탕으로 제품을 잘 아는 내과의사 작가와 의견을 교류하려고 시도했지만 단박에 거절당한 채 홀로 작성해야 했던 것으로 알려졌다.

이러한 사안을 다루기 위하여 2003년에 현재 의료 연구에 종사하는 생물학 관련 작가 모임은 '제약회사를 위한 바람직한 출판 윤리'를 발표했다. 이 가이드라인은 편향된 출판과 전문 의학 작가의 역할을 기술하고 있다. 일반적으로 의학 논문은 원하거나 원하지 않은 결과 값이 모두가 있을 때 정직하다. 원하지 않는 결과 값이 누락되거나 원하는 결과 값만 출판되는 경우에는 왜곡된 논문이다. 그러므로, 제약회사는 시장에 나온 상품에 바람직한 출판 윤리를 적용하여 임상시험 자료를 출판하기로 했다. 게다가 미국은 국립보건원NIH www.clinicaltrial.gov을 정보부로 유지하고 미국과 전세계에서 연합하거나 또는 독단적으로 지원하는 임상 결과 데이터베이스로 연구소의 역할을 유지한다. 정보부는 임상 목적, 참석자, 위치, 전화번호를 포함한 상세 정보를 지원한다.

앞서 언급했듯 제약회사의 학술 부서는 의학협회에 정보를 제공할 때 가능한 근거가 있는 정보만을 전달해야 한다. 근거들은 객관적이고 공정해야 한다. 그러므로 제약회사는 이러한 사안에 대해서 부정적인 인식을 피하기 위하여 회사는 아주 잘 정돈된 출판계획을 세우는 것 예를 들면 각각의 계획된 기사, 요약본 등의 검수가 중요하다. 게다가 제작물, 총 합본review, 출판물의 승인에 대한 정확한 절차와 정책을 회사 내부에 신중하게 갖고 있으며 국제적인 의학 저널 편집 가이드라인 위원회(ICJME, 2010)를 잘 준수하고 있는지도 살펴보아야 한다. 이러한 가이드라인은 모든 의학 저널에 제출한 초안의 원작자가 하는 쓰기와 편집에 대한 도덕적인 요구사항을 설명하고 있다. 그리고 초안에 대한 후원의 투명성도 지켜져야 한다.

리프린트의 사용

영업부서와 학술부 담당 직원들은 매일 같이 출판물을 접하게 된다. 영업사원들은 리프린트를 배포하기 위해 내부 검토과정을 거쳐야 하는데 다음의 하나 또는 두 가지 범주 안에 해당해야 한다. 첫째는 승인 받은 리프린트본은 제품을 승인 받게 한 주요한 임상의 결과를 포함함으로써 홍보용으로 쓸 수 있어야 한다는 것이다.

둘째로 영업부는 때때로 적응증 외의off-label 출판물을 배포한다는 것이다. 이러한 출판물은 승인되지 않은 방법으로 승인된 약물을 사용한 연구결과이다. 2009년 1월, FDA는 사업 가이드라인으로 '기 승인된 약의 승인되지 않은 새로운 사용 그리고 승인 약물 혹은 허가된 의료기기의 의학 또는 과학적 근거에 의한 출판 및 의학 저널 기사의 배포를 위한 좋은 리프린트 실제'를 발행했다. 이러한 가이드는 배포와 제품 종류가 특정 상황에 적합하다면 적응증 외의 기사도 배포하는데 문제가 없도록 안전망이 되어준다.

학술 담당자들이 KOL과 대화할 때 종종 저널을 사용해 부가 설명한다. 이러한 경우, 승인 받지 않은 출판물은 감시 받지 않는다. 그러나 회사는 시스템을 갖추어서 부가설명이 필요한 부분을 찾아내고 어떤 자료를 학술부에서 제공해 설명 할 것인지를 정해야 한다.

요약

이번 챕터에서는 학술부가 제공하는 서비스는 무엇이고 비록 영업실적으로 평가되지 않는다 하더라도 어떻게 이 부서가 회사의 제품 브랜드 성공에 기여하는지를 설명했다. 학술부 담당자는 의학 전문가들의 부가 질문에 대해 과학적 답변을 해야 할 의무가 있다. 그리고 FDA에서 제정한 요구조건에 준수하는 회사 제품 정보를 배포할 의무가 있다.

질문

1. 영업사원의 수는 계속해서 줄어 들고 내과의사 방문기회는 감소하는 상황에서 제약회사가 앞으로 발전하는데 학술 담당자는 어떻게 도움을 줄 수 있을까?
2. 제약 마케팅에서 의학 논문의 역할을 설명하고 왜 학술 담당자들이 그들의 역할은 판매가 아닌 정보수집이라고 말하는 것인가?
3. 만약 제약회사가 KOL을 처방량을 가지고 선택한다면 이러한 행위는 소비자 또는 정부 감시관에게 부정적으로 인식될 수 있을까?
4. 내과의사에게 리프린트를 남겨도 되는 합리적 이유를 설명하라. 기사의 선택, 공정성 조절, 정부 규제, 회사 정책, 약 사용에 승인여부를 고려하여 답변하라
5. 처방자의 제품 지식 확장을 위해 과학적 근거 자료를 전달하는데 있어서 제품 수명주기 가운데 어떤 시기에 전달하는 것이 가장 효과적인가?
6. 처방이 저조하더라도 KOL 섭외 대상으로 고려 해야 하는 이유는 무엇인가?
7. 영업 및 마케팅 부서와 학술 부서 사이에 생겨서는 안될 장벽이란 무엇인가?
8. 정보화 시대에서 제약회사가 가진 어떤 것이 과학적 정보의 접근성에 영향을 줄까?
9. 제약회사에서 제공하는 홍보용 자료와 과학적 자료를 구분 짓는 가장 큰 차이는 무엇일까?
10. 학술부의 역할이 중요해지는데 FDA 또는 법률 제정자는 정책적으로 감시를 줄이면서 어떻게 하면 제약회사가 법률을 준수하도록 할 수 있을까?

CHAPTER 8

개발 부서

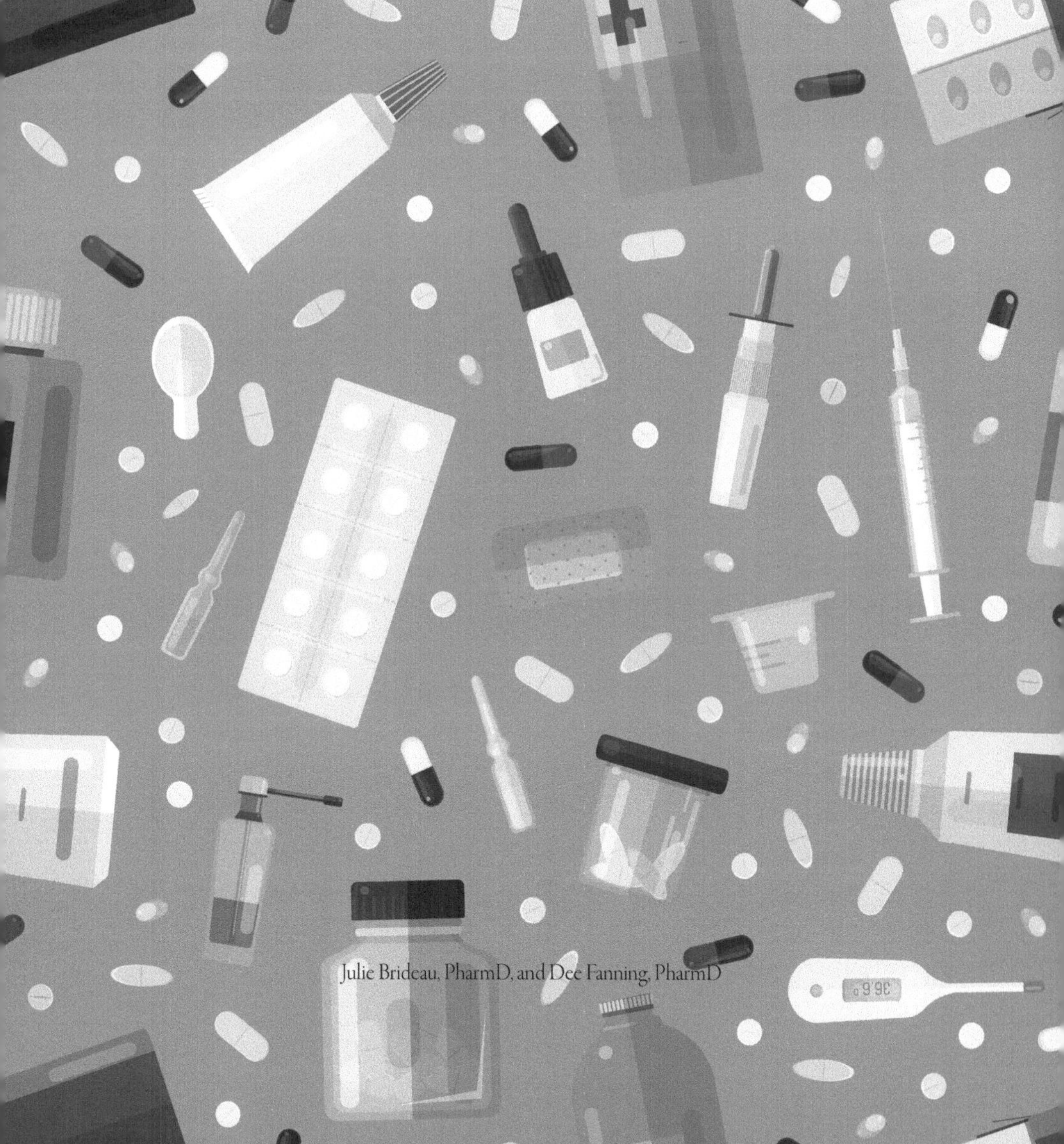

Julie Brideau, PharmD, and Dee Fanning, PharmD

학습목표

1. 법, 규정, 사건, 그리고 처방전 홍보 감독을 결정하는 조건들을 파악하고 설명한다.
2. 처방약품홍보사무국office of prescription drug promotion-OPDP의 정의와 역할, 그 조직을 설명한다. 또한 이 OPDP가 다양한 법과 규정들을 어떻게 강화하는지를 설명한다.
3. 다양한 OPDP 산업 지침 문서를 구별하고 제약 마케팅에 어떠한 영향을 주는지 설명한다.
4. 생물학적 및 일반의약품의 마케팅을 감독하는 조직과 구조를 파악한다.
5. 기업 컴플라이언스corporate compliance, 진실성integrity 및 기업 준법 약정corporate integrity agreement을 정의하고 현재의 마케팅 환경에서의 제약 제조업자들에게 그것들의 중요성을 설명한다.
6. 감찰국OIG 에 대해 설명하고 그 역할과 연방 사기 및 제약 마케팅에 남용 법에 미치는 영향을 설명한다.
7. 제약 연구의 역할과 미제약협회PhRMA와 그들의 의료 전문가와의 상호 작용에 대한 규약을 설명한다.

의사에게 의약품을 판촉하는 행위는 지난 수십 년간 진행돼왔지만, 최근 10년간 판촉비와 주요 언론을 통한 판촉활동은 유독 기하 급수적으로 증가했다. 미국은 모든 새로운 의약품과 의료기기가 시장 출시에 앞서 FDA의 승인을 받아야 하므로 제약회사의 마케팅 규제 및 홍보 관행에서의 FDA와 정부 개입의 수준이 크게 증가한 것이다. 신약승인신청New Drug Application, NDA 보고서에 제시된 약물 유효성 데이터의 과학적인 검토를 통해 이 약물의 이익benefit이 위험risk보다 크다는 것을 보장하는 것이 FDA의 역할이다. 의약품 또는 의료기기가 승인되어 판매 가능하면, 제조사의 마케팅 관행은 여러 정부 기관과 산업 단체의 감독과 통제를 받는다. 이 장에서는 처방 의약품의 마케팅을 통해 처방 의약품 및 관련 정부 기관의 설명과 관할 구역의 현재 규정을 만들게 된 사건 한가지를 간략히 설명할 것이다.

정부의 처방 의약품 규제의 간략한 역사

미 연방 정부는 처방의약품 또는 특허가 만료된 100년이 넘는 의약품에 대한 안전 확보를 하였다. 모트린Motrin[ibuprofen] 또는 나이퀼NyQuil[acetaminophen, dextromethorphan, doxylamine, succinate과 같은 일반의약품OTC와는 다르게 처방의약품prescription medications 은 일반적인 소비재와 다르게 간주한다. 왜냐하면 이 약들은 약으로 치료되는 환자의 상태를 진단하고, 필요한 약을 추천한 후 효과 및 부작용을 포함한 약물의 사용을 감시하는 등의 처방이 가능한 면허를 소유하고 있는 전문가를 필요로 하기 때문이다. 지난 몇 년 동안, 다수의 법률, 규정(연방 규정의 코드를 포함) 및 용어가 현재 제약 규정까지 이어졌다. 표 8-1은 이러한 중요한 사건들, 규정 그리고 용어들을 요약하여 보여준다.

표 8-1 약물 규제 사건 및 용어

법률(연도), 사건, 규제 또는 용어	영향과 의미
식품위생과 약품에 관한 법률 (Pure Food and Drug Act, 1906)	첫 번째 법이 통과된 것은 정육 산업의 위험하고 비위생적 환경에 대해 대중이 분노한 결과였다. 업튼 싱클레어의 소설 '정글'에서 다뤄진 미국의 정육 가공 공급 시스템은 대중의 관심을 불러일으켰고, 그 결과 미국 국민들이 육류를 보이콧하는 상황이 벌어졌다. 이 책의 반향으로 루즈벨트가 1905년 12월 식품위생과 약품에 관한 법률을 의회에 통과시켰다.
식품의약국 (Food and Drug Administration, 1930)	초기 식품위생과 약품에 관한 법률Pure Food and Drug act은 농림부 내의 화학 담당 부서에 의해 시행되었다가 1930년에 식품 의약국이 되었다. FDA는 미국 보건복지부 산하의 소비자 보호 기관으로 새로운 식품 및 건강 관련 제품의 승인을 조절하기 위해 설립되었으며 국가의 식품과 의약품 공급의 안전을 확보하는 일을 수행한다.
연방 식품, 의약품, 화장품법 (Federal Food, Drug, and Cosmetics Act, FD&C, 1938)	의회에서 통과된 어린이 인후염 치료제 중 하나에 달콤한 맛을 내는 디에틸렌 글리콜이 포함된 엘릭서제(단맛과 향이 있는 내복약)를 복용한 어린이들에게서 심부전과 몇몇 어린이들이 사망하는 사건이 발생했다. 이 사건 이후 연방 식품, 의약품, 화장품법(FD&C법)은 제조업자와 마케터에게 개발된 약이 안전하고 상거래에서 약물을 판매하기 전 FDA의 검토 및 승인을 의무화했다.
Durham-Humphrey 개정 (Durham-Humphrey Amendment, 1951)	초기 FD&C 법에 대한 이 개정안은 의학 전문가의 감독이 필요한 약물의 종류를 정의했다. 이렇게 분류된 처방약은 오직 처방전이 있을 때에만 약물의 지급이 가능하다.
Kefauver-Harris 개정 (Kefauver-Harris Amendment,1962)	유럽의 임산부에서 흔히 사용되는 탈리도마이드thalidomide로 수많은 심각한 기형아 출산이 일어난 이후 FD&C법이 다시 개정되었다. 후원자는 약의 안정성과 효과성을 입증해야 하며 또한 이러한 법 개정으로 FDA는 처방의약품 마케팅은 물론 식품, 화장품, 의약품, 바이오 의약품 그리고 의료 장비를 포함하는 인간과 동물에 사용되는 전 제품으로 관할 범위가 확대되었다.
허위표시(Misbranding)	FD&C 법에 따르면, 광고나 표시가 허위 또는 오해의 소지가 발견된 약물은 허위표시로 간주된다. 예를 들면, 성인에게만 승인된 알레르기 약물에 대한 광고가 초원에서 행복하게 놀고 있는 어린이의 사진을 포함한다면 허위표시로 간주될 것이다. 이는 아이들이 사용해도 안전한 약물로 오인되기 쉽기 때문이다. 허위표시된 보톡스 주사를 제공하는 의사에 대한 FDA의 대응은 그림 8-1을 참조한다.

미국연방규정집 (Code of federal Regulations, CFR)	CFR은 미국 연방 정부의 행정 부서 및 기관의 규칙과 규정을 체계화한 것이다. 처방 의약품의 광고 및 판촉을 포함하는 연방 규정은 21 CFR Part 202 및 Part 314을 참조한다. **21 CFR Part 202** Part 202는 제품의 패키지에 삽입되는 모든 홍보 가능한 내용은 공식적인 것으로 간주하여 승인된 내용만을 담고 효능과 위험성이 공정 균등하게 표기 제공되어야 함을 규정한다. 또한 상표명에 대한 요구사항과 기존 상표generic name사용, 크기 및 배치(즉, 기존의 이름이 적어도 상표명의 측정된 크기의 절반이어야 하며 제형과 활성 및 삽입 성분에 관한 기타 요구사항을 정확하게 서술해야 한다. Part 202는 같은 인구집단에서 나타난 정확한 증거 없이 경쟁사 제품과 안정성과 효능을 비교하는 것을 금한다. 또한, 제약회사의 모든 광고물은 안전 정보 요약 포함이 요구된다. **21CFR Part 314** 2011년 말까지Part 314에 의해 의약품 마케팅에 관한 모든 자료들은 FDA제약광고커뮤니케이션팀the Division of Drug Marketing, Advertising and Communications, DDMAC에 제출되어야 했다. FDA는 Part 314에 의거해 요구되는 홍보 자료가 제출되지 않을 경우 마케팅 승인을 철회할 수 있는 권리가 있다. 그러나 현재까지 이러한 일은 발생하지 않고 있다.

그림 8-1. 허위표시(Misbranding)

<FDA 법, 불법 보톡스 사기꾼을 단속하다>

2004년 11월, 플로리다 오클랜드 공원 의료 병원에서 보톡스 화장품 주사를 맞은 네 명의 환자가 마비되는 사건이 있었다. FDA의 범죄 수사 사무실OCI은 조사를 요청 받았다. 네 명의 희생자들은 심각한 보툴리누스 중독으로 입원하였다. 강력하고 승인되지 않은 보툴리눔 독소의 주입에 따른 결과로 일시적인 마비증세를 보였다. 그 독을 주입한 의사는 그것을 보톡스 화장품으로 건넸고, FDA는 이마 주름을 치료하는 약으로 승인했다.

플로리다 의료 클리닉 중 하나의 OCI 조사로 시작된 것은 미국에 걸쳐 의료 전문가 210 조사에 단계적으로 시행하였다. 2008년 7월 OCI의 일은 31명을 체포하는 것으로 이어 졌고, FDA에 대한 승인되지 않은 저렴한 대체 독소를 거의 1000여명의 무지한 환자에게 의도적으로 주입한 29명에 유죄 판결을 내렸다.

연방 법에 따르면, 이 FDA에 의해 승인되지 않는 한 보툴리눔 독소의 어떠한 형태도 상업적으로 사람에게 사용하기 위해 배포 할 수 없다. 이 때, 캘리포니아, 어바인Irvine의 앨러간사allergen Inc에 의해 만들어진 보톡스 화장품은 일시적으로 눈썹 사이의 찌푸린 얼굴 라인을 부드럽게 하기 위해 FDA에 의해 승인된 보툴리눔 독소의 유일한 제형이다. 보톡스 화장품은 식중독의 심각한 형태인 보툴리누스 중독을 일으키는 같은 독소의 살균, 정제의 형태이다. 두 독소 모두 보툴리눔균으로 제조된다. 소량으로 사용되었을 때 살균, 정제된 보툴리눔 독소의 주사 형태는 지엽적으로 찌푸린 얼굴 라인을 거의 눈으로 보이지 않게 부드럽게 수축하는 근육의 능력에 영향을 미친다.

문제의 근원

OCI 사무국은 가짜 보톡스 화장품을 사용하는 플로리다 병원에서부터 연구 목적으로 보툴리눔 독소를 판매한 캘리포니아 실험실까지 추적했다. 이 사무국은 애리조나 투싼의 독소 연구 국제적인 회사TRI 에서 실험실의 연구 제품 중 많이 발견하였다. TRI는 판매하였다was sell..? - 바이러스제는 명확하게 표시되었다. '인간에게 적용하려는 것이 아닌 오직 연구 목적임'. 송장 및 제품 정보 종이는 같은 경고를 실었다.

출처 : FDA

광고 및 처방약의 홍보를 포함하는 연방 규정의 전체 코드complete code에 대한 것은 다음을 참조하라: www.accessdata.fda.gov/scripts/cdrh / cfdocs/cfcfr/CFRSearch.cfm. Enter 202 or 314 in the"Title21 Part. Section" search field.

처방 의약품홍보사무국

FDA는 여러 하위계층 구조와 특수부서로 구성되며, 각 부서는 그에 대한 책임을 갖는다. 약물 감독을 담당하는 부서는 약물평가연구소the Center for Drug Evaluation, CDER로 일반의약품, 바이오 의약품, 제네릭 의약품을 포함하는 처방 의약품을 총괄한다. 약물평가연구소는 전문분야에 따라 세분화된다. 그 중 하나가 처방의약품홍보사무국the Office of Prescription Drug Promotion, OPDP이며, 이곳의 임무는 처방 의약품 정보가 신뢰할 수 있고, 균형 잡혀 있으며, 정확히 전달 되었는지를 보장함으로써 공중 보건을 보호하는 것이다. 이를 위해 포괄적인 감시, 집행 및 교육 프로그램을 진행하여 의료전문가와 소비자 모두에게 적응증과 마케팅 정보 등이 원활하게 전달 되도록 한다. 처방의약품홍보사무국은 처방의약품의 홍보에 대한 감시 기능을 갖는다.

처방의약품홍보사무국의 검토위원은 자료가 신뢰할 수 있는지 오해의 소지는 없는지 확인하기 위해 처방 의약품의 광고와 홍보를 평가 인증한다. 사무국은 의약품 홍보계획 초안에 대한 자문 논평의 제공, 지침서 제공, 교육 활동 그리고 포괄적인 감시 및 집행 프로그램과 같은 자율 준수 방식을 통해 의약품 홍보를 규제한다. 처음 사용되는 모든 광고 및 홍보 부분은 반드시 FDA 양식 2253-의약품과 생물 의약품에 대한 광고와 홍보 표시-에 기재한 후 사무국에 제출되어야 한다. (그림 8-2)

특정 약물, 예를 들어 가속 승인을 받은 제품의 경우, 자료의 사전 제출이 요구된다. 승인 후 처음 120일 동안 사용될 제품관련 홍보자료는 반드시 제품 승인 전에 제출되어야 한다. 승인 후 처음 120일 이후에 사용되는 홍보자료는 첫 사용 시기의 30일 전에 반드시 제출되어야 한다.

처방의약품홍보사무국은 FDA 양식 2253에 제출된 자료를 심사하고, 학회에 참석해 영업 담당자가 적응증 외 내용으로 홍보 할 경우 이를 저지하는 방식으로 제약 업계의 마케팅 관행을 감시한다.

사무국의 검토위원은 제약회사가 처방의약품 홍보와 관련된 법률 및 규정을 명확하게 이해 할 수 있도록 도와주기 위해 홍보 자료 제안서에 자문논평을 제시하여 제약회사가 규제 요구 사항을 충족할 수 있도록 도움을 준다. 또한 검토위원들은 규제 요구사항이 지속적이고 공정하게 적용되었는지 확실하게 검토하기 위해 제품 허가사항과 제품 홍보 자료를 비교한다. 또한 그들은 허가사항과 홍보문제 건에 대해서 FDA의 다른 부서들과 함께 일한다. 위반 가능성이 가장 큰 부분은 경쟁사, 소비자, 그리고 실무자로부터 받은 불만 사항을 통해 확인된다.

반면, 만약 홍보자료가 거짓이거나 오해의 소지가 있다고 판단되면, 사무국은 제재조치를 취할 수 있다(그림 8-3). 일반적으로 제품명이 기재된 모든 홍보물은 규제 대상이다. 광고와 홍보 자료는 반드시 식품, 의약품, 화장품법FD&C이 규정하는 요구 사항을 준수해야 하며, 승인된 제품 허가사항, 사용설명서와 내용이 일치해야 한다. 홍보내용은 근거자료로 반드시 입증된 것이어야 한다. 홍보내용은 반드시 균형을 이루어야 하며, 모든 제품 정보를 공개하고 허위 또는 오해의 소지가 없어야 한다. 약물 계열에서 가장 대표적인 제품이라면 제품을 언급하지 않는 홍보자료나 행사를 통해서도 자연스럽게 브랜드화 될 수 있다. 제품이 증거자료에 명시된 것 보다 더 안전하고, 더 효과적이라는 근거 없는 주장을 포함한다면, 잘못된 방법(예, 그래프의 데이터 포인트의 부적절한 간격)을 제시하거나 또는 실질적인 증거 없이 다른 제품에 대해 비교 주장을 하는 근거 없는 주장을 포함한다면, 홍보물은 허위 또는 오해의 소지가 있는 것으로 간주될 수 있다.

그림 8-3 생략

예시8-1 FDA의 부적절한 광고 찾기 프로그램

2010년 5월, FDA는 의학 전문가들과 소비자가 잘못된 의약품 홍보에 호도되지 않도록 경각심을 일깨우기 위한 '나쁜 광고Bad Ad' 찾기 프로그램을 시작했다. 나쁜 광고란 제품의 위험성에 대한 세부 사항을 포함하지 않았거나, 허가 받지 않은 적응증으로의 사용을 유도하는 광고, 또 제품의 효과를 지나치게 강조하는 광고로 정의됐다. 프로그램 시행 1년 후 FDA는 오해의 소지가 있는 광고를 300개 이상 접수 받았고, 이는 전년도에 보고된 100건과 비교된다. 결과를 토대로 FDA는 관련 제약회사 몇 곳에 경고장을 발행했다. FDA는 의료, 간호 그리고 제약학과 학생에게 이르기까지 이 프로그램을 더 확대할 계획이다. 이와 관련한 의사 및 약사들을 대상으로 한 웹 세미나가 FDA 웹사이트에서 이용 가능하다.

처방의약품홍보사무국 제재 조치OPDP Enforcement Actions

처방의약품홍보사무국OPDP은 광고 및 홍보를 규제하기 위한 몇 가지 제재 조치가 가능하다. 위반 고지서, 레터, 경고장, 금지 명령 또는 동의 법령, 심지어 약물 압수, 형사 처벌을 포함할 수 있다.

위반통지Notice of violation

가장 일반적인 집행 조치인 위반 통지NOV는 제약회사의 규제 업무RA 담당자에게 발행된다. 그들은 규제사항에서 벗어난 홍보자료를 언급하며 규제사항에 어긋나는 내용과 정보(예를 들어 그래프인 경우 해당 그래프)가 무엇인지 기술한다. 위반통지서는 보통 '중단하라'거나 '그만두라'는 내용들이며, 규제에 어긋난 자료의 회수를 요구한다. 그들은 잘못된 광고의 수정을 요구해 터무니 없는 홍보자료 때문에 소비자가 오인하는 것을 방지한다.

예시8-2 Merck의 위반통지서

2012년 머크사Merck는 사프리스Saphris[asenapine] 설하정에 대해 공공연하게 좋게 평가한 의사 때문에 OPDP로부터 위반 통지서를 받았다. 의사는 '주요 우울 장애MDD애가 있는 환자에게 정신분열 치료제인 아빌리파이Abilify를 처방 할 때, 보조요법으로 사프리스를 쓰면 좋다고 언급한 것이 문제가 되었다. 통지서 내용은 이러하다.

'Favazza 박사가 구두상으로 언급한 진술은 '사프리스'가 MDD에 대한 보조요법으로 사용하기에 안전하고 효과적이라는 오해를 불러일으킬 수 있다. 제품 사용설명서에 따르면, 사프리스는 조현병 환자의 치료 또는 양극성 장애 I과 관련된 조증, 조울증의 급성치료를 위한 단독 요법 또는 리튬이나 간질약 밸프로에이트valproate와의 보조요법으로 허가 되어있다. Favazza 박사의 진술은 사용설명서에 허가사항으로 기재되어 있지 않은 용도로 사프리스 사용을 제안하고 있다.'

위의 위반통지서는 FDA가 진행한 '나쁜 광고' 찾기 프로그램의 결과로 드러났고, FDA는 머크사가 이 의사의 진술에 책임이 있다고 주장했다. 이는 의사가 머크사의 직원은 아니었지만 의사가 소정의 금액을 받고 이러한 진술을 했기 때문이다.

경고장

경고장은 위반 통지서의 다음 단계이다. 일반적으로 경고장은 기업이 한 번 이상의 위반통지서를 받은 후에도 이를 준수하지 않고 위반되는 행동을 계속할 때 받게 된다. 하지만 매우 중대한 위반사항일 경우(예를 들면, 환자의 안전에 영향을 미칠 수 있는)에는 초기 조치가 경고장 발급이 될 수 있다. 경고장은 제약회사의 CEO에게 전달되며, OPDP 웹사이트에 게시되어 공개된다. 위반이 계속되면, 벌금, 감사 같은 강제 법적 조치 및 자료의 사전 제출이 필수적으로 요구된다.

처방의약품홍보사무국의 위반통지 및 경고장이 다루는 문제들은 일반적으로 다음과 같은 것들이다.

- *적응증 확대*: 홍보물이 직간접적으로 승인 외의 적응증에 대해 언급하는 경우. 예를 들면 만약 약물이 경증에서 중증도의 건선까지 치료하는 것으로 허가 받았지만 단순히 적응증에 건선 표시만 되어 있어, 심각한 상태의 건선을 포함하는 넓은 범위의 건선에 사용할 수 있다고 암시 되어 있는 경우이다.
- *고지 사항의 누락*: 약물의 적절한 사용을 위해 의사와 환자가 알아야 할 사실에 대하여 알리는 데 실패한 경우. 일례로 홍보물에 성인과 소아 환자의 12세 이상만 사용이 승인 된 것이 표기되지 않은 경우.
- *위험정보의 축소*: 홍보물에 제품에 대한 위험정보를 완전히 표기하지 않은 경우. 이는 제품의 효능에 대해서는 페이지의 대부분을 차지하거나, 크고 굵은 글씨로 표기한 데 비해, 제품의 위험정보는 읽기 어려운 작은 글씨로 페이지 하단에 표기한 것을 예로 들 수 있다.
- *근거 없는 우월성 주장*: 홍보하는 제품에 대하여 정확한 임상 시험자료 없이 다른 제품보다 우월한 것처럼 주장하는 경우. 한 예는 두 약물의 직접적인 비교 실험 자료 없이, 각 약물의 제품사용설명서에 명시된 각각의 혈압강하 %를 비교하여 두 제품의 우열을 가리는 경우.
- *효능의 과장*: 이것은 홍보자료에 임상 자료에 제시된 정보보다 더 효과적이라고 암시하는 경우다. 즉, 약물이 심혈관계 질환을 55%까지 감소시킨다는 자료가 있음에도 불구하고, 75%를 줄인다고 과장하여 표시하는 경우.

예시8-3 약물의 우월성을 주장하는 위반사례에 대한 위반 통지 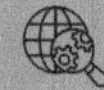

2012년 한 제약회사는 자사의 안지오막스Angiomax[bivalirudin] 부스에 근거 없는 제품 우월성을 주장하는 내용으로 OPDP로부터 통지서를 받았다. 통지서의 내용은 다음과 같다.

- "ANGIOMAX: Stable상태에서부터 STEMI까지 상태까지의 넓은 범위의 적응증에 대하여 Victories(승리)라고 표현함. (또한 강조함)
- 임상적 증거가 있는 승리(Victories)라는 표기. (또한 강조)
- 위험 범위 안에서 견줄 곳 없는 허혈 효능
- 헤파린 단독 또는 GP 2b/3a 수용체 억제제 와 헤파린 복합처방 과 비교하여, 입증된 견줄 곳 없는 허혈 효능

제약산업의 모든 제작물에 관한 OPDP 지침

OPDP는 제약산업의 광고 및 홍보에 관한 몇 가지 지침을 갖고 있다. 비록 구속력이 없고 필수사항은 아니나 지침서는 FDA의 최근 입장을 보여준다. 만약 그들이 법령과 규제사항을 충족시킬 경우 대체적인 방법이 가능하다. 모든 FDA 지침 문서의 섹션에는, '이 지침은 FDA의 현재의 입장을 설명하고 있으며, 구체적인 규정이나 법적 요구 사항이 제시되지 않는 한 권고사항으로 간주되어야 한다'고 적혀 있다. 지침서의 '해야 한다should'는 단어의 의미는 '권장된다'는 것이지, '필수적으로 요구된다'는 것은 아니다. 몇 가지 지침서는 아직 초안에 그쳐 있다. 제약 마케팅과 관련된 지침에는 다음과 같은 것들이 있다.

- *'제약산업이 후원하는 과학적이고 교육적인 활동들'*. 1998년 OPDP가 발행한 이 지침은, 어떻게 제약회사가 학회를 지원해 줄 수 있는지에 대해 설명한다. 이는 규제사항을 준수한다면, FDA의 규제를 받지 않는다는 내용을 담고 있다.

- *'소비자 대상 방송광고에 관한 지침'*. 원래 1997년에 발표된 이 지침은 모든 광고가 제품요약을 포함해야 한다고 규정한다. 방송 광고의 경우, 21 CFR 202에 제시된 적절한 규정요구사항을 충족시켜야 한다. 스폰서들은 광고에서 위험 정보에 대한 주요 문장들을 구두로 제공해야 한다. (정보에 대하여 수동적인, 능동적인 사람을 위한) 승인된 제품정보 설명서 배포를 위한 몇 가지 방법에는 수신자 부담 콜, 인터넷 사이트, '더 많은 정보는 전문의와 상담하세요'와 같은 문구의 포함 등이 있다.
- *'제약회사와 의료기기 회사를 대신한 환자 및 공중 대상 도움 구하기 및 질환 인지 커뮤니케이션'*. 이 지침 초안은 2004년도에 발행됐다. 이러한 종류의 광고와 의사소통 수단은 소비자, 의료진에게 질병이나 건강상태에 대한 교육은 하지만 의약품, 상품명에 대해서는 언급하지 않는다. 지침 대로만 지켜진다면 이러한 종류의 의사소통 수단은 FDA에 의해서 규제 받지 않는다. 이 지침은 어떻게 하면 올바른 방식으로 정보 제공을 할 수 있을지에 대해서 알려준다. FDA는 다음과 같은 특징을 가지는 것으로 정의했다.
  - 질병과 건강 상태에 대해서 교육한다.
  - 만약 대상이 소비자라면 '정확한 진단 및 치료를 위해서는 전문의와 상의를 해야 한다'는 내용이 언급돼야 한다.
  - 대상이 의료진일 경우, 특정 질병이나 건강상태에 대한 징후를 인식할 수 있도록 교육해야 하며 혹은 특정 질병이나 상태를 진단하는 것을 도와줄 수 있도록 정보를 제공해야만 한다
  - 특정 약이나 의료기기의 이름을 거론하지 말아야 한다.
  - 특정 약이나 의료기기가 관련된 추천이나 제안을 포함하면 안된다.
- *'소비자 대상 지면광고에서 부작용과 같은 위험정보를 감추는 것에 관한 요약'*. 2004년 FDA는 이 지침 초안을 출판했으며 소비자대상 지면 광고를 위

한 간단한 요약내용이 들어가 있다. 이 지침은 위험 정보를 스폰서들에게 알려줄 수 있는 다양한 옵션들을 제시하고 있다. FDA승인된 허가사항기재, 비의료진도 쉽게 이해 할 수 있는 언어의 사용, 승인된 PI에 대한 강조표시 등이 이에 속한다.

- *'의료기기와 전문 의약품 판촉 시 위험정보의 표기'*. 2009년에 출판된 이 지침 초안은 앞의 위험정보 공개에 상응하는 내용을 담고 있으며, 이에 대한 FDA의 의견을 대변한다.
  초안은 일반적인 사항들을 다루고 있다. 일관된 언어의 사용을 포함해서 신호의 사용과 위험정보의 구성안, 나열 순서 등을 포함한다. 또한 이것은 내용물의 양적인 문제, 중요도, 포괄도 등의 문제들도 포함하고 있다. 형식에 대해서도 다룬다.
- *'광고와 홍보물 내 제품명과 라벨의 배치 및 크기, 그리고 위치선정'*. 광고에서 상품명의 사용, 배치, 글씨크기에 대한 규율은 21 CFR 202에 명시되어 있다. 이 지침은 2012년도에 발행됐다. 상품명의 병렬배치, 상품명의 글씨크기, 시청각, 방송 광고, 홍보자료에서 상품명, 움직이는 전자 텍스트, 컴퓨터 기반 광고와 홍보 라벨에서의 상품명에 대한 내용을 다룬다. 이러한 요구사항들은 단일제, 복합제 모두에 적용된다.

바이오 의약품

OPDP가 약물평가연구소CDER에 의해 허가 받은 약에 대한 마케팅을 규제하는 역할을 맡는다면, FDA에 속한 생물의약품평가연구센터Biologics Evaluation and Research, CBER에 의해 허가 받은 제품들은 센터 내에 속한 광고홍보심사부Advertising and Promotional Labeling Branch, APLB의 규제를 받는다. 심사부의 역할은 바이오 의약품의 효능과 위험정보가 확실하게 오해의 소지가 없이, 균형 있게 제공되었는지 보증함으로써 공중 보건을 보호하는 것이다. 이 기구는 바이오 의약품이 식품, 의약품, 화장품법FD&C과 광고 및 판매 촉진 표시기준을 준수하는지 보증하는 역할을 한다. 바이오 의약품의 광고와 판촉물은 의약품과 동일한 규제와 규칙을 반드시 따라야 하며 FDA에서 요구하는 Form 2253을 제출해야 하는 동일 의무를 갖는다.

일반 의약품

FDA가 전문 의약품의 판매와 표시 기준에 대해서 규제하는 것을 책임지는 반면에 이것은 OTC 제품, 식품 보조제, 의료 기기, 화장품들의 표시 기준을 규제하는 역할을 한다. 연방거래위원회the Federal Trade Commission, FTC는 일반 의약품의 광고를 감시한다. 전문 의약품과 마찬가지로 일반 의약품의 광고 역시 신뢰할 수 있어야 하며 소비자를 현혹하는 내용을 포함하지 않아야 한다. 부적절한 일반 의약품의 마케팅으로부터 건강이나 안전과 관련된 문제가 발생할 수 있다는 점을 고려해볼 때, 광고는 과학적인 증거에 기반하여 입증 되어야 한다. FTC와 FDA는 그들의 활동을 효율적으로 분담하는 오랜 협조 체제를 갖고 있다.

회사의 공정거래 자율 준수와 정직성

제약회사가 마케팅 활동을 고려할 때에 만족시켜야 할 대상은 위의 단체들 만이 아니다.

감찰국the Office of Inspector General, OIG, 사법부Department of Justice, DoJ, 다양한 연방법과 주법, 심지어 제약협회와 같은 산업 협회들이 모두 제약 마케팅과 커뮤니케이션에 영향을 끼친다. 이러한 법과 기관과 조직의 주 목적은 의료인들 뿐 아니라 처방약을 사거나 처방하는 사람들이 제약회사에 의해서 부적절하게, 과도하게 영향을 받지 않도록 하는 것이다. 이러한 것들이 영업과 진료, 마케팅에 대해서 어떠한 영향을 미칠까?

연방 사기와 오남용 법은 연방정부가 노인의료보험제도 혹은 저소득층의료보장제도의 수혜자 혹은 군대, 보훈 병원의 행정에서 이용하는 제품이나 서비스에 대해서 비용을 지불할 때에 적용된다. 만일 제약회사가 불법적인 마케팅 관습을 이용하여 처방약에 과도한 비용을 지불하게 하였다면 민, 형사상의 고발 등이 행해질 수 있으며 이 때에 OIG와 DoJ가 개입될 수 있다.

공정거래 자율준수 프로그램을 위한 OIG 지침

OIG는 독립적인 기관으로, 감독관리 역할을 수행하며 미국의 보건복지부의 관할 아래에 있다. 사기와 낭비 그리고 연방 보건 프로그램과 관련된 오남용을 밝혀내고 방지하여 처벌하는 일을 하고 있다. 업무에 있어 DoJ는 OIG와 긴밀한 관계를 가지고 있으며 사건을 수사하고 기소하는 역할을 수행한다. 2003년에 OIG는 제약회사를 위한 공정거래 자율준수 프로그램 지침을 제시하였고, 이러한 지침을 통해서 OIG는 다음과 같은 점들을 발표하였다. 제약회사를 위한 공정거래 자율준수 프로그램의 기본적인 원리, 그리고 제약회사가 효율적인 공정거래 자율준수 프로그램에 대해서 개발하고 실행할 때 필수로 고려해야 하는 특정한 요소들 대한 일반적인 관점을 발표하였다. 이러한 지침은 제약회사가 허용된 면책을 성공적으로 사용하게 하였으며, 성공적인 프로그램을 운영하고 마련할 수 있도록 도와주었다. 다음은 좋은 공정거래 자율준수 프로그램으로서 갖추어야 될 일곱 가지 요소에 대한 내용이다.

- 서면화 된 정책과 절차를 실행해야 한다.
- 감사책임자와 준수 위원회를 표기해야 한다.
- 효율적인 훈련과 교육을 실행해야 한다.
- 효율적인 연락망을 개발해야 한다.
- 내부 모니터링과 감사를 시행해야 한다.
- 정리된 징계가이드라인을 통해서 기준을 엄격하게 해야만 한다.
- 발견된 문제에 대해서 즉각 반응하며 시정조치를 약속해야만 한다.

영업과 마케팅 그리고 학술부서에서는 업무를 진행할 때에 감사책임자와 부서와 긴밀한 관계를 형성함을 통해서 회사에게 도움이 될 수 있다.

연방 사기와 남용 법Federal Fraud and Abuse Laws

다양한 연방 사기와 남용법에 대해 제약 마케팅시 고려해야 한다.

부정청구 방지법False Claims Act

부정청구 방지법은, '정부에게 그릇되거나 허위의 주장을 하는 것을 금하는 법'이다. 회사는 부정청구 방지법에 의거하여 만약 그들이 정부의 보상을 위해서 부정된, 거짓된, 오해의 여지가 있는 정보를 제출할 경우에 법적인 책임을 질 수 있다. 이러한 법의 준수를 위해서는 제약회사는 완벽하고 정확한 가격을 정부에게 보고해야 한다. 부정청구방지법은 노인의료보험제도 혹은 저소득층의료보장제도의 연방 자금 지원을 받는 프로그램에 의한 지불을 목적으로 하는 거짓된 주장을 불법으로 규정한다. 의료인은 다음과 같은 특징을 갖는 서비스를 하는 경우 부정청구방지법에 저촉된다.

- 환자에게 제공이 되어서는 안됨
- 이전 청구 건으로 이미 상환 받음

• 잘못된 코드로 청구

• 진료기록에서 적절한 서류를 찾을 수 없음

정부 기관은 제약 회사가 보고한 가격으로 상환가격을 책정하기 때문에, 제약회사가 의약품에 대해서 과장되거나 거짓된 가격을 보고 한다면 이것은 법을 위반한 것이다. 또한 제약회사가 허가사항 외 적응증으로 의약품의 판매에 관여되었을 경우에도 부정청구방지법을 포함한 연방법을 위반한 것이다. FDA로부터 승인된 적응증으로 판매되었을 경우와 비교 했을 때, 불법적인 판매로 인하여 더욱 많은 처방전의 발급이 이루어 졌으며 연방 기금의 손실을 야기하기 때문이다.

부정청구방지법은 개인이 회사의 불법 행위에 대해 즉시 보고할 수 있도록 격려하며, 개인에게 법으로 정한 보상금을 제공한다. 보상금은 부정청구 방지법의 내부자 고발Qui tam 조항에 따라 연방 정부를 대신하여 지급하게 된다.

내부자 고발 조항에서 고소인은 주를 위해, 또한 그 자신을 위해 소송을 제기한다. 부정 청구방지법에 따르면 내부 고발자는 손해를 회복한 양의 30%까지 받을 수 있다. 일반적으로 이 조항들은 어떤 사람이나 법인도 연방 정부를 대신해 부정청구방지법에 소를 제기하는 것이 허용된다. 2000년대부터 해당 조항에 의해 해결된 제약 사기 사례는 3.5 조 달러 이상에 달한다.

예시 8-4 의료비 허위청구와 내부고발자들 

플로리다주의 작은 개인 약국 '벤에이케어Ven-A-care'는 미국 역사상 가장 성공적인 내부 고발자라는 명성을 얻었다. 정부의 보험 프로그램, 이른바 노인의료보험제도Medicare나 저소득층의료보장보험Medicaid에 참여하고 있는 약국들이 환급 받는 금액은 평균도매가격AWP에 근거하였다. AWP는 실제로 약국이 지불하는 가격보다 훨씬 높았으며 AWP를 기준으로 상환이 이루어져 의료 제공자에게 매우 높은 이익을 가져다 주었다. 예를 들면 2005년

캘리포니아에서 제기된 소송에서, 1g IV용 반코마이신은 6.29달러에 공급이 되었다. 하지만 캘리포니아의 노인의료보험제도에는 58.37달러가 청구가 되었다. 부정청구 방지법은 제약회사가 인위적으로 부풀려진 평균도매가격AWP을 보고한 것과 연관되어 있었고, 의약품 제조자들은 더욱 낮은 가격으로 팔았으며 의약품 제공자들이 상환을 위해서 거짓된 주장을 하는 결과를 낳았다. 평균도매가격AWP 소송 사건들로 알려진 다양한 일련의 사건들에 근거하여 Ven-A-Care와 변호인, 여러 주들과 사법부는 미국 납세자와 2011년 1월부터 협력하여 22억달러를 환수하기에 이르렀다. (Zajac, 2011)

리베이트 금지 법률Anti-Kickback Statute

소개를 통한 거래에 대해 대가를 지불하는 관습이 몇몇 직업군 에서는 완전하게 합법적임에도 불구하고, 의료 제약업계에서는 불법이며 이를 어길 시 리베이트 금지 법률을 위반하는 것이다.

이러한 규정은 구입, 처방, 주문 혹은 연방 보건 프로그램에 의해 지원을 받는 어떠한 물건이나 서비스 추천을 유도하기 위한 보수를 제공하거나 받는 것을 금지한다. 리베이트 금지 법률은 OIG, DoJ 그리고 주의 보험사기 방지팀Medicaid fraud control units, MFCUs에 의해 감시 시행된다. 다른 말로 하면 보상이나 대가는 없다는 것이며 혹은 상대가 나의 것에 흠집을 낸다면 나 또한 상대의 것에 흠집을 낸다는 이야기이다. 이러한 조항의 조건에 따르면 대가를 지불한 사람과 받은 사람 쌍방 모두 위법을 저지른 것이다. '리베이트와 같은 것은 위법이다. 왜냐하면 그들은 연방 보건 프로그램과 프로그램 수혜자에게 해를 끼치기 때문이다. 그들은 또한 다음과 같은 것들 제품이나 서비스의 과용, 프로그램의 비용 증가, 의학적 의사결정에 혼란, 환자를 조종하거나, 불공정한 경쟁들을 유발한다.'

이러한 법률은 제약회사, 처방자, 소비자들 간의 합의에 의해 만들어졌다.

비록 다수의 법적 면제사항과 면책조항이 고발상황을 막았음에도 불구하고 법에 명시된 면제와 면책조항은 점점 적용하기 어렵게 되었으며 만약 그들이 법에 명시된 면제나 면책에 대한 자격이 없을 경우에 처방과 의약품의 구입이나 추천을 유도하기 위한 보수/보상에는 철저한 검토가 필요하다. 비즈니스 용어사전에 따르면 안전 규정safe harbor은 조건이 충족할 경우에 특정 상황에서의 처벌이나 법적 책임으로부터 보호해주는 조항이다. 이러한 조항을 위반할 시 민형사상의 제재가 가능하다. 민사상의 처벌로는 다음과 같은 것들이 있을 수 있다. 1. 첫 위반시에는 제품과 서비스당 5만 달러의 민사상의 벌금형 2. 두 번째 적발 시 총 보수 액의 세배에 해당하는 벌금 3. 세 번째 적발 시 연방 보건프로그램에서 제명. 형사상의 처벌로는 다음과 같은 것들이 있다. 1. 최대 5년까지의 징역 2. 25만 달러 혹은 50만 달러까지의 벌금(연방 선고, 형 조항) 3. 연방 보건 프로그램에서 필수 제명. 세 번째 처벌은 의약품이 연방 조달 프로그램에 완전히 배제될 수 있음을 의미한다.

이러한 위법, 불법 마케팅 사례가 발각되면 다음과 같은 사항이 고려된다.

- 사용 승인 영역의 시장 총 규모
- 제약회사가 약물을 승인되지 않은 적응증으로 사용하는 의료인에게 영업활동을 했는가?
- 승인되지 않은 적응증으로 사용할 판촉예산을 두고 있는가?
- 승인되지 않은 적응증 사용으로 인한 판매실적 증가에 대한 보너스가 담당자에게 지급되었는가?
- 회사가 다른 용도를 위한 FDA 승인을 받았는가?
- 회사가 FDA 승인을 받지 않기로 결정했다면 그 이유는 무엇인가?
- 만약 회사가 허가 되지 않는 사용에 대해서 뒷받침 할 수 있는 문헌을 사용하고 있다면 그러한 문헌은 제품이 안전하고 그러한 용도에 대해서 효과적이라는 것을 주장하고 있는가?

• 회사는 약의 적응증 외 사용을 위한 전문 상담가나 자문위원을 고용하고 있는가?
• 적응증 외 처방을 한 의료인에게 인센티브를 제공했는가?

의회와 OIG는 합법적인 목적을 가지고 있지만 법률을 위반할 수도 있는 상황을 보호하기 위해서 합법적인 안전 규정을 만들었다. 개인에 맞춘 서비스 면책은 합법적인 서비스 계약과 처방자를 허가 할 수 있으며 처방자에게 최소 일 년의 기간을 가진 서면화 된 계약서가 요구된다.(기간이 제한된 특정 활동의 경우에는 더 짧을 수 있다.) 계약서는 서비스를 명시해야 하며, 회사의 요구를 만족시키기 위해서 필요한 양이 넘지 않도록 계약해야만 한다. 산발적으로 혹은 시간제로 공급되는 서비스들에 대해 계약서 상에 스케줄, 정확한 시간, 그리고 시간 사이의 정확한 요금들이 명시되어야 한다. 계약서는 총 지급액에 대해서 미리 설명해야 하며, 공정 시장 가격fair market value, FMV을 반영해야 하고, 향후 발생될 잠재적 가치 등을 반영시키는 것은 안 된다.

예시 8-5 의료비 허위청구와 리베이트 금지 법률 False Claims Act and the anti-kickback statute

2004년에 전직 영업사원과 그의 변호사는 화이자사가 연방 리베이트 금지법과 FD&C의 인가되지 않는 약품의 마케팅 조항을 위반했다는 혐의를 내세웠다. 벡스트라Bextra[valdecoxib] 제품 관련 마케팅과 연관하여 부정청구 방지법 고소장을 제기한 것이다. 회사는 책임을 인정하고 몇몇 민형사상 처벌과 2조 달러가 넘는 벌금을 정부에 지불했고, 영업 사원은 내부 고발인으로 조사를 받았으며 그리고 또한 5천만 달러가 넘는 보상을 받았다. 부정청구방지법의 내부자 고발Qui tam조항은 노인의료보험제도와 저소득층 의료보장보험을 포함한 연방과 주의 프로그램에 대한 의료비 허위청구 사건으로 인해 만들어진 제도다.

기업 준법 약정Corporate Integrity Agreements

부정 청구 방지법, 리베이트 금지 법률, 약의 적응증 외 판촉활동 사례 협정들에 의해서 기업 준법 약정corporate integrity agreements, CIAs이 맺어졌다. CIAs는 문제가 되었던 회사들과 미국 법무부(DoJ)와 합의를 거친 결과들이 통합되어 최종 OIG 와 맺은 계약상의 약정이다. 이러한 약정들은 회사를 위한 정책의 순응, 절차, 그리고 관심 있는 특정 영역에서의 성과에 관련된 광범위한 의무가 발생한다. CIA는 회사의 정책과 절차 그리고 CIA에 따른 의무에 대한 성과를 회계감사하기 위해 회사가 독립적인 검토 조직independent review organization, IRO를 고용하도록 요구한다. 만약 회사가 CIA의 의무를 지키지 못하였을 경우 벌금을 받을 수 있으며 혹은 벌금과 함께 연방 보건 프로그램의 대상에서 제외될 수 있다.

최근의 CIAs는 의료, 의료 정보, 마케팅, 영업과 같은 부서의 대표자와 관리자들 개개인에게 인증을 요구하며, 인증을 위해 다음의 분야들에서 모두 자율준수 프로그램을 따를 것을 요구한다. 영업사원의 활동, 샘플링 계획이나 의료인과의 상호작용을 위한 학술부 활동, 모든 홍보물과 서면화 된 요소들, 그리고 회사 외부로 쓰일 만한 정보들에 대해서 검토를 의무화 하는 정책, 저자와 기여자를 포함한 출판 정책, 정보의 공개, 서면화 된 협약서, 연례의 출판 계획, 출판을 왜 하는지, 모니터링과 회계감사 등의 분야가 이에 해당된다.

연방 리베이트 금지규약에 대한 의료전문가들의 상호작용

여러 법과 규제 외에 제약회사는 연방 리베이트 금지규약PhRMA Code on

Interactions with Healthcare Professionals from the Pharmaceutical Research and Manufacturers of America, PhRMA Code을 따를 것인지를 선택할 수 있다. 규약은 2002년에 처음 만들어진 자발적 규정으로 2009년에 업데이트 되었다. 규약의 주 목적은 다음의 사항을 보장하기 위함이다. 생산자들이 우리와 의료전문가들과의 상호작용이 환자에게 이득을 줄 수 있으며, 의약품의 처방을 향상시키려는 의도를 강화하고자 하는 것. 이러한 규정들은 법은 아니나 제약업계의 많은 회사들이 앞서 사용했고 현업에 잘 적용되어온 규정들이다.

규정은 제약회사가 의료인들과의 상호 관계에 있어 필요한 사항을 설명한다. 교육 프로그램, 상담자 배정, 평생 의료 교육CME 프로그램 지원 과정에서의 연자 섭외나 연자 트레이닝 미팅, 학위 지원, 교육 후원, 의료인과의 상호작용, 임상진료지침의 개발자 혹은 처방집 위원회, 처방 데이터의 이용, 수련, 코드의 준수에 대한 규정을 포함하고 있다. 규정은 유흥이나 접대뿐 아니라 선물이나 비교육적 향응 제공을 금지하고 있다. 또한 회사나 제품명이 들어간 판촉물을 주는 것도 금지된다. 이러한 구체적 규약 사항들이 회원 제약사들로 하여금 OIG의 지침과 관련 법률, 규제를 더욱 잘 준수할 수 있도록 도와준다.

이러한 규정의 또 다른 목표는 제약업계의 인식과 마케팅, 홍보의 향상에 있다. OIG는 규정 지침에서 다음과 같이 명시하고 있다.

비록 제약협회 규정의 준수는 리베이트 금지 법률과 같은 법의 문제에서는 제약회사를 보호하는 것은 아니지만, 이것은 지속적으로 사기와 남용의 위험을 줄여줄 것이며 연방 보건프로그램의 요구 조건에 해당되는 것을 준수하려는 노력에 대한 선의를 증명하는 것에 도움이 된다.

추가적으로, 전문 의약품을 판매하는 모든 회사들은 다음과 같은 협회 규정을 따라야 한다. 이러한 규정을 준수하는 것은 캘리포니아, 컬럼비아 등 여러 주에서 의무 사항이다. 이는 미제약협회 회원사가 아닌 경우에도 해당

된다.

소비자 직접 커뮤니케이션을 위한 제약협회 자율 지도 원칙의 목적은 다음과 같다. '협회 구성원으로서 헌신하며, 소비자 직접 커뮤니케이션을 함으로써 공중 보건에 기여한다'. 2005년에 개정된 원칙에 따르면, 자문, 고문을 담당하는 회사들은 사전에 처방의약품홍보사무국OPDP에 새로운 TV 광고 건을 제출해 심사를 받아야 하고, 질병의 인식과 예방을 위한 메세지를 광고에 포함해야 한다. 그리고 소비자 직접 캠페인을 시작하기 이전에 새로운 약에 대한 의료 전문가를 교육하는 시간을 충분하게 가져야 한다.

위해성평가완화전략Risk Evaluation and Mitigation Strategies

보수적이고 제한적인 규제를 가하는 것은 FDA의 사전승인 요구만으로 끝나지 않는다. 일단 승인된 후 시장에 출시되면 의약품은 환자에 효능이 위험성 보다 더 크다는 것을 알려주기 위해 고안된 위해성평가완화전략Risk Evaluation and Mitigation Strategies, REMS에 의해 통제되어 더 세심히 관리되는 환경을 가지게 된다. 그렇기 때문에 많은 이러한 위험 완화전략이 마케팅에 대한 규제를 포함하고 있으며 또한 REMS에서 정의한 허용범위를 달성하기 위해 요구되는 영업사원 규모에도 영향을 준다.

FDA는 위험성이 큰 약에 대한 환자의 안정성을 높이기 위해 REMS를 고안했다. 제약회사들은 REMS 서류를 FDA에 제출한다. 그리고 서류에는 안전한 사용에 대해서 보장하는 내용이 포함되어 있어야 하며 약의 효능이 위험성보다 더 높다는 증거 또한 포함되어 있어야 한다. REMS 프로그램의 가장 흔히 들어갈 수 있는 서류는 약 지침서로, 처음 처방을 받거나 이후에 다시 처방을 받을 때에 어떤 처방전과 함께 나누어 줄 때 필요한 문서다. 외래

환자에게 만이 아니라 입원 환자와 다른 유형의 내원 환자들에게도 약의 지침서의 배부되어야 한다. REMS의 가능한 기타 요소들은 의료 전문가들에 대한 교육에 관한 것이며 약의 안전한 사용과 환자의 등록, 환자의 고지에 입각한 동의(통보승인절차), 제한된 배부 기준과 기타 등등을 보장하기 위해 마련된 장치다.

예시 8-6 위해성평가완화전략 프로그램 예시 

장기적으로 사용해야 하는 마약성 진통제의 중독, 오용, 남용, 과용 그리고 사망이 발생함에 따라, FDA는 해당 약의 서방형 장기지속형LA/ER 진통제를 시장에 내놓은 제약회사들에 대해 REMS 프로그램을 개발하고 실행에 옮길 것을 요청했다. REMS 프로그램의 주요 내용은 처방자를 위한 교육을 요하는 것이며, 그러한 교육들은 이러한 약품들의 안전한 사용에 초점이 맞춰진다. 이런 교육과정들은 적절한 통증 관리, 환자 선택, 잠재적인 위험에 대한 환자의 인식 향상에 대한 정보를 포함한다. 서서히 방출되고 장기간 작용하는 마약성 진통마취제들은 심각하거나 보통의 통증을 진정시키기 위해서 처방된다. 다음과 같은 제품의 일반 명들은 권한을 가진 REMS 프로그램에 의해서 영향을 받는다.

- Hydromorphone
- Oxycodone
- Morphine
- Oxymorphone
- Methadone
- Transdermal fentanyl
- Transdermal buprenorphine

REMS에 의해서 최근에 허가된 약의 전체 목록은 FDA 웹사이트의 Drug

Tab에서 찾을 수 있다. www.fda.gov/Drugs/Drugsafety/postmarketdrugsafetyinformationforpatientandproviders/ucm111350.htm

어떻게 REMS를 준비를 할 것인지는 FDA의 지침을 참고한다.

www.fda.gov/downloads/drugs/guidancecomplianceregulatoryinformation/guidances/ucm184128.pdf

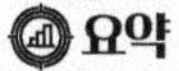

요약

특히 소셜 미디어와 같이 미국 내의 미디어의 범위가 지속적으로 늘어난다는 것을 고려할 때 FDA는 제약회사들의 주장이 신뢰할 수 있으며 틀리지 않고 오해를 불러일으키지 않는다는 것을 보장하기 위해 지속적으로 의약품의 마케팅 활동을 감시할 것이다. 이번 챕터에서는 구조와 법, 규제 그리고 당국이 소비자의 안전을 보장하기 위해 제약회사에 적요하는 지침 등에 대해 알아보았다.

토론 주제

1. 인터넷 기반의 홍보와 소셜미디어의 부상을 고려할 때 정부가 환자와 소비자의 안전 보장을 위해 무엇을 해야 할까?
2. 만약 정부가 소셜미디어의 사용에 관한 지침을 바꾸지 않는다면, 제약회사는 어떤 방법으로 마케팅과 판촉활동을 해야 할까?
3. OPDP의 규제는 과도한가 그렇지 않은가? 두 가지 상반된 입장이 되어 토론해보라
4. OPDP 지침은 법이 아니다. 그러므로 홍보나 이미지 관리 측면에서 제약 생산자가 이 지침을 준수하였을 때에 이득이 되는 것은 무엇이겠는가?
5. 다양한 제약 광고가 보여주는 제품 요약서에 대해 소비자 관점에서 토의해보자. 소비자의 눈에 이러한 광고가 생산자를 조금 더 신뢰할 수 있도록 하겠는가? 혹은 오히려 우려를 낳겠는가?
6. 부정청구방지법을 준수하기 위해 왜 제약회사가 현재 시장에서 지불되고 있는 제품 가격을 보고해야 할까?
7. 부정청구 방지법에 의해서 내부고발자가 받는 보상금에 대해 토의해보자. 지불금이 너무 과한가? 혹은 적은가? 그렇게 생각하는 이유는?
8. REMS에 의해 허가 받은 약이 제약회사 입장에서 성공적인 제품이 될 수 있을까? 그 이유는?
9. 처방전에 대한 소비자 광고가 금지로 OPDP의 역할은 늘어나는 것인가? 혹은 줄어드는 것인가?
10. FDA와 FTC가 어떤 부분에서 협력하고 또 어떤 경우 상대방의 영역에 개입할까?

CHAPTER 9

소비자 직접Direct-to-Consumer, DTC 처방약 광고

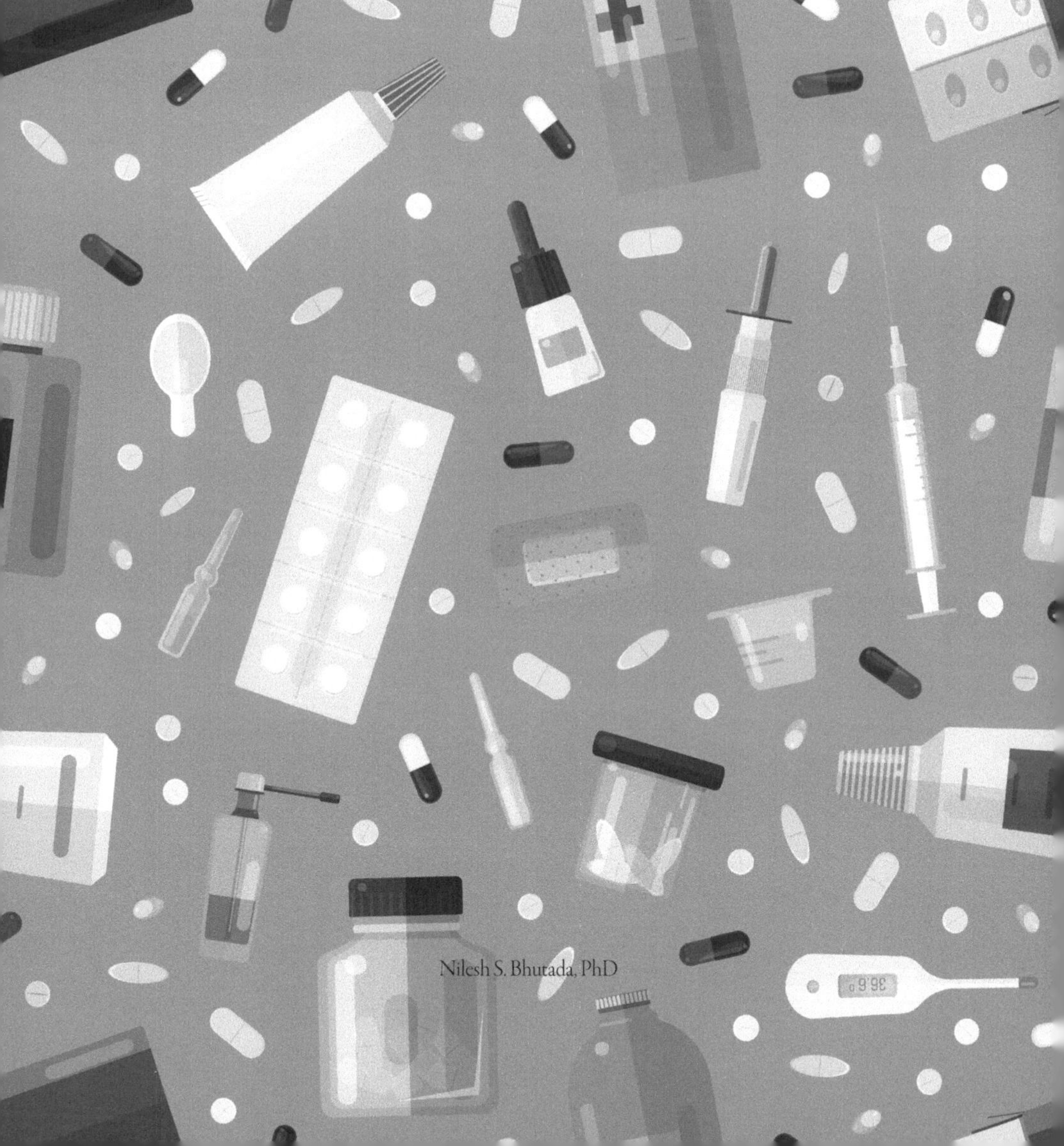

Nilesh S. Bhutada, PhD

학습목표

1. 소비자 직접 처방약 광고의 역사와 시간이 흐르면서 특히 다양한 매체 유형에 따른 그 발전과 성장에 영향을 주는 것에 대해 설명한다.
2. 직접 고객 광고DTC ads의 장단점에 대해 설명하고, 다양한 이해관계자들이 그들의 관점을 어떻게 생각하는지 평가한다.
3. 직접 고객 광고DTC ads의 역할과 어떻게 발전해 변해 나갈 것인지에 대하여 알아본다.
4. 전반적으로 보건 의료 시스템에 대한 직접 고객 광고DTC ads의 영향을 논의한다.
5. 소비자, 의사, 제3자 보험업자, 그리고 제약회사 그들을 포함한 다양한 이해관계자들을 위한 직접 고객 광고DTC ads의 쓰임과 전략을 구별한다.
6. 미래에 직접 고객 광고DTC ads가 어떻게 앞으로의 발전 양상과 정부 규제의 역할에 대해 설명한다.

전통적으로 제약회사는 처방을 결정할 수 있는 의사를 상대로 그들의 마케팅과 홍보 활동을 집중해왔다. 제약회사의 제품 판매도 의사들이 만드는 처방전의 숫자에 의존해왔다. 그러나 관리의료의 빠른 성장과 환자들 스스로 약을 찾아보는 행동을 고려해 볼 때 의사 결정 과정에서의 의사들의 전통적인 지배는 시간이 흐르면서 변하고 있다. 시장변화를 고려하여 제약 마케팅 담당자들은 그들의 전통적인 홍보 방법(의사 타깃 마케팅과 같은)에서 초점을 바꾸었고, 직접 소비자들에게 접근하였다. 비록 여전히 처방의 마지막 권리는 의사의 책임이지만, 소비자에게 직접 다가가는direct-to-consumer, DTC 처방약 광고의 출현은 소비자, 즉 환자들도 과거 의사들만 독점적으로 이용이 가능하던 풍부한 정보에 접근할 수 있게 만들었다. 처방약 DTC 광고는 주요 매체들에서 이제 아주 흔하고 잘 알려진 현상이 되었다. 미국 외에는 뉴질랜드가 일반대중에 직접 처방약의 광고가 허용된 유일한 선진국이다. DTC 광고는, 제약회사가 광고 매체를 이용하여 일반대중에게 처방약의 정보를 알리기 위해서 하는 모든 홍보적인 노력으로 정의된다. 비록 DTC 광고라는 것이 전체적인 마케팅의 한 부분이고 개념도 30년전에 생겨난 것이기는 하나, 급격하게 헬스케어 환경의 변화와 미국 내 약 처방 방법을 변화시키는 역할을 했다.

DTC 광고의 역사

인쇄 매체에서의 DTC

최초의 DTC 처방약 광고 경험은 1980년대 초까지 거슬러 올라가는데, 제약회사 부츠Boots Pharmaceutical가 진행한 항염증약 루펜Rufen[ibuprofen]의 제품 인쇄광고가 그 시작이다. 루펜의 인쇄광고는 잡지와 신문에 등장했고, 이것

그림 9-1 DTC 처방약 광고의 진화

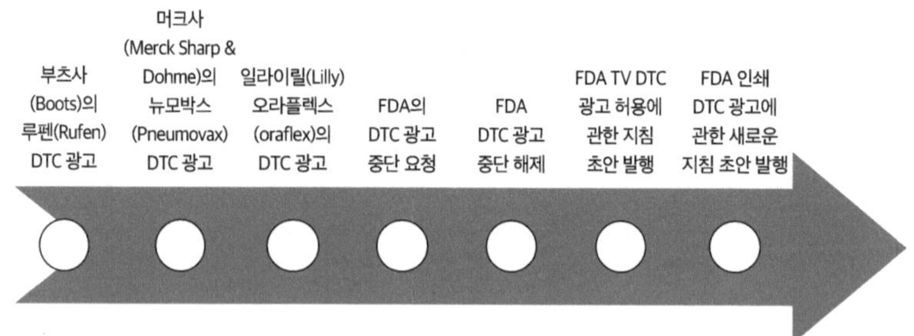

은 라디오와 TV 토크 쇼의 주제가 되었다. 짧은 기간 내에 소비자 인식은 2배로 성장했고, 약의 주문은 증가했다. 같은 해 머크사Merck Sharp & Dohme가 폐구균 백신 뉴모박스pneumovax를 광고했다. 그 후 1982년 일라이 릴리사Eli Lilly는 오라플렉스Oraflex[benoxaprofen]의 제품 광고 캠페인을 시작했다. 오라플렉스는 처음에는 좋은 평판을 받았으나 약의 부작용과 사망으로 인해 시장으로부터 곧 철수됐다. DTC 처방약 광고가 실제 진행된 순서는 다음과 같다.

1983년 오라플렉스Oraflex 사건 이후 약의 효능과 위험성에 대한 연구가 진행되었고, 관련 규제 지침에 관한 논의가 다시 필요하다고 생각한 FDA는 제약산업 전체에 모든 DTC 광고의 자발적 활동 중단을 촉구했다. 2년 후 FDA와 산업 내 많은 연구의 결과를 분석한 다음에야 FDA는 활동중단을 해제했다. FDA는 의사들을 제재하는 현행 규정이 소비자들을 보호하기에 충분하여 모든 DTC 처방약 광고에 현행규정이 적용될 것이라고 명시하였다.

규제 내용은 인쇄 DTC 광고가 유용성과 위험성을 '공정 균등fair balance'하게 포함해야 하고, '요약' 형태로 위험성 정보의 완전히 공개를 해야 한다는 내용을 담고 있다. 또한 요약에는 광고된 약물의 부작용, 금기사항, 유효성에 대한 정보를 포함해야 한다. 그러나 비평가들은 이 설명서가 광고 약물이나 질병에 대한 환자의 이해를 향상시키는데 기여하지 않는다고 주장했다.

그래서 2004년 2월 FDA는 인쇄 DTC 광고를 위한 새로운 지침 초안을 발행했다. 새로운 규제 지침은 덜 어수선한 구성방식과 소비자들이 읽고 이해하기 쉬운 용어로 가장 중요하고 일반적인 위험성에 대한 정보를 제공하도록 제약회사에 중점을 두었다. 최근에 몇몇 제약회사들은 QnA 구성방식, 요점이 나열된 목록, 정보표기 라벨과 같은 새롭고 소비자 친화적인 구성방식을 사용하였다. 반면 많은 제약회사들은 여전히 인쇄 DTC 광고에 전통적인 어수선하고 간단한 요약문 형태의 구성방식을 사용하고 있다.

예시 9-1 인쇄 DTC 광고 내 '요약'의 표기

FDA 조사에 의하면 점점 더 많은 사람들이 요약을 읽지 않는다는 결과가 나왔다. 2005년 연구에 의하면 인쇄 DTC 광고를 본 사람들 중 '요약을 읽지 않았다'나 '요약을 약간 읽었다'고 응답한 비율이 1999년 56%에서 2002년 73%로 증가한 것으로 나타났다. 제약회사는 상세한 제품 소개를 제공하여 '요약'에 명시 하도록 되어있는 요구사항들을 충족시켰다. 대체로 그들의 요약은 전문가인 의사들을 위한 처방약품설명서의 복사본이었다. 이 정보들은 전문 용어로 가득 차 있기 때문에 소비자들은 이해하기 힘들었다. 게다가 대개 작은 글자로 나타나 있어서 소비자들이 요약을 읽고 싶지 않게 만들어져 있다. FDA는 질병 증상과 이용할 수 있는 치료 방법treatment options에 관한 내용을 소비자에게 교육하려는 의도로 인쇄 광고의 간단한 요약문 요구사항을 지시하였다. 그러나 현재와 같은 양상을 보인다면 DTC 관련 규정은 소비자들을 교육하고, 그들의 전반적인 건강을 향상시키는 목적을 충족시키지 못할 것이다.

방송에서의 DTC

방송에서 나오는 DTC 광고들은 약의 위험성에 관한 언급을 음성 단독 또는 음성과 영상으로 포함해야 한다. 또한 방송 DTC 광고는 시청자들이 충분한 FDA 승인 내용에 대해 쉽게 접근할 수 있도록 적절한 안내가 있어야 한다. 30초 광고 내에 모든 정보를 포함하는 것은 애초부터 매우 어렵기 때문에 제약 마케터들은 방송매체에서 제품별 광고 사용을 피하고, 대신에 방송 광고에서 두 가지 구성방식 중 하나를 사용하기 시작했다: '도움 요청Help-seeking' 광고는 소비자들이 별다른 언급 없이 질병이나 상태의 증세와 징후를 알 수 있도록 돕고, 선택치료를 위한 의사와의 상담을 하도록 권유한다. 또 다른 종류로는 '연상reminder' 광고가 있다. 이는 단지 그 브랜드로 치료된 질병이나 상태에 대해 명시하지 않고 약품명을 언급한다.

1997년, DTC 광고의 기하급수적인 성장과 함께, 짧은 광고 내에서 소비자들에게 정보를 알리는 것이 어려운 점을 고려해 FDA는 TV에서 쟁점들을 말하고 제품별 DTC광고를 허용하는 내용의 지침 초안을 발행했다. 추가 지침은 방송광고가 상세히 설명된 '요약'을 포함하지 않고도 어떻게 적절한 준비 요구사항을 충족시킬 수 있는가에 대한 답변을 산업에 제공한다. 방송 DTC 광고는 소비자가 더 많은 정보를 얻을 수 있는 출처를 제공함으로써 적절한 준비 요구사항을 이행할 수 있었다.

- 무료 전화번호
- 완전한 제품 정보를 담고 있는 인터넷 웹사이트 주소
- 유통되고 있는 인쇄 광고에 대한 언급
- 의료 전문가가 밝혀낸 추가적인 상품 관련 정보의 공개

DTC 광고의 증가

방송광고에 대한 규제가 완화된 이후, DTC 광고에 사용하는 지출은 기하급수적으로 증가하였다(그림 9-2). 1997년에 비교적 늦은 출발을 했던 제약산업은 당시 DTC 광고에 지출한 금액이 약 10억 달러에서 시작해 2007년 49억 달러로 증가했다. DTC 광고 지출이 연구개발에 필요한 지출보다 더 빠른 속도로 증가하고 있기 때문에, 처방약 DTC 광고 예산은 현재 코카콜라 Coca-Cola나 펩시Pepsi와 같은 유명한 소비자 브랜드의 예산과 경쟁할 정도다.

전반적으로 제약회사 DTC 광고 지출은 몇몇 블록버스터 브랜드에만 집중돼 있다. 예를 들면 2008년 전체 DTC 광고 지출의 62%는 상위 25개 광고 약들이 차지하고 있었다. 더욱이 많이 광고된 브랜드들은 관절염, 천식, 알레르기, 우울증, 관상 동맥 질환, 불면증, 발기부전과 같은 몇 가지 치료 항목에 집중되어 있다. 그러나 그림 9-2에도 나타나 있는 것처럼, DTC 광고 지출이 전반적인 경제 분위기, 적은 수의 블록버스터 약품, 제네릭 경쟁의 증가와 같은 수많은 요인들의 결과로 인해 최근 몇 년간 조금씩 감소하였다.

제약회사들은 DTC 전략으로 인쇄, TV, 그리고 인터넷을 포함하는 다양한 매체를 이용했다. 앞에서 설명한 것처럼 FDA가 방송 매체에 대한 규제를 완화시킨 1997년 이후 제약회사들이 광고 예산을 인쇄 매체에서 TV 매체로 방향전환을 해 TV 광고가 현저히 증가했다. 매년 평균 미국 TV 시청자들은 30시간 이상의 처방약 광고에 노출되어 있다. TV 광고 지출은 이제 DTC 지출의 대부분을 차지하고 있고, 특히 2008년에는 전체 DTC 지출의 62.5%를 차지한다. 최근에는 제약회사들이 광고채널로 인터넷 사용을 늘리고 있다. 게다가 소비자들의 적극적 성향 덕분에 TV에서 DTC 광고를 본 다음 인터넷이나 잡지를 통해 추가적인 정보를 얻을 가능성이 더 많아졌다.

그림 9-2 DTC 광고 지출 경향

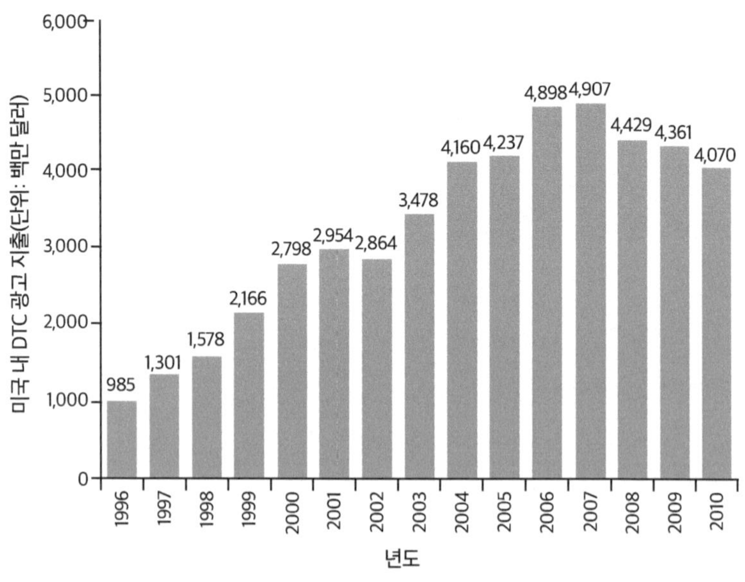

예시 9-2 DTC 광고 성장의 이유

제약산업은 투자하면 수익이 발생하는 DTC 광고에 엄청난 규모의 돈을 지출한다. 브랜드마다의 활동사항이 다르지만, 제약회사가 DTC 광고에 1 달러를 지출하면 최대 6달러를 회수한다는 통계도 있다.

소비자 직접 광고 결과는 단지 금전적 수익만 가져다 주는 것이 아니다. 광고를 통해 브랜드 인지도와 광고된 약의 제품명에 대해 기억하는 소비자들이 현저히 증가한다. 예를 들어 비아그라Viagra[Sildenafil], 리피토Lipitor[atorvastatin] 그리고 쎄레브렉스Celebrex[celecoxib]와 같은 처방약의 제품명은 미국 소비자들에게 탄산음료나 다른 제품들 만큼 친숙한 브랜드다. 그들이 염려하거나 경험하였던 건강 상태에 대해 처음에 의사들과 이야기하는 환자들의 수가 증가했다. 카이저 재단Kaiser Family Foundation의 연구보고서에 따르면 전체 표본의 91%는 처방약의 DTC 광고를 알고 있는 것으로 나타났다.

DTC 광고의 규제

제약회사가 처방 약에 관한 정직하고, 균형적인, 정확한 정보를 알리고 있다는 것을 보증하기 위해 처방약품홍보사무국the Office of Prescription Drug Promotion, OPDP와 FDA의 약물평가연구센터a division of the FDA's Center for Drug Evaluation and Research, CDER는 처방약 광고와 홍보 활동을 감시한다. 이 챕터에서는 이 이상의 DTC 광고 규제에 대해서는 다루지 않기로 한다.

DTC 광고의 역할

미국에서 DTC 처방약 광고를 시작한 이후 DTC 광고는 논란의 중심에 있었다. 근본적인 논쟁은 DTC 광고 역할의 인식 차이로 빚어진다. 대립되는 관점을 표 9-1로 정리한다.

표 9-1 DTC 광고의 찬반 양론

찬성측	반대측
약물 이용	
더욱 적절한 약의 사용, 생명의 구제, 삶의 질의 향상	약에 대한 부적절한 수요 및 또는 부적절한 약물에 대한 수요
광고에서 제공된 약의 위험 정보는 더 많은 인식과 환자의 부작용 보고로 이어질 수 있다.	광고의 약의 위험성 정보는 몇몇 환자들에게 필요한 약을 복용하지 않도록 할 수 있다.
처방된 약의 복약 순응도를 높일 수 있다.	승인된 표시나 환자 인구 집단을 넘어서는 'FDA로부터 허가되지 않은'약품의 사용에 영향을 줄 수 있다.
의사-환자 관계	

환자에게 그들의 건강을 돌볼 수 있는 권한을 주고, 의사와의 협력을 장려한다.	환자와 의사간의 치료동맹을 적극적으로 교란; 원하는 처방을 얻기 위해 '의사 쇼핑doctor shopping'을 조장; 의사가 처방하도록 강요한다.
환자가 토론할 수 있게 도와주고, 의사소통을 향상시킨다.	의사의 진료 시간이 환자가 가진 잘못된 정보를 바로잡는 일에 소비된다.
소비자 지식과 교육	
약에 대해 환자에게 교육하고 알린다.	특정 제품에 대한 소비자의 수요를 창출한다.
건강상의 결과	
조기에 증상을 인식하여, 치료 예후를 향상시킨다.	질병의 위험을 과장하고 불안을 조장한다.
제대로 치료 받지 못한 환자들의 더 빠르게 치료되도록 하고, 예우를 좋게 한다.	새로운 약의 위험성 프로파일(profile)이 잘 알려지기 전 그 약의 광범위한 사용으로 더 큰 피해를 초래할 수 있다.
보건의료 서비스 이용, 비용 그리고 공공/사설 보건의료 서비스의 혼선	
약의 사용을 권하므로 수술 및 사후 다른 보건의료에 발생되는 비용을 감소시킨다.	저렴한 비용의 대안이 존재하는데도 불구하고 새롭고 비싼 약의 불필요한 사용으로 인한 전반적인 보건의료의 높은 비용을 초래한다.
약 소비를 염두에 두지 않던 소비자는 재정 외 지출을 꺼리기 때문에 전체적인 약에 관한 소비는 축소된다.	비싼 광고 캠페인 비용이 약가 상승으로 이어진다.
환자가 의사에게 방문하도록 유도함으로써 다른 심각한 질병을 진단(예: 전립선암) 받을 수 있도록 돕는다.	치료가 필요 없는 경미한 증세를 보이는 사람들을 타깃으로 한 불필요한 마케팅이 진행될 수 있다.
가난한 사람들도 접할 수 있기 때문에 TV 광고는 건강 정보를 평등하게 제공하는 형태로 봐야 한다.	보건 의료자원에 대한 지속적이지 못한 수요를 만들고 보건 의료에 대한 접근성을 분화시켜 불평등을 조장한다.
더 넓은 사회적 결과	
특정 질병의 사회적 낙인을 제거하는데 도움이 된다.	약에 대한 비현실적 기대감을 만든다.
질환에 대한 인식을 널리 알려 환자 집단을 도울 수 있다.	질환자의 추가적인 취약성을 이용한다.
	취약한 인구 집단을 타깃으로 한다. 어린이, 청소년과 여성들에게 부정적인 잠재적 영향을 줄 수 있음.
	건강한 사람에게 과도한 치료를 조장한다.

법률적 쟁점 사항	
상업적 의사소통의 자유	생산자의 법적 책임을 증가시키고, 박식한 중개자 의사의 변호를 약화시킨다.
정보의 자유	개인 건강 기록이 마케팅 담당자들에게 가치가 커지기 때문에 개인 사생활의 침해가 발생할 수 있다.

DTC 광고에 대한 이해관계자들의 관점

소비자

과거에는 처방이 오직 의사에 의해서만 결정되고 정보가 의사에서 환자로 일방적으로 전달하는 경향이 두드러졌지만, DTC 광고가 나타나고, 현재와 같은 정보화 시대에서 인터넷의 발전과 함께 환자와 의사가 모두 의사결정과정에 관여하게 되면서 정보가 양방향으로 흐르는 공유 의사결정 이 대세가 되었다. 현재 소비자들은 그들이 받게 될 의료서비스에 대해 많은 관심을 가지고 있으며, 이와 관련된 많은 정보를 이미 알고 있다. 자신의 건강 상태와 가능한 치료 방법들을 직접 검색하며 심지어 그들이 원하는 바를 충족시켜 줄 수 있는 의사를 찾아 나서기도 한다. (심지어 특정 의약품의 처방을 요구하기도 한다.)

처방약 광고에 대한 소비자들의 인식은 지속적으로 증가했다. 초기에 DTC 광고에 대한 소비자들의 인식은 매우 낮았다. 하지만 최근 보고서에 따르면 95%이상의 많은 소비자들이 적어도 하나 이상의 전문의약품 광고를 보거나 들어본 경험이 있다고 한다. DTC광고에 대한 소비자들의 인식이 증가함에 따라 그들이 DTC 광고에 대해서 가지고 있는 오해에 대하여 한번쯤 짚어 볼 필요가 있다. 벨, 크라비츠, 윌키스의 1999년 연구에 의하면 응답자의 거의 절반이 DTC광고가 일반 대중에게 노출되기 전에 FDA의 승인을 받는다고 믿고 있던 것으로 나타났다. 게다가 43%의 소비자들은 광고되는 의약품이 완벽히 안전하다고 생각하며, 21%의 소비자들은 절대적인 효과를 가진 의약품이 광고된다고 믿는다.

모든 소비자들이 DTC 광고를 같은 시각으로 보는 것은 아니다. 젊을수록, 교육수준이 높을수록, 일반 처방의약품의 소비자는 DTC 광고에 대해 더 긍정적인 태도를 보인다. 의약품 광고에 대한 높은 관심과 인식이 광고를 긍정적으로 받아들일 수 있게 하는 것이다. 여성은 남성에 비해서 DTC 광고에 더 노출되기 쉬우며, 그들이 본 광고 의약품을 떠올려 그 제품을 의사에게 보다 더 요구 하는 경향이 있다. 더욱이 고소득 소비자들은 DTC광고에 더 쉽게 노출되어 그 제품의 브랜드를 더욱 잘 기억해낸다.

소비자들은 DTC 광고에 대해 우호적인 입장을 취한다. DTC광고 도입 초창기에도 소비자들은 DTC 광고에 긍정적이었는데, 그 이유는 광고가 그들에게 이익을 가져다 줄 것이며 유용한 정보를 제공한다고 생각했기 때문이다. 더욱이 소비자들은 광고가 자신의 건강 상태와 치료법에 대해서 교육해줄 것이라고 믿었으며 그들의 알 권리에 부합하는 정보를 제공한다고 생각했다. DTC광고에 존재하는 제품의 효능과 위험성에 관한 정보가 모두 중요하지만 위험성 정보를 알리는 것이 광고의 효용성 측면에서는 더 중요한 역할을 한다. 하지만 소비자들은 위험보다 혜택 정보에 더 집중한다. 그러나 최근 연구에서는 소비자의 시각이 달라지고 있다는 것을 알 수 있다. 소비자들은 DTC 광고에 대해 점차 회의적이 되고 있고 광고의 교육적인 측면을 의심하기 시작했다.

소비자들은 DTC 광고를 보고 나면 다른 매체를 통해 의약품에 대한 추가적인 정보를 찾는다. DTC 광고에 대해 긍정적인 소비자들은 해당 의약품과 질병에 관한 추가적인 정보를 얻기 위해 온라인에서 관련 내용을 검색한다. DTC 광고에 노출된 노인층 소비자들은 광고 의약품에 대한 추가적인 정보를 친구나 의료전문가로부터 얻는다. 미국성인의 약 25%는 의약품에 대한 추가정보를 인터넷에서 얻으며, 의사와 상담하는 것 보다 인터넷을 통해서 더 많은 정보를 얻는다는 보고도 있다.

DTC광고는 소비자들이 그들의 건강상태나 질병에 대해서 의사와 논의할 수 있도록 유도했다. DTC 광고에 대해 긍정적인 소비자들은 어떤 의료서비스를 이용할 것인지 결정하는 과정에서 광고에 포함되어 있는 정보를 더 많이 고려한다. 카이저 재단의 2008년 보고서에 따르면, 소비자의 약 1/3은 광고에서 본 의약품에 대해 의사에게 말했고, 응답자의 거의 절반은 그들이 요구한 의약품을 처방 받았다. 반면 DTC 광고는 부정적 효과를 낼 수도 있다. 소수의 소비자들은 DTC 광고가 환자-의사의 관계에 부정적으로 작용하며, 의사의 권위를 무너뜨린다고 생각한다. 예를 들면 소비자들은 광고된 약을 가장 좋은 약이라고 간주하기 때문에 더 좋은 대체의약품이 있음에도 불구하고 광고의약품의 처방건수가 증가한다는 것이다.

의사들

지금까지 줄곧 의료서비스 환경에서 가장 권위 있는 집단이었던 의사들은 DTC 광고에 대해 부정적인 입장이다. 초기 연구에 따르면 의사들은 DTC 광고가 그들 뿐 아니라 환자에게도 문제를 일으킨다고 주장한다. DTC 광고가 환자들에게 혼란을 주고 광고 의약품에 대한 수요를 증가시키며, 심지어 의사의 권위에 도전하는 환자를 만들어 낸다는 것이다. DTC광고는 환자-의사의 관계를 손상시키며, 심지어 대체 가능한 제네릭 의약품의 사용을 막는다는 것을 근거로 대부분의 의사는 DTC광고에 대해 부정적이다. 이에 더하여 DTC 광고는 의사로 하여금 환자에게 최선의 의약품이 아닌 다른 약물을 처방하도록 압박을 주기도 한다는 것이다. 의사들은 DTC광고가 약물의 효능과 위험성에 관한 정보를 균형 있게 제공하지 못하며 소비자에게 비

합리적인 기대감을 심어준다고 생각한다.

의사들은 DTC 광고 때문에 발생하는 환자들의 오해를 바로잡기 위해 오히려 더 많은 시간이 든다고 주장한다. 의사의 생산성이 저하되는 것이다. 의사들은 왜 광고 의약품이 현재 환자의 의학적인 상태에서 가장 최선의 약이 아닌지, 약물 간 상호작용 때문에 부정적인 결과를 가져올 수 있다는 것을 설명해야 한다. 결과적으로 의사들은 환자들을 대상으로 한 DTC 광고의 필요성에 대해서 부정적인 입장을 취하게 되었다.

그러나 최근 연구에 따르면 의사들의 다른 의견으로써 DTC 광고에 대한 인식이 긍정적인 방향으로 이동해가고 있다는 주장이 제기되고 있다. 더 많은 환자를 진찰하고 경력이 많은 의사일수록, 제약 마케팅에 더 많이 노출된 의사일수록, DTC 광고에 대해 긍정적인 반응을 보였다. DTC 광고는 환자에게 질병 정보를 제공하고, 의료 서비스에 대한 수요를 창출하고, 의료 상담을 하는 동안 환자들의 능동적인 태도를 낳는다는 것이다. 의료진들은 환자와 광고 약에 대해 이야기 하면서 환자-의사와의 관계에 부정적이기 보다는 긍정적인 효과를 준다고 말한다. 하지만 의사들은 환자가 DTC 광고에서 제시된 정보를 자신의 건강 상태와 적절히 연결시켜 직접 의학적으로 평가하기는 힘들다고 말한다. 의사들은 환자가 DTC 광고 때문에 약물의 효능과 위험에 대해 혼란스러워 하며 부적절한 처방약물을 요구한다고 생각함에도 불구하고, 환자-의사와의 관계에 거의 악영향을 끼치지 않는다고 생각한다.

미국의학협회American Medical Association, AMA와 미국내과의사협회American College of Physicians, ACP 모두 DTC 광고 관행에 대해 염려했다. 의사협회는 DTC 광고에 대해 부정적 인데, 광고가 환자-의사의 신뢰관계에 악영향을 주고 의사의 의학적 진단에 도전한다고 생각했기 때문이다. 그렇지만 DTC 광고는 미국의학협회에 의해 받아들여졌으며, DTC광고는 FDA와의 협상을 통해 AMA에서 만든 가이드라인을 따른다.

건강보험산업: 의료 단체들Managed care organizations 와 PBMspharmacy benefits managers

건강보험산업이 DTC광고에 대해서 반대하는 이유는 DTC 광고가 약물 소비를 증가시키고 따라서 처방약에 지출되는 예산 역시 늘어나기 때문이다. 보험산업은 아래의 요소들에 의하여 처방 의약품 예산 지출이 증가한다고 본다.

- 새로운 더 비싼 약물의 도입
- 공격적인 DTC 광고 캠페인
- 처방전 수의 증가

카이저 재단의 2008년 보고에 따르면 처방약물 소비는 지난 몇 년간 급격하게 증가하였고 이러한 경향성은 계속될 것이라고 한다. 의료 단체들 Managed care organizations, MCOs 역시 DTC 광고가 의료진이 의한 과도한 처방을 하게하고, 환자가 저렴한 대체약제 보다 값비싼 브랜드 약제를 요구하게 한다고 믿는다. 그들은 비싸지만 유명한 처방약물이 처방되고 있다고 믿는다.

제네릭 대신 광고를 하는 브랜드 의약품을 사용하면 이 제품의 가격은 동일 성분의 제네릭 의약품보다 비싸지기 때문에 약가 예산에 많은 영향을 준다. 이것은 의료 서비스 예산을 적절하게 유지해야만 하는 건강보험공단이 가장 우려하는 사항이다. 인구 1명당 1년동안 광고를 많이 하는 의약품의 사용이 높다는 연구결과가 있다. 증가하는 비용을 통제하기 위해서 건강보험공단은 본인부담금이나 DTC 광고의약품에 의료보험 일부 부담, 처방 제한과 같은 비용 규제 정책 등을 시행했다. 그러나 이러한 제한 정책은 환자들이 증빙을 준비하기 위한 시간 소요가 심하고, 처방하는 입장에서도 처방이 제한되므로 모두에게 불만을 살 수 밖에 없었다.

제약회사

제약회사는 DTC 광고의 강력한 지지자이다. 하지만 1997년 DTC광고에 대한 법적 규제가 변경된 것을 계기로 제약산업의 터닝포인트를 맞았다. 그 후 제약회사는 이러한 규칙을 받아들여 마케팅 전략에 있어 주요 고려사항이 되었다.

더욱이 소비자 집단과 보험 관계자들이 전체 약가와 DTC 지출액 사이의 직접적인 연결고리에 대해 논쟁하는 동안, 제약회사는 DTC 광고비가 약가 상승에 영향을 미친다는 주장에 대해 강하게 반발했다. 화이자사는 DTC 광고 예산과 처방약제 가격 사이에는 아무런 관련이 없다는 보고서를 제출하였고, 5개의 주요 치료군에 대해 시행된 연구에서 소비자들이 DTC 광고로 인해서 더 많은 비용을 지불하지 않는다는 것을 입증했다. 오히려 DTC 광고가 제조사 사이의 경쟁을 증가시킴으로써 처방 약제의 가격을 낮을 수 있을 것이라는 주장을 했다.

예시 9-3 제약회사와 정책 

다른 산업들과 마찬가지로 제약사들도 산업 이익을 보호하기 위한 로비 활동으로 국회에 영향을 준다. 제약회사들은 국회를 상대로 한 가장 많은 로비스트를 보유한 집단으로 등록 로비스트만 1,200명이 넘는다. 로비활동과 정치적 캠페인에 많은 돈을 소비해, 2003년에는 로비 활동에 1억 4천 3백만 달러 이상을 소비했고, 정치적 캠페인에 1천 7백만 달러이상을 기부한 것으로 나타났다.

예시 9-4 DTC 광고 개선을 위한 제약산업의 노력 

2005년에 의회의 압박이 있은 후, 현 FDA 정책을 강화시키기 위해 미제약협회는 DTC 광고를 위한 새로운 원칙을 공표했다. 이 가이드라인은 소비자에 대한 교육적 측면을 강조하고 정보의 명확한 전달과, 효능만큼이나 위험성도 균등하게 표기할 것, 새로 허가된 약을 광고하기 전에는 대기 기간을 둘 것, 기타 책무를 강조한다. 최근 개정안은 의사나 유명인사에 의한 보증을 공표해야 한다는 조항도 포함한다. 협회는 이 가이드라인이 제약산업이 스스로 검열 할 수 있는 준비가 되어있음을 보여주며, 이것이 의회를 움직여 DTC 광고에 대한 새로운 규제사항을 만들게 할 것이라고 믿는다. 하지만 비평가들은 이 가이드라인이 법적 규제사항이 아니기 때문에 권위와 영향력에 대한 전반적인 문제에는 의문을 제기한다. 이익의 관점에서 봤을 때, 제약회사는 DTC 광고가 브랜드를 더 잘 상기시키도록 하고, 매출을 증가시키며, 그 제품에 대한 브랜드의 충성도를 높이기 때문에 비용 효과적이라고 보고, 투자대비 수익을 가져올 것이라고 믿는다. 더욱이 미국 헌법 수정 제 1조에 따르면 회사들은 자유롭게 상업적인 광고를 할 권리가 있다. 제조사는 DTC 광고가 소비자들에게 질병과 가능한 치료법에 대한 교육을 제공하고 의사에게 말할 수 있는 용기를 주며, 필요한 의료 수요를 요구할 수 있게 한다는 입장을 취하고 있다. 따라서 제약 회사 입장에서 DTC 광고는 그들과 일반 대중에게 상호 이익이 되는 환경을 만들어 주는 것이다.

DTC 광고의 미래

건강 정보를 원하는 소비자들이 있고 인터넷과 같은 기술이 발전하는 한, 논쟁이 있다고 하여 DTC 광고가 사라지지는 않을 것이다. 제약 시장이 매년 매우 치열해지고 제약 마케터들은 그들의 제품 점유율을 유지하기 위해 노력한다. 광고는 소비자의 관심을 끌고 광고가 전하는 메시지로 소비자에게 긍정적인 영향을 줄 때 성공적이라고 평가한다. 소비자에게 긍정적인 영향을 준다는 것은 소비자가 광고에서 본 특정 약의 처방을 요구하게 되는 것을 의미한다. 창의적 광고라 함은, 이러한 잠재력을 가지고 있는 것을 말하며, 특히 인터넷 기반의 모바일 기술의 시대에서 DTC 광고는 필수적으로 지속적인 창의성을 지니고 개인화되어야 한다. 제약회사는 DTC 마케팅, 광고 규율에 많은 입증된 기술(예를 들면 유명 인사 이용, 매력적인 웹사이트 디자인과 같은)을 적용했다. 이러한 전략은 많은 경쟁사 제품으로부터 자사의 제품을 돋보이게 했고 잠재 고객의 눈에 띄게 했으며, 소비자들에게 긍정적인 행동변화(소비자들이 다음 병원 방문 시에 제품에 대한 문의를 하는 등)하도록 했다.

최근 제약회사를 대상으로 한 법적 소송건(적응증 외 처방, 마케팅, 가격 문제)이 많았던 것과 그 이후의 부정적인 매스컴 보도를 고려하면 제약산업에 대한 대중의 인식이 호의적인 것만은 아니라고 볼 수 있다. 더욱이 소비자들은 DTC 광고와 광고에 들어있는 정보의 불균형성에 대해 회의적이며 부정적이다. 상황이 이러하니 DTC 광고에 대하여 의구심을 갖는 국회의원이라면 DTC 광고에 대한 규제를 강화시킬 수 있다. 제약사가 계속해서 DTC 광고를 하려 할 경우 소비자 인식을 바꾸기 위해 노력해야 할 것이다. 광고문구는 명확해야 하고 독자에게 친근하게 다가갈 수 있는 방법이어야 하며, 정보의 균형이 있어야 하고, 광고를 통한교육의 가능성을 고려해야 한다. 이러한 점을 개선시키기 위해 회사는 FDA와의 협력을 통해 변화를 이루어 내야 한다. 미제약협회가 내놓은 DTC 가이드라인은 이러한 긍정적인 측면으로 가는 변화의 초석으로 보인다.

질병 교육, 브랜드 상품이 아닌 의약품의 추천, 그리고 캠페인이 최근 제약 마케팅의 추세이다. 이러한 광고는 약의 상품명에 대한 언급 없이 질병에 대하여 광고하며, 회사의 로고만 포함하고 있을 뿐이다. 광고는 질병의 증상에 대해서 알려주고 소비자들로 하여금 질병을 막기 위한 어떠한 행동을 취하게끔 한다. 소비자들은 이러한 광고에 대해서 더 호의적인 태도를 갖는다. 이러한 광고는 특정 약을 광고하는 것보다 사람들로 하여금 우호적인 태도를 이끌어 내며, 행동을 취하게 한다. 제약회사는 질병을 교육하는 광고가 제품시장 확장과 공중보건상의 이익을 가져다 준다고 생각한다.

인터넷이 발달하면서 인터넷은 DTC 광고와 소비자들에게 처방 의약품 정보를 제공하는 중요한 소스이다. 많은 수단이 있는 가운데 인터넷 사용자들은 웹에서 얻는 처방의약품 정보를 가장 신뢰한다. 제약 회사의 입장에서 인터넷은 기존 광고 방식에 비해 비용 효과적이며 소비자의 구체적이고 본원적인 욕구에 기초하여 그들과 관계를 맺도록 해주며, 개인화된 정보를 제공해줄 수도 있다. 다른 매체경로와 비교했을 때 웹사이트에 의해서 제공되는 정보의 깊이와 양은 엄청나다. 더욱이 인터넷의 특성 상, 정보흐름의 방향이 상호적이기 때문에, 그들이 원하는 속도와 방향으로 정보를 얻을 수 있다. 이는 정보의 흐름이 일방향성인 기존의 TV나 잡지와 같은 대중 매체 광고와 대조적이다. 따라서 제약마케터들은 인터넷이 가진 가능성에 대해서 검토 중이다. 인터넷에 대한 규정이나 가이드라인이 생기면 블로그나 트위터같은 소셜미디어를 이용하는 것이 DTC광고에서 효율을 극대화 하기 위한 최선의 방법이 될 것이다.

따라서 제약회사는 광고를 할 때 더 넓은 층의 고객을 사로잡기 위해서 알러지나 관절염, 당뇨와 같이 일반적인 질병 상태를 치료하기 위한 약에 집중한다. 미래에는 표적광고targeted ads를 채택할 것이다. 표적 광고는 일반 광고보다 광고 당 2.68배 높은 수익을 가져다 준다. 표적화 된 온라인 광고를 클릭한 대중이 일반광고를 클릭한 대중에 비해서 실제 고객이 될 확률이 2배나 높다고 한다. 따라서 재정 상황을 고려했을 때 제약 회사는 광고 예산을 효율적으로 쓰기 위해서 이 방법을 선택할 것이다. 추가적으로 이러한 특정 표적 대상에게 접근하는 표적광고는 일반 모든 대중에게 광고를 한다는 비난을 피할 수 있을 것이다.

요약

혁신적인 마케팅 전략 중 하나인 처방약 DTC 광고는 현재 제약산업에서 가장 일반적인 광고 형태가 되었다. 의약품은 다양한 채널을 통해서 광고되며 넓은 대중에게 전달된다. 몇 년간 DTC 소비량이 크게 증가했고(최근에는 감소했지만) 이는 제약회사의 예산에 큰 비중을 차지한다. 따라서 제약산업에서 DTC 광고의 중요성이 강조되고 더 많은 고객에게 광고하기 위한 기술과 프로모션 채널을 계속적으로 개발 중이다.

처방 의약품 DTC 광고는 미 제약시장에서 매우 중요한 역할을 하며, 계속적으로 변동하는 보건 의료 환경과 다양한 이해관계자들과의 관계에서 필수적이다. 미국에서는 이전보다 더 보건 의료에 많은 관심을 가지고 있으며 개인의 질병 상태와 가능한 치료 옵션에 대해서 외부 자료로부터 정보를 능동적으로 찾는다. 다른 외부자료에 더해서 의약품 광고는 어느 정도 소비자의 정보에 대한 욕구를 충족시켜준다.

하지만 다른 소비자 대상 광고들과 비교하여 일반 대중을 대상으로 한 처방 의약품의 광고는 복잡하고 많은 규제와 논쟁에 둘러싸여 있다. FDA는 국민건강을 보호하기 위하여 DTC 광고를 적절하게 규제한다. 다양한 프로세스 (예를 들면, 모니터링, 감시 프로그램, 법률의 집행, 자문, 지도서 등)를 사용하여 제약산업이 정확하고 균형 있는 정보를 제공한다는 것을 확신시킨다.

DTC 광고에 대한 많은 연구가 있음에도 불구하고, 보건 의료 시스템과 환자의 건강한 삶에 대한 DTC 광고의 장기적인 효과를 완전히 이해하기 위해 지속적인 연구가 필요하다. DTC 광고의 이익이 위험보다 큰 것인지에 대한 질문은 DTC 광고의 운명을 결정할 것이다. 제약 마케터들은 DTC 광고가 의료의 질을 개선시키고, 소비자를 교육하고, 보건 의료 비용을 절감시킨다는 점에서 대중과 제약회사 모두에게 상호 이득을 가져다 준다고 말한다.

토의 주제

1. DTC 광고에 관한 논쟁을 고려했을 때 DTC광고의 역할은 무엇이라고 생각하는가?
2. DTC광고의 역할을 명확히 하기 위한 어떤 법적 규제가 시행되어야 할까?
3. 정부는 DTC 광고에 더 엄격한 규제를 해야 하는가?
4. 제약회사가 제약협회의 가이드 라인을 어느 정도까지 준수해야 할까? 만약 따르지 않았을 때 어떤 불이익이 있는가?
5. 유럽 대부분의 선진국은 DTC광고를 금지하고 있는 현실에서 당신이 살고 있는 국가의 경우 어떠한가? 금지되어야 한다고 생각하는가?

6. DTC광고에 대한 논쟁은 DTC광고가 주는 이익과 잠재적 위험성 때문에 발생한다. 이에 대한 당신의 견해는?
7. DTC 광고를 발전시키기 위해서 앞으로 어떤 문제가 연구되어야 할까?
8. FDA가 소셜미디어에서의 DTC광고를 규제할 경우 어떤 정책이 필요할 것인가?
9. 당신이 마케터라면 어떤 전략으로 소비자들에게 DTC광고의 부정적인 영향을 최소화하며, DTC광고의 목적을 달성할 수 있을까?
10. DTC광고의 관행을 유지하기 위해서 제약산업은 어떤 행동을 취해야 할 것인가?

CHAPTER 10

소셜미디어와 제약 마케팅: 기회와 도전

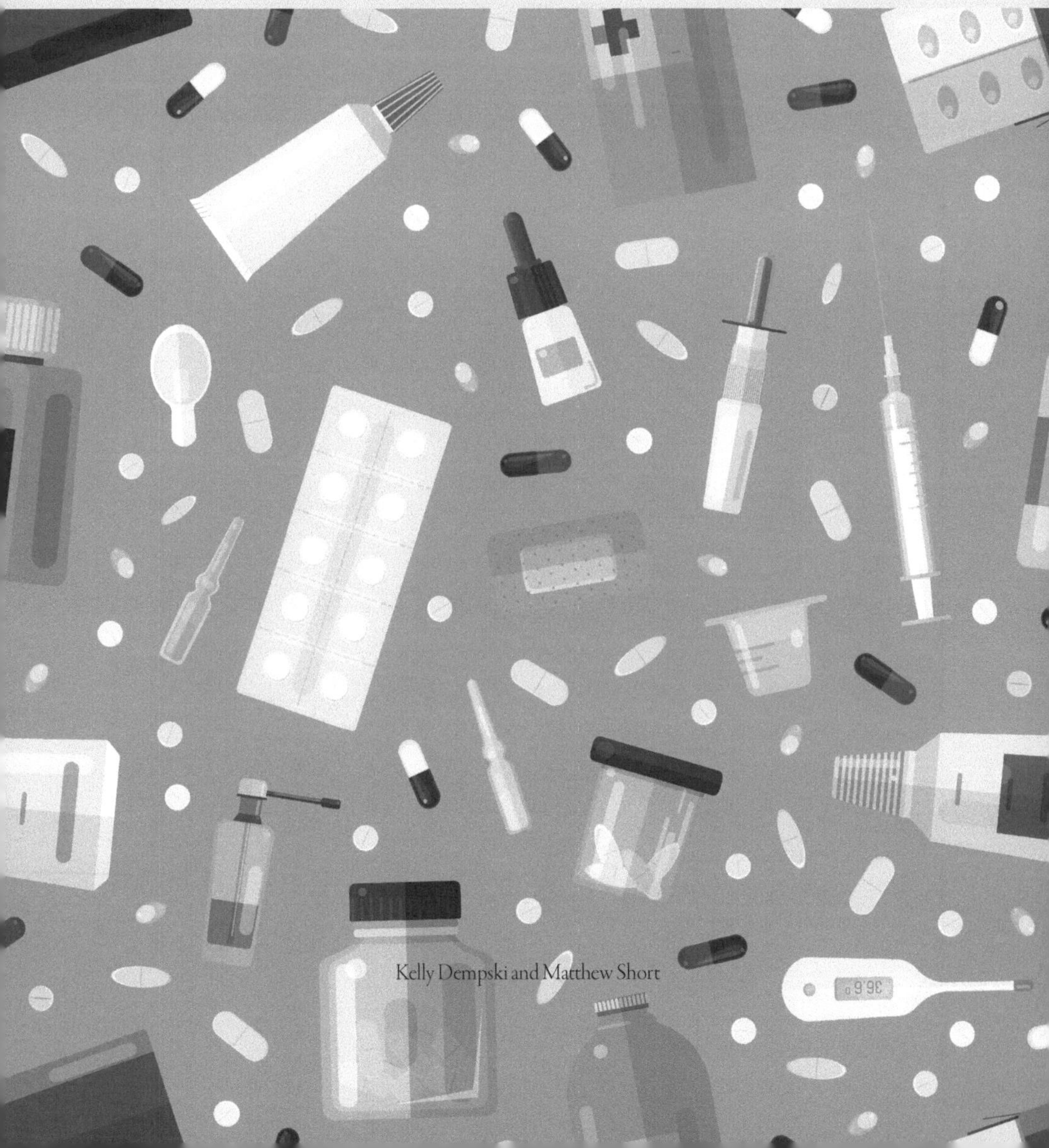

Kelly Dempski and Matthew Short

학습목표

1. 소셜미디어를 정의하고 그 역사를 말할 수 있다.
2. 소셜미디어가 제약산업에 전반적으로 그리고 세부적으로 미칠 수 있는 이익과 잠재적인 위험에 대해 말할 수 있다.
3. 소셜미디어를 사용하는 제약마케터가 가져야 하는 논리적이고 합법적인 도전에 대해서 말할 수 있다.
4. 다양한 측면의 소셜미디어를 이해하고, 이를 제약 마케팅에 시행하기 위한 뼈대를 만들 수 있다.

오늘날 소셜미디어라는 용어는 일상에서부터 전문 서적과 논문, 대중매체에 이르기까지 널리 또 빈번하게 사용된다. 때로는 소셜미디어라는 용어를 사용할 때 소셜미디어가 무엇인지, 무엇을 다루는지 정의하지 않은 채로 그 장점에 대해 논의하곤 한다. 또한 수많은 캐치프레이즈에서 소셜미디어라는 용어는 그 자체의 의미보다는 발표자의 목적에 의해 정의되었다. 이런 이유들로 인해 이 글을 쓰고 있는 시점에서도 소셜미디어라는 의미와 기술들이 빠르게 변화하고 있다.

무엇이 소셜미디어인지, 제약산업에서 어떻게 적용될 수 있는지 이해하기 위해 소셜미디어 관련용어에 대해 생각해 보는 것이 좋겠다. 기존에 사용되어오던 용어인 미디어와 소셜미디어를 비교하는 것부터 시작해보자.

미디어의 진화

역사적으로 마케팅 매체의 거의 모든 형태는 일방향적이고 광역적이었다. 콘텐츠는 공들여 가공되어 대규모 공중에 뿌려졌고 이에 대해 공중이 피드백 할 방법은 변변치 않았다. 수용자들은 에디터에게 편지를 쓴다든가 TV 채널을 바꾸는 것을 제외하고는 자신들이 받는 메시지를 컨트롤할 수 있는 방법이 없었다. 1990년 중반, 인터넷이 대중화되면서 사람들이 정보를 컨트롤 할 수 있게 됐다. 책, 잡지, TV방송으로부터 정보를 얻는 대신에 고객들은 수많은 웹사이트로부터 더 많은 정보를 요청할 수 있게 되었다. 그러나 초기 웹사이트의 형태는 전통적인 매체와 닮아 있었다. 많은 웹사이트들이 브로셔를 웹에 띄운 형태를 하고 있었다. 쇼핑 사이트는 카탈로그가 올려진 형태였다. 인터넷 혁명, 초고속 정보 통신의 시대라고는 하나 사람들은 콘텐츠 자체의 변화가 거의 없다는 것을 깨닫게 되었다. 이후 사람들은 웹 1.0 방식으로 검색을 하기 시작했다. 이것은 인터넷 버블 이후로 나타난 느린 변화로부터 차별화 시키는 방식이었다.

블로그나 위키와 같은 사용자 제작 콘텐츠user-created content, UCC는 웹2.0 시대가 도래하게 했다. 인터넷 토론 게시판은 더 자주 이용되었고, 사용자 평점과 리뷰는 점점 발전했고 표준화되었다. 웹2.0이든 읽고-쓰는 웹이든 이러한 사용자 기반의 방식은 많은 사용자가 가장 관심을 가지고 이용했던 정보가 무엇인지 알 수 있게 해준다. 초기 소셜 네트워크가 나타나기 시작하여 사람들이 서로 연결되기 시작하는 것도 이 시점이다. 이후 이러한 네트워크는 10억명 이상이 사용하는 트위터나 페이스북과 같은 서비스로 성숙했다. 이러한 변화가 모여 사람사이의 관계와 비즈니스 혹은 고객 사이에서의 새로운 소통의 채널을 탄생시켰다.

표 10-1은 이러한 채널들 중 몇몇이 어떻게 이용되는지 보여준다. 채널들이 지속적으로 변화하고 성숙해가고 있긴 하나 웹 2.0 시대를 대표하는 유용한 채널들을 한눈에 확인해볼 수 있을 것이다.

표10-1 현재의 커뮤니케이션 채널

채널	정의
온라인포럼 (Online forum)	인터넷이 있는 한 온라인게시판과 토론방은 존재해 왔다. 오늘날 이것들은 유저들의 부분집합으로서 단지 시간을 때우는 곳이 아니다. 평범한 사람들이 특정이슈에 대해 논의 하고 지지를 구하고 정치부터 좋아하는 레시피까지 다양한 관심 있는 주제에 대해 이야기 하는 장이 되어가고 있다.
블로그 (Blog)	블로그blog는 'web log'의 준말로 초기 인터넷의 홈페이지의 진화형태로 여겨진다. 사람들은 단순히 인터넷 페이지를 꾸미거나 재편집하기 보다는 자신의 관심사를 올리거나 설명하는 글을 지속적으로 올리며 운영해간다. 이러한 일종의 출판 형태는 뉴스보도나 브랜드 메시지 전달방식brand messaging에 커다란 영향을 주었다. 그 이유는 브랜드가 블로그를 통해서 소통을 하고자 하거나 공동체에 초점을 둔 블로그(예를 들면 워킹맘이나 간병에 관한 블로그)를 지지하는 방식을 취하기 때문이다.

마이크로블로그 (Microblog)	블로그는 사람들이 일정 형식의 '페이지'에 글을 실어 출판하는 방식보다 더 쉽게 자신들의 생각을 공유할 수 있도록 만들었다. 더군다나 트위터와 같은 서비스는 한걸음 더 나아갔다. 긴 글을 쓴다는 부담 없이 사람들이 짧은 글로 서로 생각을 공유할 수 있도록 만들었다. 특정 개별 메시지의 중요도는 낮지만, 결과물 더미를 놓고 보면 굳이 블로그를 공들여 운영할 필요도, 그럴 시간과 기술도 없는 사용자들이 만드는 아주 최신의 찰나적인 생각들이 무엇인지 읽을 수 있다.
소셜 네트워크 (Social network)	이전에 마이스페이스, 페이스북과 같은 초기형태의 소셜 네트워크 블로그는 분리된 웹사이트에 게시 되었고 제한된 접속만이 가능했다. 그러나 페이스북과 같은 사이트들은 친구들과 가족들, 뿐만 아니라 브랜드와도 서로 연결되어 커뮤니케이션을 할 수 있게 되었다. 부수작용으로 수많은 사람들이 인터넷상에서 자신의 정체성을 정의하게 되었다. 그들은 더 이상 웹페이지의 '방문자'가 아니다. 이들은 스스로를 멋지게 정의한 프로필을 가지고, 사람들 혹은 회사들과 관심을 공유하며 서로 깊게 연결되어 있다.
사용자 제작 콘텐츠 사이트 (User-Created Contents site)	유튜브와 같은 사이트는 콘텐츠 생산 방식이 변한다는 것을 입증한다. 미디어 회사가 아니더라도 일반인이 자신의 촬영도구를 가지고 스스로 콘텐츠를 개발하게 되었다. 이 채널은 사람들이 서로 메시지를 공유하는 강력한 방법이며 고객에게 다가가는 새로운 방법이다. 더 이상 제약회사는 비싸면서 제한적인 TV광고를 할 필요가 없다. 영상을 통해서 메시지를 전달할 수 있는 방법이 늘어난 것이다.

오늘날에는 웹2.0 보다 소셜미디어라는 용어가 선호된다. 아마도 이러한 이유 중 하나는 인터넷이 단순히 주소가 하이퍼링크 된 사이트나 페이지가 서로 연결된 웹의 형태로 여겨지기 보다 사회적 연결망으로 이용되기 때문일 것이다. 현재 소셜미디어 시대에서 온라인 고객들의 관심은 그들의 친구들이나 사회적 관련이 있는 행위들에 집중되어있다. 온라인 고객들은 빠르게 질문을 하거나 대답을 할 수 있고, 관련 전문가를 찾을 수 있으며, 이로 인해 고객들도 영향을 행사할 수 있다. 어떤 제품에 대한 고객의 의견은 더 이상 대중매체나 잘 훈련된 판매원으로부터 전달되는 마케팅 메시지가 아니다. 고객의 의견은 온라인 연결을 통해 신뢰할 수 있는 사회적 신호가 되었다.

예시 10-1 제약산업과 온라인 게시판

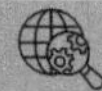

소셜미디어의 힘을 이해하기 위해 실제 있었던 사례를 보자. 만성질환을 다루는 온라인 게시판에 매일 글을 올리는 슈퍼유저들이 있다. 그들은 커뮤니티의 신뢰를 얻고 있어, 그들이 미치는 영향력은 큰 편이다. 어느 날 특정 약에 대한 잠재적 소비자가 그 약의 효과를 홍보하는 TV광고를 접하게 되었다. 마침 그때 여러 명의 사용자들이 그 약에 대한 이점과 부작용에 대한 여러 루머들, 가격에 대한 내용들에 대한 내용으로 심도 있는 논의에 참여하고 있었다. 이 경우, 제약회사의 계획과 다르게 그 브랜드는 소비자에게 보낼 메시지가 불분명해지고, 시장을 제어하는 능력을 잃게 된다. 사실 의약품브랜드가 소비자에게 원하는 것은 메시지를 조절해주는 것이 아니라, 커뮤니티에서 예의를 갖춘 하나의 구성 원으로서 활동하기를 기대하는 것이다.

다른 예로, 당뇨병에 관한 토론 게시판에서 슈퍼유저는 매년 수천 개의 메시지를 게시한다. 그 슈퍼유저는 새로운 멤버를 반겨주고, 멤버들과 치료방안에 대해 이야기하고 질병과 가능한 치료 등 여러 측면에 관하여 논의한다. 슈퍼유저는 많은 사람들이 의사보다 더 쉽게 다가갈 수 있는 만큼 큰 영향력을 가지게 된다. 슈퍼유저는 많은 사람들이 관심 있어하는 질문을 하기도 하며 답변을 이끌어내기도 한다. 이처럼 인터넷 토론 게시판의 익명의 사용자가 그들의 주치의 보다 더 신뢰를 받을 수도 있다. 무엇이 환자와 의사 사이의 역학관계를 변화시킨 것일까? 무엇이 다른 치료 대안의 생산자를 바꾼 것일까?

앞서 논의된 것처럼 첫 번째 홈페이지가 만들어진 이래 블로그에 포스팅이 올라오고, 페이스북 상태메시지가 업데이드되는 등 인터넷이 크게 변화했고 따라서 소셜미디어가 무엇인가에 대한 정확한 정의 역시 계속 진화되어 왔다. 그러므로 우리는 소셜미디어를 정의할 때 '소셜미디어는 무엇이다'

라고 정의하기 보다는 '소셜미디어는 무엇은 아니다'로 정의한다. 이러한 정의는 기존의 제약마케터가 전통적으로 사용해 오던 일방향적이고 광역적이었던 패러다임과 다르다. 효과적으로 소셜미디어를 사용하기 위하여 제약회사는 어떻게 사용자들의 생각을 읽고 관계를 맺을 것인지, 전달 메시지를 지속적으로 최적화해가면서 개선할 수 있는지, 그리고 기술과 법적 체제의 변화에 적응할 것인지 알아야 한다. 일부 제약회사는 새로운 채널을 다루는데 있어 법적, 윤리적 복잡성을 이유로 변명하며 현실을 회피하고 있다. 그러나 이는 제약회사와 그들의 마케팅 부서가 성공할 수 있는 시장 접근방법이 아니다. 소셜미디어가 진화함에 따라, 향후 전망에 관한 예측 없이 단순히 TV를 통해 광고하고, 의사를 통해 고객에게 메시지를 전달하던 시대는 지났다. 제약회사는 이러한 변화에 적응 해야 한다. 남은 챕터를 통해 소셜미디어를 통한 마케팅의 간단한 체계와 그에 대한 예시를 살펴보자.

효과적인 소셜미디어 사용을 위한 세가지 단계: 듣고Listen, 끌어들이고engage, 최적화하라Optimize

효과적인 마케팅은 최고의 커뮤니케이션이다: 제품의 이점을 널리 알리고, 질문에 응대하고, 고객의 니즈와 경쟁자의 압력에 맞추어 메시지를 교정한다. 기존의 전통적인 마케팅에서는 '독백'을 통해 고객과 커뮤니케이션 하는 것에 집중했다. TV광고나 지면광고를 통해 잘 만들어진 마케팅 메시지를 고객이 주목 가능한 시간 안에 집중적으로 전달하고자 했다. 소셜미디어는 '대화'를 통한 기회를 만들고 있다. 고객과의 대화를 통해 고객은 제품 관련 질문이나 우려를 표현할 수 있으며, 이를 통해 브랜드는 고객과 관계를 형성할 수 있다. 이러한 소셜미디어의 강점에도 불구하고, 일부 마케터들은 세상의 변화에 대한 이해가 느린 편이다.

소셜미디어의 최고 전문가들은 소셜미디어가 '대화에 관한 모든 것'이라고 말한다. 그러나 이들의 주장에 대하여 더 많은 설명이 필요하다. 다음 섹션에서는 제약마케터가 소셜미디어를 잘 다룰 수 있는 3단계 모델 '듣고listen, 끌어들이고engage, 최적화하기optimize'에 대해 설명한다. 단계가 올라갈수록 추가적인 고객 상호작용과 분석적 정교함을 요구한다. 많은 마케터들은 듣기 단계로 시작해 더욱 정교한 단계로 넘어가게 된다. 각각의 단계에서 위험요소와 법적 관리에 대한 추가적인 스텝이 만들어진다. 이러한 제한적 요소에 대해는 본 챕터의 뒷부분에서 다룰 것이다.

듣기

매일 2천만건 이상의 글이 올라오는 트위터에는 새로운 고객들의 대화, 댓글들이 넘쳐난다. 많은 브랜드와 유명인이 이러한 정보의 장에 참여하게 되면서 정보의 크기가 점점 커질 뿐 아니라 더욱 정교해지고 있다. 이를 통해 정보와 뉴스가 퍼지는 속도는 급진적으로 변화되었다.

다음 예시는 소셜미디어에서 듣기가 정보를 어떻게 모으는지 볼 수 있다. 이는 잘못된 정보가 어떻게 퍼져 나가는지 이해하는 방법이 될 수 있고 어떤 커뮤니티가 이러한 정보의 전달자인지 이해할 수 있게 해준다. 제약 마케팅에서 듣기 활동은 3가지로 나눠볼 수 있다.

첫 번째는 브랜드나 자체 제품 관련 의견, 대화에 대해 집중하여 회사의 제품에 대한 정보를 듣는 것이다. 전형적인 듣기 도구는 제약 브랜드마케터가 브랜드를 키워드로 검색하여 다른 소셜미디어 채널로 들어가 브랜드에 대한 검색결과를 확인한다. 검색 결과는 마케터들이 제품이나 브랜드에 대한 소문을 더 잘 이해할 수 있게 해주며, 상당히 간단하고 쉬운 방법이다. 많은 경우에 사용자로부터 받은 통찰은 제한적인 내용일 수 있지만, 제약마케터에게는 브랜드에 대한 긍정적이든 부정적이든 소문을 들을 수 있으므로 땅에 귀를 대고 있는 것과 마찬가지다. 물론 어떤 경우에는 법적으로 대응해야 할 브랜드 관련 소문을 들을 가능성이 있기 때문에 이런 방식의 듣기는 법적 위험legal risk이 되기도 한다. 어떤 상황들이 있겠는지 챕터 후반에 깊이 있게 토론해보자.

두 번째 방식의 듣기는 경쟁사와 경쟁 제품에 대한 정보와 의견을 듣는 것이다. 이런 방식은 경쟁사나 경쟁 제품에 대한 언급을 인터넷에서 검색해보는 기술적 방식을 이용할 수 있다. 그러나 좀 더 발전된 방법으로, 특정 커뮤니티사이트나 전문화된 데이터베이스를 스캔하여 분석해 볼 수 있다. 예를 들어 공식적인 상표, 특허관련 데이터베이스를 살펴보면 향후 나올 제품에 대한 지식을 얻을 수 있다. 이러한 듣기는 기존의 제약마케터들이 해오던 방식을 뛰어넘는 발전된 형태이다. 소셜미디어나 다른 채널의 데이터의 이용가능성이 제약마케터들의 통찰력을 향상시켰음을 확실히 보여준다. 제약마케터들은 소셜미디어를 통해 자신의 경쟁사와 경쟁시장에서 자신의 위치를 정확하게 알게 해준다.

세 번째 방식의 듣기는 시장 정보를 듣는 것이다. 이를 위해, 해당시장과 커뮤니티의 니즈와 트렌드를 듣는 방법을 이용한다. 마케터는 단순히 소셜미디어에서 브랜드를 스캔하지 않고, 특정 커뮤니티(예를 들면 당뇨 커뮤니티)에서의 입소문을 스캔한다. 마케터는 자동화된 정보 수집도구와 분석도구를 이용하여 분석 해나가면서 커뮤니티가 어떤 종류의 제품에 반응하는지, 가치 있게 여기는 것이 무엇인지 파악한다. 또한 커뮤니티는 구성원들의 높은 관심과 함께 앞으로 가능성이 있으리라 예측되는 제품이나 서비스가 무엇인지 잘 알게 해준다.

www.patientslikeme.com와 같은 웹사이트는 고객의 소리를 모아주는 일종의 도구로서 제약마케터가 새롭게 높은 가치를 창출할 수 통찰력을 제공해준다.

이 3가지 형태의 듣기는 누구나 접근 가능한 정보를 이용하는데 집중하여 대중의 소통을 더 잘 이해하게 된다. 이러한 듣기 방식은 마케터가 제품을 활발히 팔 수 있도록 하는 것이 아니라, 제품의 타깃과 경쟁사에 대한 실시간 정보를 제공해준다. 소셜미디어 전략에서 많은 브랜드들의 필수적인 첫 단계는 듣기이다. 듣기를 통해 얻은 정보들은 과거에 큰 비용과 노동력을 통해 표적 집단으로부터 얻거나, 얻을 수 없었던 것들이다.

이렇게 듣기를 통해 인사이트를 갖추게 되면 마케터는 커뮤니티로부터 고객들을 활발하게 끌어들여야engage 한다.

예시 10-2 정보 퍼뜨리기 

2011년 8월경 대서양에서 지진이 발생했었다. 뉴욕에서 경고내용을 담아 작성된 트윗은 30초만에 워싱턴의 트위터 팔로워에게 전달되었다. 그러나 이런 자유로운 정보의 흐름은 나쁜 정보가 무분별하게 퍼져나갈 수 있는 충분한 가능성을 지닌다. 여배우 제니 맥카시Jenny McCarthy는 오프라 윈프리쇼에서 홍역, 볼거리, 풍진measles, mumps, rubella vaccine, MMR 백신이 자신의 아이를 자폐아로 만들었다고 언급했다. 이러한 정보는 비과학적이며, 대다수의 의사들이 동의하지 않는다. 그러나 유명인사의 언급은 인터넷 게시판, 페이스북과 같은 SNS를 통해 빠르게 확산되었다. 4년이 넘었지만, 사람들은 여전히 자폐증과 어린이 백신이 서로 관련이 있다고 생각하며 자녀의 접종을 원치 않는다.

끌어들이기

소셜미디어의 대중화로 인해 나타난 부작용은 소비자들이 브랜드가 더 '사회적'으로 행동하길 기대한다는 것이다. 2000년이 되자 소비자들은 모든 브랜드가 웹사이트를 가지기를 기대했다. 브랜드가 웹사이트가 없으면 고객과의 관계나 기술 측면에서 뒤떨어진다고 여겨졌다. 2010년에는 페이스북 페이지나 트위터 계정이 있어야 한다고 여겼다. 트위터나 페이스북의 사용이 대중적이지 않더라도, 브랜드가 이러한 채널을 무시한다면 고객과 관계를 맺는 기회를 잃는 것이다. 더 나쁘게 말하면 다른 브랜드가 고객과 관계를 맺을 기회를 주는 셈이다.

다음의 예시에서 논의된 두 가지 예는 브랜드가 끌어들이기 전략을 계획하고 실행하는 데 있어 가속화 해야 할 필요성을 설명한다. 제약 브랜드는 소셜미디어에서 논의 할 수 있는 것과 없는 것에 대한 한계가 있다. 많은 브랜드에서, 소셜미디어의 끌어들이기 방법의 적절한 절차와 접근 방법을 먼저 논의해야 한다.

예시 10-3 제약회사와 페이스북 - 조심하라!

2011년 12월을 기준으로 페이스북에서 애드빌Advil을 찾으면 여러 결과가 나온다. 그 중 가장 유명한 페이지에는 전문가의 사진, 열띤 토론 내용 그리고 제품에 대해 지지하는 내용 등이 포함되어 있는데 이러한 것들은 방문자들이 브랜드 페이지에 기대하는 내용이다. 그러나 문제는 브랜드가 이 페이지를 소유하고 있는 것이 아니어서 전혀 컨트롤 할 수 없다는 점이다. 페이스북 이용이 능숙한 사용자들은 애드빌이 연예인들에게 '좋아요'를 누른 것을 볼 수 있고, 이를 통해 애드빌이 공식 페이지가 아님을 알 수 있다. 그러나 일부 사용자들은 이를 알아차리지 못할 수도 있다. 제약회사는 고객들을 소셜미디어로 끌어들이는 것에 대해 보수적인 입장을 취하곤 한다. 그러나 일부 회사에서는 소셜미디어를 통해 회사가 전달하는 공식 메시지와 잠재적으로 위협을 가할 수 있는 메시지 사이의 빈틈을 메우기도 한다.

사칭의 또 다른 예로는 트위터에서 3,200명의 팔로워를 가지고 있는 @

pfizer이다. 2009년에 만들어져서 정기적으로 Pfizer 관련 뉴스를 보도했었다. 그러나 실제 공식적으로 화이자사에 관한 내용을 다루는 @pfizer_news는 22,000명이 넘는 팔로워를 가지고 있고 관련기사를 활발하게 게시한다. 사칭 계정의 프로필에는 유사한 모양의 히브리어의 P를 써서 진짜 Pfizer 로고와 혼동하게 했다. 사칭 계정을 가진 @pfizer는 Pfizer 브랜드와 관련된 글을 게시하다가 스포츠 관련 글을 올리거나 창업을 도와줄 천사투자자를 찾는 글을 올렸다. 이런 계정을 허용하는 것은 트위터의 재량이기는 하나 상표침해 사례들을 만든다.

제약회사가 올바른 형태의 글을 게시하기 위해 적절한 참여 정책을 가지는 것은 매우 중요하다. 많은 회사 들은 그들의 직원들이 개인적 차원뿐 아니라 전문적 차원에서도 소셜미디어 상에서 어떻게 행동해야 하는지 정해주는 방침을 가지고 있다. 또한 제약회사는 마케팅부서를 위한 가이드라인을 가지고 있어야 한다. 이 가이드라인에는 소셜미디어에서 브랜드가 어떤 목소리를 내야 하는지, 고객과 관계를 맺기 위한 전략은 무엇인지 그리고 어떤 내용을 논의할 수 있는지 혹은 없는지에 대한 경계선을 제시한다. 환자 개인의 건강 문제는 제약회사에 의해 공개적으로 논의 되어서는 안 된다. 이러한 가이드 라인은 회사가 소셜미디어 상의 글에 대해 어떤 방식으로 반응해야 하는지 알려준다. 따라서 가이드라인은 미 인가 약품과 그리고 개인적인 치료 관련 내용이나 이와 비슷한 내용들을 담은 글에 대해 어떻게 대응해야 하는지 다루어야 한다.

사람들이 브랜드의 페이스북 페이지나 트위터에 글을 올릴 때, 그들은 향후에 브랜드와 관계를 맺을 것을 기대한다. 간단하게 댓글을 달거나 '좋아요'를 누르는 방식으로 그들과 회사가 관계를 맺는다고 느끼는 것이다. 사람들이 커뮤니케이션의 내용을 이해하도록 하기 위해서 이런 기대는 분명하게 만들어져서 표현되도록 해야 한다. 트위터와 같은 마이크로 블로그를 이용하는 것은 공식발표나 어떤 성과를 홍보하는 흔한 방법이다. 가장 간단한 형태로는 회사에 대한 긍정적인 메시지를 퍼트리는 것이다. 더 활발하게 고객과의 관계를 구축하기 위해서는 어떤 제안을 하거나 견해를 물어보고 사람들의 의견에 즉각적으로 반응해 주어야 한다. 예를 들자면 '우리의 연구자가 ○○○상을 받았습니다' 라고 게시하면 사람들의 관심을 끌지 못한다. 반면 '우리의 연구자가 그의 성과로 ooo상을 받게 되었으니 당신이 와서 축하해 주세요'라고 게시한다면 보다 효과적으로 고객의 관심을 유도하고 메시지를 공유하도록 할 수 있다. 메시지를 어떻게 표현하느냐는 고객과의 더 깊은 관계를 만드는데 중요하다.

제약회사의 참여 정책은 부적절한 게시글을 삭제할 수 있는 권리를 다루는 조항을 가져야 한다. 소비자들은 몇몇의 소비자브랜드가 부정적인 글을 삭제하는 것은 감시해왔다. 그러나 제약회사의 경우에 법적으로 사적인 영역에 대한 부적절한 논의가 이루어지는 것을 막기 위해 게시글을 삭제하는 권리를 보장해주어야 한다. 물론 이러한 행동은 왜 이 글을 삭제하는지 밝혀야 하고 어느 정도의 투명도를 가지고 수행됨으로써 고객들이 화나지 않도록 해야 한다. 만약 이러한 행동이 적절했다면 사람들은 자신이 가진 궁금증을 해결하기 위해 적절한 의료전문가에게 자문하려고 할 것이다. 그리고 소셜미디어의 유저들은 인터넷의 공개적인 공간에서 브랜드에 대해서 논의하는 것에는 한계가 있음을 이해하게 된다. 결국 게시글에 대한 제약회사의 대응이 투명성 있게 행해졌고 이것이 그 회사나 브랜드의 이익보다는 커뮤니티의 이익을 보호하기 위해 행해진 것이라면 유저들은 제약회사의 중재를 이해할 것이다.

브랜드의 영향력을 향상시키기 위한 또 다른 효과적인 방법은, 접근이 쉽고 도움이 되는 독특한 콘텐츠를 개발하는 것이다. 모든 소셜미디어 콘텐츠의 목표는 구전 확산 -메시지가 공유나 다른 사회적 역학에 의해 많은 청중에게 퍼지는 것- 에 있다. 이것은 대중들이 어떤 콘텐츠를 친구들과 공유할 만큼 즐기고, 그 친구들 역시 이 과정을 반복할 때 일어난다. 이 과정에는 다른 사람들이 브랜드를 대신하여 메시지를 전파하는 것 외에도 많은 장점들이 있다. 그 장점 중 하나는, 모든 공유된 메시지가 실제로 그 브랜드에 긍정적인 인식을 준다는 것이다. 친구들이 공유된 메시지를 볼 때, 그들은 그들이 믿고 있는 사람들이 지지한 메시지, 즉 원래 메시지에 주변인들에 대한 신뢰를 더한 메시지를 보게 된다.

페이스북이나 트위터와 같은 핵심 소셜미디어 콘텐츠를 제외하고, 많은 작은 커뮤니티들은 더 특정한 주제에 대해 몰두한다. 이것의 범위는 관심있는 질병에 대해서 이야기하기 위한 커뮤니티부터, 그들의 경험에 대해 토론하고 공유하기 위한 커뮤니티, 그리고 의료케이스에 대해 토론하기 위한 의사들의 커뮤니티까지 다양하다. 일반 소비자와 의료계에 종사하는 사람들에 대한 마케팅 접근 방식은 다른데, 이는 그룹마다 제공받는 정보가 다르기 때문이다. 환자들의 커뮤니티에서는 브랜드는 계정을 만들고 제공하여 사람들이 토론에 참여하도록 관심을 유도해야 하며, 제약산업에 대한 유용한 정보를 제공해 주어야 한다. 그리고 제약회사는 커뮤니티에서 올바른 정보가 통용되는지, 자사의 브랜드가 적절히 대변되고 있는지 확인해야 한다. 물론, 이것은 법적인 규제 내에서 이루어져야 하며, 그 브랜드의 경영진들은 일어날 수 있는 상황들에 어떻게 대처할 것인지 교육을 받아야 하고, 궁극적으로는 환자가 의사에게 적절한 의학적 조언을 받도록 해야 한다.

예시 10-4 바이럴 마케팅 캠페인 

바이럴 캠페인은 많은 회사들에 의해 브랜드 이미지를 만드는 매우 효과적인 방법인 것이 증명되었다. 예를 들면 화장품 회사 올드 스파이스의 '당신의 남자에게서 이런 향이 날 수 있다' 캠페인은 빠르고 재치 있는 대화와 빠른 장면 전환을 이용해 데오드란트/발한억제제임을 강조했다. 이 캠페인 아이디어는 제약 마케팅 상황에서 다시 반복될 수 있지만, 제약마케터들은 소비자 생각바탕을 이해한 다음, 그들에 맞게 콘텐츠를 제작해야 한다. 예를 들면, 콜레스테롤 저해제의 판매 촉진을 위해 건강한 식습관 팁을 제공하는 것이나, 당뇨병을 조절하기 위해 생활습관 팁을 제공하는 것 등이 있다. 존슨앤존슨이 유튜브에 개설한 건강채널이 그 예로, 건강 이슈와 조언들에 대해 1분에서 5분 사이의 짧은 영상을 만들어 제공하고 있다. 이러한 영상들은 정기적으로 500만 이상의 시청 수를 기록하고 있으며 존슨앤존슨은 사람들이 보기 전에 코멘트를 다듬어 주제에서 벗어나거나 불쾌함을 유발하거나, 홍보성의 코멘트는 노출되지 않도록 한다.

Sermo.com 같은 몇몇 커뮤니티들은 의료 전문가만이 등록할 수 있도록 제한한다. 그런 사이트들은 등록을 원하는 사람들을 일일이 확인하여 허가된 의사들만 이용할 수 있도록 제한하며, 특정한 질병 상황에 대한 조언을 얻고 기술을 공유할 수 있는 안전한 장소를 제공한다. 제약 마케터에게 이러한 커뮤니티는 제약이 적기 때문에 상당히 유용하다. 왜냐하면 이러한 커뮤니티 내에서 발생하는 상황은 제약 관계자가 의사와 전문약에 대해 이야기하는 상황과 유사하기 때문이다. Sermo.com은 제약회사 및 다른 회사가 이 의사들의 네트워크에 돈을 내면 참여할 수 있게 해준다. 제약회사가 이러한 커뮤니티를 가장 효과적으로 이용하는 방법은 의사들의 생각을 설문조사의 형태나 후원 받은 토론의 형태로 수집하는 것이다. 영업사원은 오프라인에서 이렇게 수집된 내용을 가지고 앞선 커뮤니티에 속해 있는 사람들의 관심을 쉽게 끌 수 있고 소비자들로 하여금 그 브랜드에 대한 충성심과 신뢰를 쌓게 한다. 또한 Fibrocenter.com과 같이 제약회사가 만든 웹사이트도 있다. 이 사이트가 섬유근육통 환자들을 대상으로 하는 것처럼 이러한 웹사이트들은 특정 질병에 의해 고통 받는 사람들에게 그들의 이야기를 공유하고, 도움을 구하는 것을 장려하는 공간을 제공한다. 사이트는 공유될 것과 브랜드화 된 것을 완화시켜서 도움요청 광고와 비슷한 형대로 제공한다.

마지막으로, 주어진 커뮤니티(연구자들, 의사들, 소비자들) 내에서 핵심 영향력자들을 식별하고 그들을 사로잡는데 많은 노력이 들어가야 한다. 이들의 영향력을 평가하는 기준은 커뮤니티마다 다를 수 있다. 예를 들면, 학자들은 그들의 출판률에 의해 평가 받는다. 많은 수의 팔로워를 가진 트위터 사용자들은 큰 영향력이 있는 것이다. 질병포럼에서는 얼마나 글이 많이 게시되었느냐와, 공헌 정도를 기록하기 위해 배지나 기록체계와의 조합을 이용한다. 이러한 사용자들을 목표로 하는 제약 마케팅 캠페인은 브랜드에게 매우 효과적이다. 왜냐하면 이러한 영향력 있는 사람들 각각은 메시지를 전파시킬 때 여러 명에게 영향을 주어 많은 수의 소비자들의 지지를 얻을 수 있기 때문이다. 독립된 영향력 있는 사람들은 브랜드 그 자체보다 적은 제한을 갖는다. 하지만 브랜드는 투명하고, 자기 이익만 챙기지 않는 방법으로 그들을 조심스럽게 사로잡아야 한다. 만약 브랜드가 그들에게 뇌물을 주거나 강압적인 모습을 보인다면, 브랜드에 대한 부정적인 메시지가 커뮤니티를 통해 빠르게 확산될 것이다.

궁극적으로, 소셜미디어 플랫폼은 소비자들과 관계를 만드는 기회를 제공한다. 직접 소비자들에게 다가가는DTC 광고와는 달리, 메시지 마케터들은 각각의 신약에 대해 완전한 설명을 제공하기 보다는 소비자와의 관계를 통해 얻은 브랜드의 긍정적인 이미지를 가지고 판매를 촉진한다. 마음을 끄는 전략은 친밀한 관계를 발전시키는데 초점을 맞추어야 하며, 커뮤니티는 과거의 일방적인 메시지 전달을 뛰어넘어야 한다.

최적화 하기

페이스북, 트위터, 유튜브 등은 사람들이 서로의 이야기를 듣고, 토론에 열중 할 수 있는 좋은 플랫폼을 제공한다. 이것은 제약회사가 소비자와 교류할 수 있는 새롭고 가치 있는 방식이다. 그러나 이외에도 소셜미디어에는 추가적으로 매우 강력한 장점이 있다. 과거의 방송광고와는 달리, 소셜미디어의 도달범위와 영향력은 측정될 수 있으며, 이는 약학 마케터가 소비자의 변화하는 행태와 더불어 캠페인이 가져오는 효과를 측정할 수 있게 한다. 또한 페이스북이나 이와 같은 다른 채널을 통한 상호작용은 사용자에 대한 풍부하고 세세한 정보를 알 수 있게 한다. 마케터들은 그런 것들을 이용해서 개별 사용자들의 인구통계학적인 것들, 관심사, 그리고 그들의 이력을 알 수 있다.

예를 들어 일반적으로 온라인 마케팅 진행방식은 쿠키(사용자의 접속정보 데이터)를 사용하는 것이다. 쿠키라는 이 작은 데이터는 사용자가 얼마나 사이트를 둘러보았는지 추적할 수 있게 해주며, 우편번호 정보를 이용하면 사용자를 지역별 세분화도 할 수 있다. 결과적으로, 온라인 광고는 다듬어지지 않은 소비자들의 견해를 이용하여 소비자들의 요구를 추정하고 다듬어진 메시지를 제공한다. 만약 컴퓨터가 한 가정의 여러 구성원에 의해 사용된다면, 이것은 더 복잡하다. 이와 대조적으로, 잘 설계된 페이스북 앱은 최근 사용자의 나이, 교육 혹은 직장 변천사, 성별, 관심 등을 포함하는 프로필을 제공한다. 페이스북을 통한 상호작용은 20세의 부유한 달리기 선수와 80세의 패스트푸드 브랜드의 팬을 위해 각각 다르게 다듬어 질 수 있다. 이러한 수준의 소비자에 대한 이해와 타깃팅은 웹사이트를 포함한 과거 채널에서는 불가능한 일이었다.

이것은 각각의 방문과 시간의 흐름을 가지고 그런 채널들의 사용을 최적화할 기회를 준다. 올바르게 이용된다면 소셜미디어 캠페인은 측정되고 발전될 수 있다. 그것들은 다른 소비자를 타깃팅하기 위해 혹은 효과적인 메시지를 강조하기 위해 조정될 수 있다. 앞선 논의에서는 영향력 있는 사람에 대해 이야기했다. 수준 높은 소셜미디어는 영향력자들을 확인하고, 그 그룹의 마음을 끌고, 그런 끌림의 결과를 산출해내고, 계속해서 그 메시지와 영향력을 가늠하는 것을 반복하여 진행되고 있는 캠페인이 최적화 될 수 있도록 기술들을 사용해야 한다. 몇몇의 경우에 제약회사는 의학 커뮤니티에서 의견을 이끄는 핵심인물(KOLs)들을 확인하고 있으며, 온라인 포럼과 영향력자들의 마음을 끌기 위한 전략을 만들고, 그 커뮤니티 내 동료들 사이에서 그들이 가진 영향력을 이용한다.

예시 10-5 소셜미디어 전략의 확장

2011년 기준 CNN머니가 발표한 판매량 기준 세계 10대 회사인 엘라이릴리사는 최근 기업의 커뮤니티와 정부기관에서 벗어나 일반의료와 공공의 토론을 하는 블로그 릴리패드(LillyPad, www.lillypad.lilly.com)를 발전시키고 있다. 이 블로그는 '공공 정책 이슈, 기업의 책임 계획, 그리고 우리의 직원들이 세상을 더 건강하게 만들기 위해 매일 하는 일'에 대해 이야기하며, 트위터를 활성화된 상태로 유지한다(twitter.com/LillyPad). 회사는 현재 이 전략을 전사 차원으로 확대하는 것을 고려하고 있으며, 회사 내의 다른 부분들이 소셜미디어로 개입하는 것을 허락하고 있다. 기업의 커뮤니케이션 담당자가 말하길, 핵심은 '그들이 자신의 정체성을 가진 곳(다양한 부서와 사이트)에서 무언가를 시도하되 회사내에서 일관성이 있어야 한다'는 것이다.

최적화의 개념은 캠페인 자체에 국한되지 않는다. 예를 들어 효과적으로 듣는 접근방식은 브랜드에게 그들이 필요로 하는 정보를 제공하여 브랜드의 경쟁력을 향상시킨다. 즉, 새로운 제품이나 재 디자인 하는 제품을 소비자들의 요구에 맞추어 변경하거나 공급 방식을 변경하여 더 유익한 시장으로 제품을 공급 하도록 한다. 이런 수준의 최적화는 아직 초기단계로, 마케터들은 그들이 접근 가능한 새로운 정보에 대해 이해하기 시작했으며, 법무팀은 어떤 소비자가 분석될 수 있고 분석되어야 하는지에 대에 토론한다. 이 분야와 관련된 기술이 계속해서 발전함에 따라서 약학 마케터는 캠페인의 성공을 어떤 방법으로 평가할 것인지 다시 생각해볼 수 있게 되었다. 다시 말해, 페이스북 같이 유명한 채널에서 법적/산업적 제한이 있는 상황에서 캠페인을 어떻게 진행할 것인지 말이다.

제약사항

본디 제약산업은 엄격하게 규제되기 때문에, 이 산업에서의 전형적 소셜미디어 활용은 다른 산업들에 비해 더 큰 제약을 받는다. 비록 미국 건강정보관련법률HIPAA같은 법규나 FDA같은 행정기관이 존재하지만, 이미 약의 위험과 효능 사이에서의 공정 균등 상태fair balance를 맞추는 방식이 알려져 있다. 이는 '한 번의 클릭one-click away'규칙으로, 단 한번도 FDA에서 거부되지 않았다. 이 규칙은 TV 광고가 수신자 부담 전화를 통해 소비자들에게 충분한 정보를 제공할 수 있다는 기존에 존재하던 규칙으로부터 생겨났다. FDA는 공식적으로 소셜미디어에 관한 어떤 특별한 가이드라인도 제시하지 않고 있다. 2009년 11월, FDA는 처음으로 조언inputs을 모으기 위해 의견을 듣기 시작했지만 공식적인 성명을 발표하는 것은 미루었는데 FDA는 구식이 되는 것을 두려워했기 때문이다. FDA는 2010년에도 성명 발표를 미루었으며 2011년 6월까지 계속해서 마감 기간을 놓쳤다. 마침내 2011년 6월에는 '소셜미디어를 사용한 전문약의 판매 촉진'을 2011년도 안건에서 삭제하였다.

따라서 회사들이 합법적으로 온라인을 통해 판매를 촉진하는 방법에 대해서는 이도 저도 아닌 애매한 상태로, 회사들이 트위터와 페이스북Facebook 페이지를 마음대로 만드는 것에 제한을 받지는 않는다.

더욱이 제약회사들은 약과 관련된 모든 부작용을 보고해야 한다. 시판 후 감시pharmacovigilance, PV라 불리는 이 과정은 환자에게 발견된 모든 부작용과 약효를 증명하기 위한 임상시험을 데이터베이스에 포함한다는 것을 말한다. 데이터베이스에는 '세계 보건 기구 세계적인 개인적인 안전 사례 보고 데이터베이스WHO Global ICSR'가 있으며 이는 최근에 보고된 700만개 이상의 부작용을 포함하고 있다. 최근 제약회사들이 소셜미디어 활용에 동참하면서 그들의 약에 대한 모든 언급들이 약물의 부작용을 보고해야 하는 법에 의해 걸리기 쉬워졌다. 비저블 테크놀로지스Visible Technologies의 연구에 따르면, 30일에 걸쳐 224개의 일반의약품(OTC)이나 전문의약품Rx에 대한 언급들을 모으니, 250,000개 이상이 온라인 상에 게시되었다고 한다. 이 때 얼마나 많은 게시물들이 부작용과 관련되어 있는지, 그리고 그 게시글 밖에서 얼마나 많은 세부사항이 기록되는지 확인하기 위해 연구를 진행하였다. 계산과 분석을 통해서, 비저블사는 보고할 가치가 있는 사건을 포함하여, 단지 게시물의 0.5%, 즉 1,000개의 게시물 중 5개만이 추적된다는 것을 알게 되었다. '30일 동안 224개의 브랜드에 관련된 257,000개의 게시물 중, 보고 할 만한(부작용 관련) 게시물은 각 브랜드 당 평균적으로 3%정도이다.' 이것은 소셜미디어와 관련해서 주의를 기울일 필요는 있지만, 250,000개 이상의 게시물이 가져다 주는 이익에 비해서 큰 손실이 아님을 보여준다.

소셜미디어 플랫폼으로부터 의견을 듣고 사람들의 마음을 사로잡기 전에 제약회사가 해야 할 가장 중요한 것은, 법무팀과 접촉해 일어날 수 있는 모든 사건을 통제할 수 있게 하는 것이다. 사용자부터 규제 담당자, 변호사, 그리고 제약 관계자에 이르기 까지 모든 주체들은 소비자와 그들의 사생활에 가장 잘 맞는 영역을 이해하기 위해 노력하고 있다. 그러나, 측정이 용이하고 알아보기 쉬운 소셜미디어는 브랜드가 예측되는 위험보다 실제의 자료에 기초하여 접근할 수 있게 해준다. 일반적으로, 소비자의 가치에 기초를 두고, 규제나 소비자의 반응이 빠르게 변화하는데 맞추어 발 빠르게 그들의 소셜미디어 전략을 조정한 브랜드들이 안정적으로 브랜드 혁신에 성공했다.

요약

소셜미디어 채널을 통해 소비자와 시장에 대해 더 깊은 이해를 할 수 있다. 그 채널이 제공하는 자료를 기초로 소비자들의 마음을 사로잡고, 그들에 대한 전략을 최적화함으로써 제약마케터는 매우 좋은 기회를 가질 수 있다. 이런 채널들은 계속해서 진화하고 있지만 독백에서 대화로, 브랜드에서 소비자로 변화하는 힘의 이동은 오랫동안 유지될 것이다. 이것의 장점을 이용하기 위해, 마케터들은 그들의 관심을 '널리 광고하는 것'이 아닌 '듣고 마음을 사로잡는 것'으로 바꿀 필요가 있다. 또한 자료를 기반으로 한 새로운 방식을 이용해서 소비자들의 마음을 끌 수 있도록 하는 새로운 도구를 잘 활용해야 한다.

모든 산업에서 소셜미디어는 법적 문제와 관련하여 의문점과 위험성을 갖는다. 이것은 지속적인 흐름으로서 생명과학 마케터들은 현재 존재하는 마케팅 전략에 대한 규제를 따르는 동안 법률적으로 새로운 가능성을 놓치지 않도록 법무팀과 밀접한 연관을 가지고 일해야 한다. 이런 새로운 현실은 당분간은 어렵게 느껴질 것이다. 하지만 효과적인 소셜미디어의 사용은, 제약마케터들이 그들의 소비자들과 풍성한 관계를 맺을 수 있도록 하여 과거의 일방적인 메시지 전달 방식보다 훨씬 큰 이익을 가져다 줄 것이다.

토의 주제

1. 소셜미디어를 활용하는 것이 제약 마케터에게 가져올 수 있는 의도치 않은 결과 3가지를 서술하시오.
2. 어떻게 소셜미디어가 소비자에게 직접 호소하는 광고처럼 제약 판매를 촉진할 수 있을까?
3. 신약 승인 절차에 많은 비용과 시간이 소모되기 때문에, 제조업자들은 항상 신약이 많이 판매되는 방법을 찾는다. 소셜미디어는 왜 이런 마케팅 목표를 성취하는 하나의 전략적 요충지가 될 수 있는 것일까?
4. 제약마케터가 소셜미디어를 통해 소비자의 마음을 사로 잡는 방법들에 대해 서술하시오.
5. 제약 관계자들은 소셜미디어 상에서 제품에 대한 메시지 전달에 집중해야 할까? 아니면 특정 질병에 대한 메시지 전달에 초점을 맞추어야 할까? 각각의 전략에 대해 찬반 양론을 서술하시오.

CHAPTER 11

제약마케팅의 새로운 4P

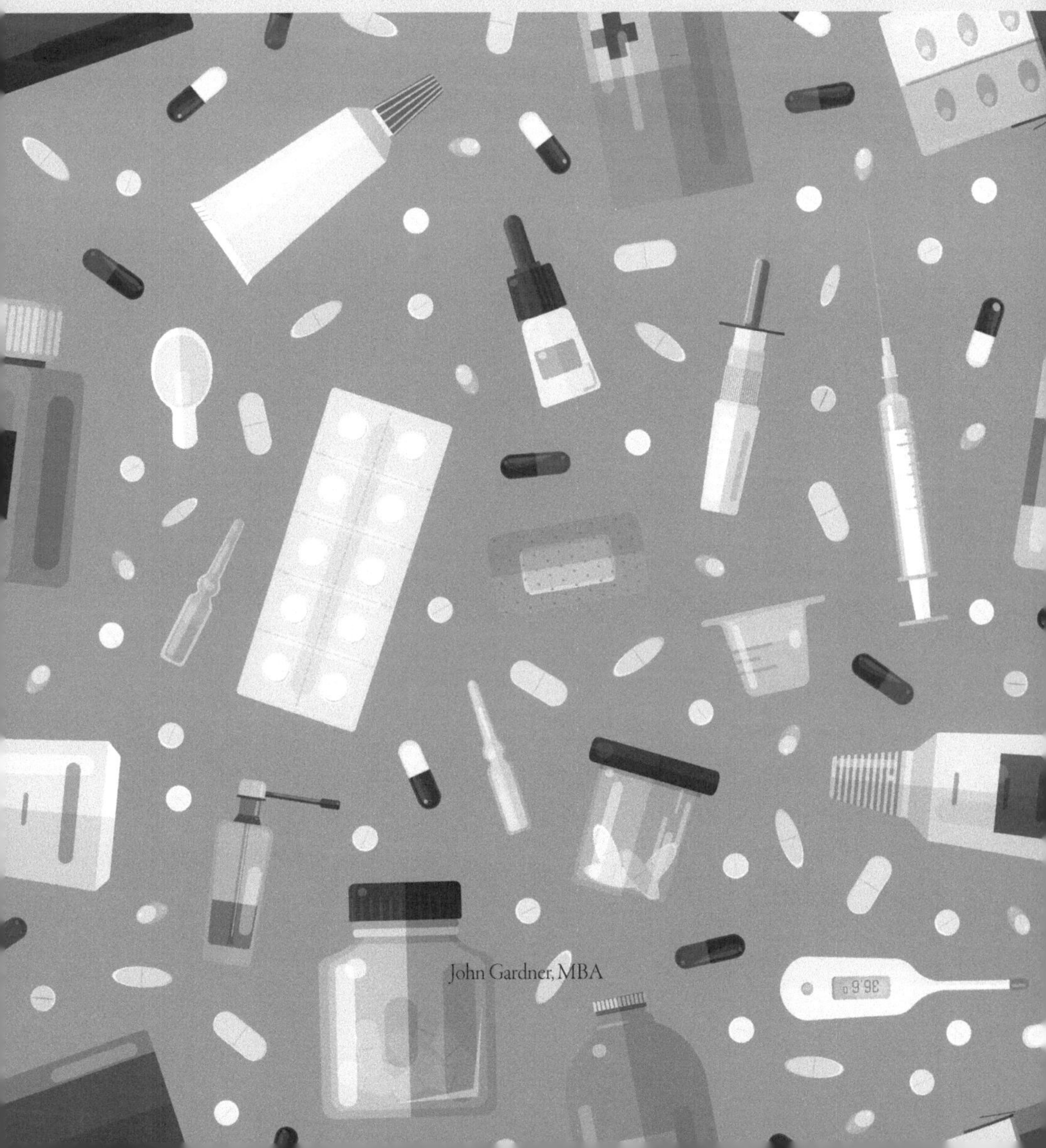

John Gardner, MBA

학습목표

1. 지금의 제약 마케팅 분야가 형성되기까지 일어난 중요한 사건들을 알아본다.
2. 제약마케팅 분야에서 일어난 변화와 도전에 대해 설명한다.
3. 제약마케팅에서의 과거4P에 대해 알아보고, 새로운 4P와 비교해 본다.
4. 오늘날 새로운 4P가 실제로 어떻게 사용되는 가와 미래에는 어떻게 사용될지 알아본다.

역사

1990년대 후반 이후 제약 마케팅은 극적인 변화를 겪었다. 이 전에는 제약 홍보가 대부분 전문가에게만 초점이 맞춰져 있었다. 마케팅은 의사를 겨냥한 제품홍보와 샘플 제공에만 집중 투자하는 직접적 세일즈 모델을 따르고 있었다. 이런 패러다임은 제약회사가 전통적 대중매체 광고를 통해 그들의 상품을 소비자에게 직접 광고를 하면서부터 바뀌기 시작했다. 다음에 나오는 제약 마케팅 연대표는 이런 변화를 개략적으로 보여준다.

1938 연방 식품 의약품·화장품 법이 통과되면서, 제약회사 제품의 시장 출시를 허가하기 전에 안정성을 입증하도록 하는 권한을 FDA가 갖게 되면서 제약업계의 근대적 규제 기반이 형성되었다.

1951 1938년 법령에 대한 Durham-Humphrey 법 개정은 의약품을 2가지 카테고리로 구분하였다. 의용감시하에 조제와 처방이 필요한 의약품과 일반의약품으로 나누었다.

1962 1938년 법령에 대한 Kefauver-Harris 개정은 제약회사가 마케팅을 시작하기 이전에 의약품의 효능을 입증하도록 하는 FDA의 권한을 강화하였다. 또한 의약품 광고 감독의 책임도 FDA에게 위임하였다.

1981 제약회사 최초의 소비자 대상 직접 광고, 미국 머크사의 폐구균 백신 뉴모박스Pneumovax의 인쇄 광고가 리더스 다이제스트지에 실렸다.

1983 최초의 소비자 직접 TV 광고인 부츠사의 이부프로펜 브랜드 루펜rufen의 광고가 미국에서 전파를 탔다.

1983 FDA가 소비자 직접 광고 활동을 중지시켰다.

1985 상업적 표현의 자유 때문에 FDA는 소비자 직접 광고 활동중지를 해제했다. 그러나 여전히 기준의 필요성이 강조되었고 지면 광고는 의약품의 위험성과 기타 정보들의 짧은 요약이 포함되어야 한다.

1995 FDA는 DTC 광고에 대한 공청회를 개최하였다.

1996 미국 제약회사 셰링 플라우Schering-Plough가 클라리틴Claritin[loratadine] 광고를 TV에서상영했다.

1997 FDA는 '소비자 직접 TV 광고에 관한 제약산업을 위한 가이드 Guidance for Industry: Consumer-Directed Broadcast Advertisements'를 발행했다. 이 가이드는 제약 제품이 TV 광고를 진행할 시 제품의 이점과 위험성에 관한 정보를 공정 균등하게 제공하는 경우 허용하고 있으며, 이는 소비자 직접 TV 광고의 기하급수적인 성장을 이끌었다.

제약마케팅의 지형 변화

제약마케팅에서의 게임의 법칙은 극적으로 변화하였다. 과거에는 영업사원이 의사에게 상품을 홍보하고 의사가 그 상품을 환자에게 처방하던 간단한 과정이었으나, 오늘날에는 여러 이해당사자들이 마케팅과 영업과정에 관여한다. 환자단체들과 같은 제 3의 관련 단체들이나 약사들이 유통채널에 관여하고 영향을 미칠 수 있게 됐다. 또한 제약 영업담당자는 수십 년 동안 의사와의 직접적인 접근을 할 수 없었고 그들이 사용할 수 있는 홍보 수단도 더욱 제한 되었다. 게다가 제약회사 또한 더욱 엄격하게 법적 규제를 받게 되었다. 마지막으로 가장 중요한 것은, 이제는 소비자들이 적극적으로 치료과정에 참여한다는 것이다. (그림 11.1)

그림 11.1 최종 조제 약 - 영향을 미치는 요인들이 확대 되었다

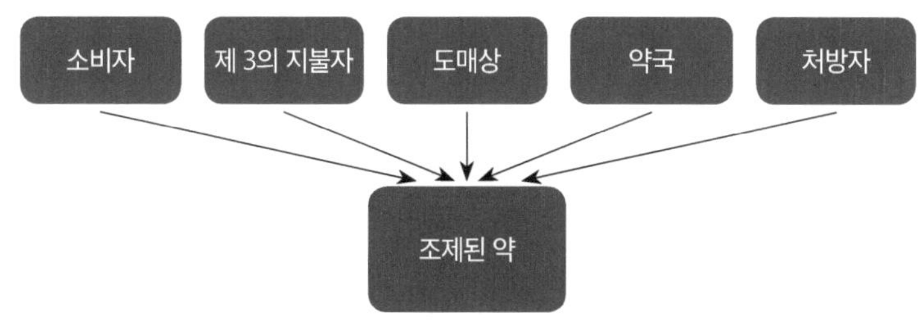

제약산업은 여타의 소비재나 일반의약품과 같은 기존의 소비자 마케팅산업과는 거리가 있다. 제약업계는 일반적인 마케팅을 빨리 습득하여 소비자에게 밀어 넣기를 기반으로 하던 유통 모델을 소비자가 찾는 모델로 바꾸어야 한다. 제약회사들은 이러한 고객 주도적인 변화를 수용 하기 위해 마케팅믹스의 초점과 접근방식을 맞추어 가고 있다. 성공한 제약회사는 이제 다른 산업에서 오랫동안 써왔던 소비자 직접 마케팅 기술을 효율적으로 이용하고 있다. 이제 제약 마케팅의 중심은 소비자로 변화하였다.

예시 11-1 제약회사 조직 구조의 지형 변화 

이 단원에서 설명한 것과 같이 제약 영업 환경이 변화함에 따라 제약회사는 그들의 영업 조직을 대대적으로 구조조정 했다. 의사와의 접촉이 줄고 홍보수단이 제한됨에 따라, 일반 적인 영업사원의 상당 수를 거의 매일 해고해, 영업사원이 가장 많았던 때와 비교해 약 25%가 감원되었다. 이런 인원감축과 함께 회사는 온라인 홍보를 늘리고 스마트폰 및 태블릿을 사용한 의사와의 접촉으로 회사 재정을 절약했다. 또한 글락소스미스클라인GSK와 같은 회사는 기존에 시행되던 인센티브 보상제를 대대적으로 바꿨다. 기존에는 특정 영업목표를 설정해 인센티브 기준을 삼았다면, 이제는 판매 능력, 소비자평가, 사업단위 전체의 활동사항 세가지를 기준으로 하여 인센티브 수여를

결정하게 된 것이다.

과거의 4P: 변화하는 패러다임

1960년 제롬 맥카시E. Jerome McCarthy가 마케팅 4P - 제품product, 유통place, 가격price, 홍보promotion를 처음 사용한 이래로, 4P는 마케팅 전략을 개발하는 조직들의 기준이 되었다. 그러나 앞에서 설명한 것처럼 의사 접촉의 감소, 홍보 수단의 제한, 지불인으로부터 가격압박의 증가 등과 같은 현재 제약 업계의 제한들로 인해 이 4P가 변화하고 있다.

제품, 어떤 의약품인가

제약 마케팅 믹스의 기본이자 가장 중요한 요소는 의약품 그 자체이다. 시장에서 모든 의약품들은 FDA의 지시에 따라 특정 증상이나 질병에 대해 표시하고, 제약회사는 적응증이 승인된 의약품만 판매할 수 있다. 추정에 따르면 최근에는 어느 제약회사든 새로운 신약을 시장에 내놓기 위해서는 8억불에서 10억불이 드는 것으로 나타났다. 신약 출시에 이런 막대한 비용과 시간이 필요하기 때문에 회사들은 상품의 주기를 최대화 해야 한다. 신약 출시에는 막대한 자본이 지출 될 뿐만 아니라 그들이 상품에 투자한 비용을 회수하기도 힘들기 때문이다. 신약 개발과 승인 과정이 10에서 15년이 걸리는 반면 특허 만료 전 제품수명주기는 5-10년에 불과하다.

가격

다른 산업에서 가격을 결정하는 것은 시장이지만, 제약 업계에서의 가격 형성 과정은 독특하다. 제약업계에서는 회사가 개발비용을 회수 할 수 있는 시간이 제한되어 있고 대부분 최종 사용자가 궁극적인 지불자가 아니기 때문에 일반적인 가격 설정 과정이 적용되지 않는다. 또 의약품은 관리의료조직과 제네릭 압박으로 제한된다. 실제로 처방전의 약 75%를 채우는 것은 제네릭 의약품이다.

유통과 소비자

제약회사의 의약품이 약국이나 소비자에게 전달되기까지의 모든 유통 요소들-도매상의 역할이나, 약국 중에서도 최근에 생겨나는 전자처방약국, 그리고 처방 의약품에 관여하는 환자들까지-은 극적으로 변화했다. 1997년 이전엔 배제되었던 소비자가 이제는 제약 홍보와 정보의 중심으로 자리잡았다. 이를 보여주는 좋은 예로 1997년 당시 11억불을 DTC광고에 사용하던 제약업계는, 12년 뒤인 2009년에 291%가 증가한 48억불을 사용한 것으로 나타났다.

홍보, 누구를 대상으로 할 것인가

DTC 광고가 진화 하면서 많은 것이 달라졌지만, 여전히 제약 업계에서 홍보는 상대적으로 단순했다. 회사는 영업사원을 고용했고 상품의 속성에 대해 그들을 교육하고, 제품샘플로 그들을 무장시켰다. 이 영업사원들은 의사들에게 의약품을 직접 홍보했다. 2009년까지, 영업사원은 의사들을 상대로 자유롭게 활동했다. 그러나 2009년, 미제약협회Pharmaceutical Research and Manufacturers of America, PhRMA에 의해 산업의 기준이 새롭게 생겨나면서 영업사원이 홍보 과정에서 독립적으로 활동할 수 있는 범위는 상당히 축소됐다. 이 규정에 의해 선물과 판촉 물품 뿐 아니라 접대와 비교육적인 관계가 제한되었기 때문이다. 규정은 또 '제품에 관한 의사와의 접촉은 정보전달에 초점을 맞춰야 하고 과학적이고 교육적인 정보를 제공해야 하며 의학교육을 지원해

표 11.2 마케팅 패러다임의 변화

과거의 4P	새로운 4P
브랜드 중심	소비자 중심
막대한 자본	예산 고려
기술 지원의	기술 주도의
더딘 발전	빠른 전개
느린 개정	높은 최적화
수요 곡선 창출 중심	수요 곡선을 가로채는 것에 집중

야 한다.'고 명시하고 있다. 이 가이드라인과 더불어 의사와의 접촉에 대한 통제가 증가하면서 영업사원의 직접적인 판매효과가 감소하였다.

의사 대상 홍보에서 또 다른 주요한 변화는 비인적 판매 기술의 발달이다. 비인적 판매 활동이란 온라인 사이트 개설이나 온라인 교육시스템, 이메일과 우편물 등을 통한 직접적인 마케팅 등을 일컫는다. 이제 의사들은 제품 정보를 위해 영업사원들 보다 외부 다른 경로를 더 많이 활용하고 있다. 2009년의 연구는 전체 의사의 33%가 제품 정보를 위해 웹사이트를 이용한다는 것을 증명한다.

1996년부터 미국 제약회사 셰링 프라우Schering-Plough가 항히스타민 전문의약품인 클라리틴Claritin으로 TV 광고를 시작으로 제약 마케팅의 새로운 DTC 시대가 시작됐다. 새로운 외부요소들이 생겨나면서 과거의 4P가 도전에 직면하게 되었고, 기술의 발전이 마케팅 혁신을 이끌었다. 1996년의 인터넷 공간은 상업적으로만 활용되지 않았다. 더군다나 마케팅을 상업적으로 활용하려고 의도 하지도 않았다. 디지털 마케팅은 인터넷에 검색엔진, 소셜미디어, UCC, 블로그, 유비쿼터스 장치가 더해지면서 시작됐다. 정보 수집은 킬로바이트 단위에서부터 테라바이트까지 진화했고, 장치는 다루기 불편했던 옛날의 PC부터 완벽한 스마트폰으로까지 진화했다. 이 모든 기술 혁신이 전체적인 마케팅 채널이 과거의 4P를 넘어 새로운 마케팅 패러다임이 되도록 가속화 시켰다. 마케팅의 새로운 4P는 예측 모델링Predictive modeling, 개인화Personalization, 1대1Peer-to-Peer, 그리고 참여Participation이다. (표 11-2)

새로운 4P

비교적 최근까지도 제약마케터들은 제품, 유통, 가격, 홍보 요소들을 모두 '소유'하고 있었다. 매우 단순하게 상품을 개발하고, 의사에게 직접적인 유통채널을 확보하고, 가격을 정하고, 의사를 위한 홍보에 많은 금액을 들였다. 이런 4P는 이제 변했다. 비록 상품개발이 여전히 제약회사에서 이뤄진다 하더라도 다른 요소들은 그렇지 않다. 유통은 규제와 제약사항들로 인해 제약마케터의 통제에서 벗어나게 되었다. 홍보는 더 이상 '직접적'이지 않고, 가격 역시 관리의료와 타사들과의 경쟁에서 자유롭지 않다.

제약마케터들은 난조를 보였다. 기존의 방식은 더 이상 작용하는 것 같지 않았다. 새로운 마케팅 시장에서 성공의 핵심은 소비자에게 밀어 넣는 방식에서 소비자가 찾게 하는 방식으로의 변화하는 것이다. 의약품에 대한 정보와 교육이 소비자들과 의료전문가들의 행동을 이끌어내길 바라는 것이다. 이런 변화의 힘은 새로운 4P, 예측모델링Predictive modeling/analysis, 개인화Personalization, 개인 대 개인Peer-to-Peer, 그리고 참여Participation를 만들었다.

새로운 4P는 정보의 포장, 이해, 상용화를 중심으로 전개하여 제약회사 관점에서 제어 될 수 있도록 정의되어야 한다. 과거의 4p는 제약마케터들이 통제했던 반면, 새로운 4p는 마케터와 소비자들이 공유한다. 실제로 몇몇 제약회사들은 새로운 4p를 시도하고 있고 성공적으로 수행하고 있다. 제약마케터들이 환자의 이익, 의사, 이윤을 위해 새로운 4P를 어떻게 사용하고 있는지 소개한다.

통제 가능한 요소

현재 통용되는 일반적인 기술들을 활용해 새로운 4P 중 통제 가능 영역인 예측 모델링과 개인화를 수행할 수 있다.

예측 모델링

예측 모델링은 통계적 기술이 사용되는 데이터 마이닝(data mining; 방대한 데이터베이스 내에서 어떠한 방법에 의해 유용한 정보를 추출해내는) 과정이다. 이런 기술은 데이터가 가능성과 트렌드를 예측하는데 사용될 수 있게 한다. 예측 모델링은 미래의 행동이나 결과를 쉽게 예측 할 수 있도록 마케터가 사용하거나 최적화하거나 변화를 줄 수 있다. 미래 행동 예측을 위한 이 통계적인 방법은 환자가 어떤 치료 주기에 있는지에 따라 제약마케터들이 언제, 어떻게 개입해 어떤 메시지를 전달할지 결정 할 수 있도록 하는 통찰력을 제공한다. 표 11-3은 사업 목적에 따른 다양한 기술모델의 예시를 보여준다.

예를 들어, 여드름 환자들은 OTC를 이용한 자가 치료부터 OTX(OTC와 ETC의 조합), 그리고 ETC 단독사용까지 매우 예측 가능한 치료 프로토콜을 따른다. 따라서 예측 모델링은 여드름 환자들이 어떤 생애주기에 있는 가와 처방 치료로 넘어가게 되는 시간을 이해함에 따라 마케터가 환자의 가치를 최대화 할 수 있도록 한다. 이 결과는 제약회사를 위해 판매 주기를 압축하고, 여드름 환자들을 위해 매 단계마다 가장 적절한 정보를 전달한다.

표 11-3 예측 모델링 & 분석 예시

사업의 목적	모델링 기술
소비자 획득	반응 모델링response modeling
수익성이 있는 소비자 획득	생애주기 가치 모델링lifetime value modeling
고위험 소비자 회피	위험 또는 승인 모델risk or approval modeling
소비자 지식 : 속성	프로필 분석profile analysis
소비자 지식 : 시장에 관한	클러스터 분석cluster analysis
소비자 가치의 증가	상승과 교차 판매 모델링up- and cross-sell modeling
수익성이 있는 소비자 보유	보유 모델링retention modeling
잃었던 소비자 되돌리기	윈백 모델링win back modeling
환자 만족 증대	시장 조사 및 자료수집market research/profiling

개인화

기술은 제약마케터들이 수동적으로 소비자 상황에 반응하기 보다는 능동적으로 소비자의 필요에 개입하고 의사결정을 할 수 있는 타당성을 만들어 준다. 마케터는 개인화로 마케팅 채널과 투자를 최적화 할 수 있다. 제약회사 입장에서 개인화가 갖는 또 다른 가치는 이해관계자-환자부터 의사들까지의 연결할 수 있다는 점에 있다. 지금까지 제약회사는 의사를 고객으로 여기고 관리하는데 집중했지만, 오늘날에는 소비자 집단에 영향력을 갖기 위한 브랜드 커뮤니케이션을 고민한다.

예시 11-2 여드름 환자 에서의 예측 모델링 

여드름 치료 전문약에 특화 되어있는 피부과 전문 제약회사는, 환자와의 커뮤니케이션을 촉발시키기 위해 행동적 태도적 데이터(환자들의 피부과 프로파일, 매입 채널, 예측 행동, 치료 주기)의 조합을 바탕으로 예측 모델링을 사용해, 환자들의 특성에 따라 다양한 맞춤형 커뮤니케이션을 한다. 예를 들어 만약 환자가 환급을 원한다면, 회사는 환자가 약국으로 가서 그러한 혜택을 받을 수 있도록 상기시키고 장려한다. 복약 순응도를 높이기 위해 두 번째 처방에 대해 환급을 시행한다면 매력적인 제안이 될 것이다. 이 프로그램은 첫 6개월간 117,000에 달하는 환급이 이뤄진 거대한 성공 사례로 기록됐다. 캠페인은 9개월의 측정 기간 동안 21억 2천 5백만 달러의 매출을 일으켰고, 11억 3천 달러의 투자 회수율을 보였다. 캠페인 참여자 중 64%는 바로 이들이 브랜드의 주 타깃으로 여겼던 일반의약품(OTC) 사용자 또는 비치료자들이었다.

개인맞춤형 마케팅 커뮤니케이션은 관련성을 강조하기 위해 구체적인 형상화와 메시지 전달을 사용한다. 이러한 기술을 통해, 제약 회사는 가장 적절한 언어와 시각자료를 사용하여, 인구학적 프로필과 치료 단계에 근거한 각각의 환자에게 중요한 정보를 제공할 수 있다. 환자가 브랜드에게 인식되었다는 느낌을 주는 것과 더불어, 개인화는 환자들이 자신들의 의사에게 관련된 질문을 하도록 준비하게 함으로써 환자와 의사간의 전문적인 대화가 용이하도록 돕는다. 이것은 환자에게 관련된 메시지를 치료 주기 중 적절한 시기에 전달하고 환자들의 기대를 다룸으로써 방문 후 치료로 확대되는 것을 돕는다. 결국, 이것은 환자의 만족을 증대시킨다.

예시 11-3 개인화 실례

한 유명 여드름 치료제 브랜드는 소비자가 환자의 부모인지, 십대 혹은 성인 환자인지, 남자인지 여자인지, 주 사용 채널이 무엇인지, 이전의 치료 계획 등을 기준으로 고객을 세분화하고 개인화된 온라인 경험을 할 수 있도록 하는 것을 전략으로 한다. 전자고객관계관리electronic customer relationship management, e-CRM 프로그램은 사춘기를 시작하는 십대와 그들의 부모들을 목표로 한다. 일단 웹사이트에 등록하면, 그들은 계속 진행되는 여드름 교육 프로그램에 가입할 수 있다. 방문자들은 그들 자신을 하나의 세분화된 그룹으로 여기기 때문에, 진행되는 커뮤니케이션과 알찬 내용의 웹사이트 모두 그들에 맞춰진 적합한 대화 주제, FAQ들로 꾸며진다. 가장 중요한 것은 개인에게 가장 의미 있는 방식으로 정보를 공유하는 것이다. 십대에게 정보를 주고 부모나 의사와 대화할 수 있는 화제거리를 전해주는 것은 그들이 어른들과 민감한 사항을 말할 때 느낄 수 있는 불편함을 줄여준다. 이 웹사이트는 처음 6개월간 850,000 명이 넘는 순방문자를 기록했다. 그 후로 여드름 교육을 받는 고정 방문자가 생겼으며 14.2%가 단순방문에서 등록과 교육으로 이어지는 기록을 세웠다. 유기적 검색 채널은 28%의 리베이트 등록과 78%의 리베이트 상환redemption을 기록한다. 이것은 웹사이트의 콘텐츠가 방문자로 하여금 바람직한 행동- 환급을 위한 등록, 처방전 발행, 그리고 약의 조제-을 취하게 할 수 있다는 것을 암시한다.

통제 불가능한 요소

제약 전문가나 마케터들은 예측 모델링과 개인화를 쉽사리 업무에 적요할 것이다. 이들은 기술적으로 증명되는 것들이기 때문이다. 하지만 다음의 두 가지 P는 제약산업에 조금 더 낯설고 급진적으로 느껴질 것이다. 제약마케터에게 이들은 매우 성공적일 수 있지만, 주의 깊게 접근되어야 한다. 통제가 가능하지 않은, 브랜드 관점에서 새로운 마케팅의 P는 개인대 개인peer-to-peer과 참여participation다.

급격히 발전되는 기술 변화는 FDA의 불분명한 지침과 규제에도 불구하고 제약회사가 새로운 채널을 활용하게 만들었다. 비록 FDA가 전통적 프로모션에 대해 강력하게 규제하고 있지만, 새로운 채널을 통한 마케팅에 대한 규제는 아직 모호하다.

개인대 개인peer-to-peer: 사회화socialization

브랜드가 제약회사의 통제 밖에 있는 내부 이용자 네트워크로 정의되는 것을 고려하면, 현재 소비자와 전문가들이 브랜드 프레임에 대한 확대된 허가와 비판적 정보를 가지고 있으므로 브랜드에게 '개인대 개인'은 가장 큰 장애물이다. 법적 제도와 관리 규제의 결과로 제약 회사는 종종 이러한 채널 사용에 수동적이다. 긍정적으로 보면 '개인대 개인' 양상은 브랜드와 제품의 민주화democratization를 가능하게 할 수 있다. 제약업계에 있어, 이러한 채널의 목표는 단순하고 명확해야 한다:

- KOL과 영향력 행사자들을 격려하라. 바이엘사Bayer가 'Step up Reach Out' 캠페인을 펼치며 젊은 혈우병 환자들에게 한가지 질문을 던졌던 것이 좋은 사례다. 누가 당신, 그리고 당신과 같은 수천 명의 사람을 대변할 것인가?'
- 가치를 제공하고 있음을 알려라. 머크사Merck의 '헬스 파트너십 프로그램Engage Health Partnership Program'은 환자 교육과 지원, 의사의 구체적인 환자 지도를 전달하는 웹사이트였다.
- 환자 서로 연결되는 것이 가능하게 하라. 노바티스사Novartis의 항암부서의 CML Earth 사이트(www.cmlearth.com)는 만성 골수성 백혈병으로 진단받은 사람들을 서로 연결해준다
- 공유 가치가 있는 콘텐츠와 자산을 발전시키고 창조하라. 길리어드사Gilead sciences 하위진단을 받는 타깃 그룹 중 하나인 아시안계 미국인을 대상으로 진단준비 프로그램을 제공했다(www.asianliver.com).

제약마케터들은 모든 일들이 질병에 관한 것이라는 점을 깨달아야 한다. '개인대 개인' 대화를 이용하고 모니터링 하는 것은 적절하지만 그것을 너무 지나치면 안 된다. 브랜드를 노출하는 것은 주의해야 한다. 일단 브랜드가 노출되면 소비자와의 대화는 종료된다. 그러나 전문가들과의 관계에 있어

서 '개인대 개인'은 매우 긍정적인 면을 갖고 있고 브랜딩도 용인된다. 예를 들어, 제약회사는 KOL을 나열 해놓고 전공의와 일반의를 포함한 의사들 간의 '개인대 개인' 관계를 만들어낼 수 있는데, 이것은 질병의 단계와 치료법에 대한 이해와 교육을 촉진시킬 수 있다.

참여Participation

새로운 마케팅 P중 마지막은 참여participation다. 종종 공개포럼에서 브랜드가 의미하는 것을 한정하고 믿으려 하는 소비자에게 해당된다. 기술 혁신 덕분에 소비자는 제품 사용, 프로모션, 광고를 포함한 대부분의 마케팅 요소에 능동적으로 참여하고 있다. 이제 한 개인은 세계의 청중과 빠르게 그리고 값싸게 제품 속성에 대해 토론할 수 있다. 많은 산업에서 이것은 긍정적인 영향- 예를 들어 제품의 새로운 용도와 같은-을 가지지만 참여는 제품 적응증과 부작용의 측면에 있어 제약회사에게 위험요인이 될 수 있다. 제약회사들은, 이 채널의 간단하고 명확한 목표에 집중해야 한다.

- 이해관계자들이 그들의 더 나은 상황을 만들기 위해 무엇을 원해야 하는지를 교육하라. 예를 들어 사노피아벤티스사Sanofi-Aventis는 영양 정보를 함께 제공하는 레스토랑 검색기; 하루 음식섭취량의 칼로리, 탄수화물 양; 메뉴를 계획하고 저장할 수 있는 검색 데이터베이스와 같은 도구를 포함한 'GoMeals'라는 아이폰 어플리케이션을 개발했다.
- 새로운 통찰력과 기회를 모니터하고 경청하라. 'PatientsLikeMe'와 같은 웹사이트를 모니터링함으로써 생산자는 실제 환자의 의견과 경험에 접근할 수 있고 이러한 정보들을 사용할 수 있다.
- 이해관계자가 믿고 있는 것을 연계하고 지지하라. 어떤 회사들은 실제 사람들, 대부분 의도치 않은 임신으로 인해 고통 받는 젊은이들의 목소리를 전하도록 만들어진 'Your-Life.com'와 같은 웹사이트나 단체의

활동을 후원한다.

• 사용자 조작이 가능한 도구와 자산을 개발하라. : 권한을 부여하라. 예를 들어, 당뇨병 재단은 'TuDiabetes'라는 사회적 네트워크를 운영한다. 사회적 네트워크의 웹사이트에는 멤버들이 그들의 당뇨병 데이터를 공유하고 비교할 수 있는 'TuAnalyze' 라는 어플리케이션이 존재한다.

참여는 보통 브랜드를 정의하는데 도움이 된다. 만일 여행 산업이라면 참여가 매우 쉬운 일이 된다. 리조트에서 찍은 사진을 공유하고, 여행에서 가장 좋았던 날에 대해 얘기하면 되니까. 하지만 제약산업으로 돌아오면 다르다. 환자들은 보통 질병을 이야기하는 등 '참여'하는 것을 원치 않기 때문이다. 환자의 참여라고 하면 후원단체와의 네트워킹이나 이들과의 커뮤니케이션 정도로 제한된다. 웹사이트 'PatientsLikeMe' 같은 온라인 포럼, 채팅, 웹 커뮤니티 등을 통해 사람들은 공유와 학습에 가장 많은 관심을 보인다. 따라서 참여는 이제까지의 제약회사를 위한 새로운 P 중 가장 어려운 항목이다. 이제 목표는 브랜드보다 질병 상태에 집중되어야 한다.

예시 11-5 참여 실례

한 제약마케터는 치료 커뮤니티'에 참여하는 방법을 환자에게 알려줌으로써 현명하게 환자의 참여를 만들었다. 회사는 정보와 상호작용 기회를 제공하는 질병과 관련한 행사를 후원했다. 이는 보통 방문자들이 콘텐츠를 소비하고 콘텐츠에 기여할 수 있는, 브랜드를 노출하지 않은 웹사이트에 의해 이뤄져 왔다. 예를 들어, 웹사이트는 온라인 치료 다이어리 혹은 FAQ를 통해 질병의 신체적, 정신적 측면에 대한 대화를 하도록 격려할 수 있다. 회사는 또한 전문 간호사들이 가장 좋은 케이스와 성공적인 경험담을 온라인으로 공유할 수 있는 프로그램을 런칭 했다. 이는 실제로 블로그, 원탁회의, 논의와 함께 회사에게로 이어져 회사 매출 증가로 이어졌다.

요약

분명 전통적 4P는 지금까지도 의미가 있다. 또한, 제약마케터들은 새로운 4P도 반드시 이해하여 이 새로운 개념이 가져다 줄 새로운 기회를 모색해야 한다. 이것들은 효과적일 뿐만 아니라 효율적으로 사용하기 쉬우며, 저렴하고, 대부분 즉각적인 결과를 보여준다. 현재 시기는 제약마케팅에 있어 흥미진진한 시기이다. 정보는 게임의 판도를 바꾸었다. 앞으로는 기꺼이 새로운 룰을 적용하려는 혁신적인 제약회사가 성공하게 될 것이다.

토의 주제

1. 전통적 4P와 새로운4P를 비교, 대조하시오.
2. 제약 회사는 통제 불가능한 새로운 4P를 가지고 어떻게 자신들의 전략의 대안을 만들어 볼 수 있을까? 혹은 통제불능 상태를 내버려두는 것이 최선일까?
3. 소비자와 생산자의 관점에서 보았을 때DTC 광고에 대한 찬반 의견은 무엇이 있을까?
4. 제약마케터와 제약회사에 있어, 인터넷의 분석력이 어떻게 산업에 도움이 되었으며 시장 조사를 어떻게 변화시켰는가?
5. 언급된 여러 기술들의 발전과 확대를 고려할 때, 제약회사가 소비자에게 다가가기 위한 다음 단계는 무엇이 될 수 있겠는가? 제약회사가 소비재 마케터에게서 어떠한 다른 전략들을 얻을 수 있겠는가?

CHAPTER 12

처방인, 보건의료 의사, 그리고 마케팅 실제

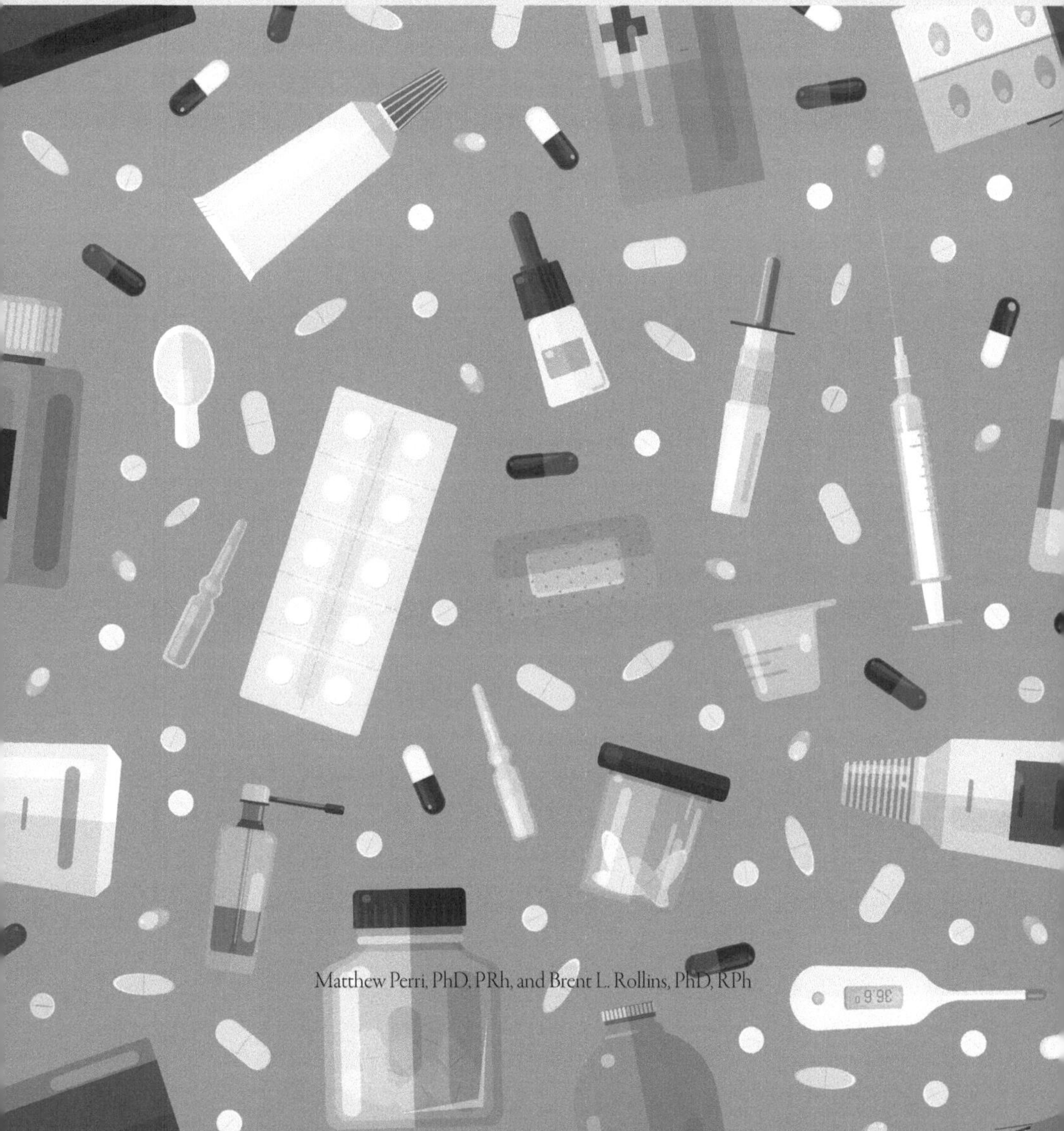

Matthew Perri, PhD, PRh, and Brent L. Rollins, PhD, RPh

학습목표

1. 직접적인 요구사항의 개념에 대해 서술하고 이것이 제약 제품을 이용하는데 어떤 영향을 미치는지 설명하시오.
2. 제조업자, KOL, 그리고 공식적인 의사 결정자를 포함하여 처방 과정을 둘러싼 환경에 대해 설명하고 평가하시오.
3. 환자와 의사와의 관계가 어떻게 변해왔는지 서술하고, 이런 관계의 변화가 처방에 미친 영향을 서술하시오.
4. 처방에 영향을 줄 수 있는 다양한 보건의료 전문가들을 찾고, 어떻게 제약산업이 그들과 직간접적으로 의사소통 할 수 있는지 서술하시오.
5. 처방 과정, 가격 인지perceptions, 지불 의사, 그리고 보험에 대해서 환자의 역할에 대해서 알아보고 토론하시오.
6. 제약 마케팅이 내과의사와, 다른 처방자, 약사, 그리고 다른 보건 의료 전문가에게 어떤 영향을 미치는지 평가하시오.

제약산업은 수십 년간 높은 시장 성장률을 보여왔다. 미국 전역에서 만들어지는 처방전의 수는 계속 증가해 매해 발행되는 처방전이 약 40억개에 이른다. 그리고 처방약 비중은 자국내 보건 의료 소비의 10%에 불과하지만, 전체 헬스케어 산업 가운데 가장 빠르게 증가한 영역이기도 하다. 두드러지는 성장이 가능했던 근본적인 이유는 바로 처방하는 의사들에게 약을 지정할 수 있다는 점이 매력으로 작용하기 때문이다. 이런 점은 제약의 독특한 측면이다. 내과의사와 같은 처방자들은 환자가 소비하는 제품을 직접 선택하게 되는데, 그것은 약사나 보험 등에 의해 바뀌지 않는다. 지난 50년 간 제약마케터들은 처방자들에게 다가가기 위해 수많은 기술들을 사용해 왔다. 이런 홍보 기술과 방법은 영업사원, 선물, 샘플, 식사, 해외 컨퍼런스, 의료 교육과 연구 과제, 홍보, 의학이나 전문 잡지 광고를 재정적으로 지원해주는 회사 담당자의 본사 방문기회 등의 개개인을 대상으로 한 영업을 포함한다. 1980년에 들어서는 소비자 직접적 광고(DTC)로 직접 소비자에게 다가서는 것을 목표로 했다. 전체적으로 해마다 1억 6500만 달러를 소비하던 1990년과 비교해 현재는 처방자 관리에 매년 120억에서 160억 달러를 쓰는 것으로 추정된다.

제약 마케팅은 약물 사용의 질적 측면에 있어 긍정적이거나 부정적인 영향을 모두 미친다. 처방자들은 제약 마케팅이 그들에게 미치는 영향에 대해 이해해 왔다. 일부는 극단적으로 의사들이 제약회사에서 정보를 제공받으면 안 된다고 주장했다. 그러나 제약산업이 자발적으로 비용과 처방의 질에 관한 영향력을 연구를 시도하고 있고, 규제들을 철저히 검토함으로써 오랜 시간 계속된 일부 마케팅 활동(처방자에게 금품을 향응하는 것이나, 비싼 식사를 접대하는 것, 컨설팅 비용을 지급하거나 사례비를 주는 것)은 더 이상 계속되지 않고 있다.

프로모션 관행이 변화하면서 제약마케터들은 영향력 있는 처방자에게 더 초점을 맞추기 시작했다. 그리고 결정권자에게 환자가 얻을 결과를 강조하기 시작했다. 의사들에게 제약 마케팅이 직접적인 이익을 줄 수도 있지만(지속적인 의학 교육을 통해 처방자들에게 많은 정보가 주어지는 것과 같은), 제약 마케팅이 비싸고 질 낮은 처방을 증가시킨다는 증거도 일부 존재한다.

제약산업이 성장하는 것을 보면 이러한 제약 마케팅이 효과가 있다는 것은 의심의 여지가 없다: 이 마케팅의 영향으로 처방자는 처방 과정에서 특정 브랜드를 선택하게 되는 것이다. 하지만 의사에게 다가가기 위한 마케팅 수법은 계속 진화하고, 제약회사에도 변화가 요구된다. 거주지 치료 모델이나 1차 진료의 이용, 근거 중심 의학 등이 부상하면서 치료 방식이 달라지기도 하고, 보험 회사의 영향력이 증가했고, 비용 대비 효과가 높은 연구를 진행했다거나, 임상 간호사와 진료 보조 인력의 도움이 가능한가 등에 더욱 영향을 받게 되었다. 약사나 다른 처방자들 간에 '누가' 처방약을 결정했는지에 대한 책임도 막중해졌다.

처방인

제약마케터로서 회사의 제품에 대한 수요를 발생시키기 위해서는 누가 처방을 내리는지 이해 하는 것이 중요하다. 지난 수십 년 동안 처방을 할 수 있는 보건 전문직종의 수와 종류는 증가해왔다(표 12-1), 그리고 비전통적인 처방 가능 직종인 임상 간호사, 의료보조자는 물론이고 때때로 약사들의 수 또한 증가했다. 비록 약사의 처방권한은 상당히 제한적이지만(예를 들어 의사가 허가한 프로토콜이나 특정 종류의 한정된 약물들을 처방할 권리), 약사, 보다 적게는 간호사들의 영향도 간과해서는 안 된다. 약사나 간호사 모두 처방권한을 가진 사람들이 약을 선택하는데 큰 영향을 줄 수 있다. 이런 이유들 때문에 제약마케터들은 처방권한이 있는 사람 뿐만 아니라 처방권자에게 영향을 줄 수 있는 사람들에 대한 프로그램들도 개발 해 왔다.

표 12-1 처방인

보건 전문 직종	처방 시 역할	마케팅 이슈
의사	미국의 750,000명이 넘는 의사들, 일부 전문의들은 제약시장에서 처방권한을 가진 주된 직종이다.	의사들에게 접근하는 것은 마케팅을 성공하는데 있어서 매우 중요한 이슈이고 다방면으로 접근할 필요가 있다. 바쁜 의사들은 개인 영업 직원들을 만나려고 하지 않을 수도 있다.
치과의사	카이저 재단에 따르면 2012년에 미국에서 활동하고 있는 치과의사의 수는 대략 190,000명 정도였다. 750,000명의 의사들과 마찬가지로 치과의사들 역시도 마케팅 측면에서 간과할 수 없는 존재다. 가장 흔한 처방목록은 마취제, 항생제, 항불안제, 질소 조제물질, 그리고 특정 종류의 스테로이드가 있다.	일부 약들만 처방되기 때문에 모든 마케터들이 치과의사들을 타겟으로 하는 것은 아니다.
족부 전문의	족부 전문가들은 족부의학을 다루는 전문의이다. 족부 전문의는 발이나 무릎 그리고 다리와 연관된 구조들이 건강상태에 영향을 줄 수 있는 경우를 다룬다.	의사나 치과의사들과 비교했을 때는 수가 적지만 풋케어 제품을 생산하는 회사들에게는 중요한 역할을 할 수 있다.
약사	처방권자로서 약사들의 역할은 해가 갈수록 계속 증가하고 있다. 미국의 몇몇 주에서는 특정 상황에 한해서는 약사들에게도 처방권한을 주고 있다. 예를 들면 의사들의 감독아래에서나 임상 프로토콜들을 시행할 때가 그런 경우이다.	제약마케터들은 치료방법을 추천하는데 있어서의 약사들의 역할에 알아야 한다. 비록 약사들에게 처방권은 없지만 약사들의 전문지식은 처방권자로 하여금 약을 선택하는데 있어서 큰 도움을 준다. 특히 대안 치료법, 예를 들면 보험사가 다른 대안 치료법을 요구하거나 환자가 약에 부작용을 보일 때 훨씬 더 중요하다. 이런 측면에서 약사들은 의사들의 의사결정을 돕는 역할을 한다.

척추지압사	이 그룹은 처방권은 없지만 매우 충실한 추종자들이 있다.	척추지압이 육체적인 변화와 관련이 있기 때문에 이런 의료전문가들은 아마도 환자들로 하여금 약의 사용을 막을 수도 있다.
의료 보조자	2010년에 미국에서 활동하고 있는 의료 보조자들의 수는 80,000명이 넘었다. 의료보조자들은 의사의 감독아래 처방권을 가진다.	의료보조자들은 의료기사라고도 불린다. 대부분 바쁘기 때문에 영업사원들의 접촉이 어렵다. 일차 의료에 종사하고 있는 의료보조자들이 처방하는 약들은 대부분 항생제, 진통제, 기침 감기약, 고혈압약, 고지혈증 치료제, 당뇨약 혹은 다른 만성질환에 관한 약 등이다. 많은 의료보조자들은 피부과나 내과에 종사하고 있으며 때문에 그들이 다른 종류의 약물의 처방에도 영향을 줄 수 있다.
수의사	수의사들은 보통 사람이 복용하는 약은 처방하지 않는다.	때때로 사람이 복용하는 약들을 동물도 복용 할 수 있는 경우가 있기 때문에 일부 제약사들은 수의사들에게도 접근한다.
간호사 혹은 임상 간호사	간호 조무사, 임상 간호사, 그리고 간호사들은 처방권이 없으므로 약물 처방에 영향을 줄 수 있는 간호사는 많지 않다. 하지만 임상 간호사들은 특별한 임상경험을 가지고 있기 때문에 의사의 감독아래 처방권을 가진다.	비록 모든 간호사들이 처방권을 가지는 것은 아니지만 간호사들의 역할을 간과해서는 안된다. 간호사는 환자들과 일차적으로 접촉하는 사람들로서 약물과 환자 둘 모두에 친숙하다. 그렇기 때문에 간호사들은 환자들이 약을 선정하는데 있어서 약사와 마찬가지로 중요한 통찰을 제공한다. 게다가 병원 구조의 특성상 영업 사원들은 간호사들에게 접촉할 수 있을수도 있다.

처방 습관

1970년대 많은 연구에서 마케팅이 의사의 처방에 미치는 영향을 집중적으로 다뤘던 적이 있다. 과거에 다뤄진 이러한 테마는 대개 의사들의 처방 과정에서 변수가 매우 많고, 제약마케팅은 이들의 처방 습관을 형성하는 효과가 있으며, 의사들 또한 처방에서 일정한 습관을 가질 가능성이 높다는 내용이 주를 이뤘다. 일단 처방권자의 마음에 특정 상품에 대한 이미지가 형성되면 오래도록 고착화 될 가능성이 높다. 환자를 치료할 때 약을 선택하는 것에 있어서 의사들이 다양한 의견을 가지고 있긴 하지만, 의사들은 자신이 선호하는 약을 반복해서 처방하는 경향이 있다. 다시 말해 그들은 자신들이 무엇을 사용하는지 정확하게 인지하고 있고 많은 노력을 통해서 긍정적인 결과를 만들어 왔다.

처방권자들이 사용하는 다양한 정보들은 제약마케터가 제공한 것들(예를 들면 디테일링, 상품 샘플 제공, 저널 광고, 꾸준한 의료 교육, 심포지엄, 리더십, 동료의 영향), 의사의 특별한 성격(교육과 수련을 포함하여), 일반매체(홍보 포함), 제품 시험, 그리고 환자 개개인의 성향(성격, 기대치, 건강 수당 등등) 모두를 포함한다.

예시 12-1 온라인 정보를 이용하는 의사들

대략 80%정도 되는 대부분의 의사들은 소비자로서나 치료를 담당하는 사람으로서 많은 종류의 디지털 기술을 사용하고 있다. 이 기술들은 소셜미디어나, 인터넷, 모바일 통신기술을 포함한다. 비록 이런 기술들의 비의료적 사용이 의료적 사용을 압도하고 있긴 하지만, 이런 기술들은 치료법과 약에 대한 즉각적인 정보를 온라인상에 제공하게 하고 처방 제한 사항과 같은 환자 정보에 관해 실시간으로 접근할 수 있도록 한다. 의사들은 의료서비스 개선과 환자들과의 소통을 늘리는 데 있어 디지털 기술과 인터넷 기반의 미디어에 크게 의존하고 있다. 오늘날 전문의들에게 도달 가능한 마케팅을 하기 위해서는 이러한 전자기기 및 온라인을 포함한 마케팅 믹스를 고려해야 할 것이다.

제약 마케팅이 처방 습관 형성에 영향을 줄 수 있다는 주장은 비판에 직면하고 있으며 이 비판은 처방의 적정성과 약가 상승에 관한 문제를 포함하고 있다. 최근 대두되는 주장은 의사들이 약물을 선택함에 있어 특정 제품에 대한 이미지가 약품의 출시 초기에 이미 결정되고, 잘 바뀌지 않는다는 점이다. 그렇기 때문에 제약마케터들은 제품 출시 초기에 긍정적인 이미지를 각인 시킬 수 있도록 노력해야 한다. 긍정적인 이미지를 형성하는데 더 오랜 시간이 걸릴수록 의사가 그 제품에 대한 로열티를 갖기 어렵다. 이것은 제품 출시 초기의 디테일링 노력이 제품의 성공을 가늠할 정도로 중요하고, 이 시기를 지난 후에 이뤄지는 커뮤니케이션으로는 초기에 쏟은 노력만큼의 수확을 거두기 어렵다는 것을 시사한다.

처방에 영향을 미치는 요인들

의사-환자 관계

다른 소비재들과는 달리 의사들이 처방하는 약물은 공중 보건에 지대한 영향을 미친다. 비록 처방된 약물이 질병을 고치고 증상을 완화할 수도 있지만, 부정확하고 부적절한 약을 복약할 때는 나쁜 결과를 초래 할 수 있다. 전문지식이 없는 대부분의 소비자들은 기술적 정보가 부족해서 복약을 할 때 어려움을 겪는다. 때문에 의사들이 환자들을 대신해 치료에 관한 결정을 내려주었고 그것은 때때로 의료부권주의라 일컬어지기도 한다. 그래서 제약회사들은 그들의 일차 홍보대상으로 의사들을 꼽는다.

하지만 최근에는 이를 관리하는 기구와 환자들의 자가 치료의 움직임이 성장하면서 의사의 결정을 일방적으로 따르던 경향은 많이 변화하고 있다. 소비지상주의가 도래함에 따라 환자들은 자신의 건강관리에 관한 의사결정에서 주도적인 역할을 차지한다. 많은 환자들은 자신의 건강에 위협이 되는 요소들과 치료방법들의 장단점을 알고 있다. 환자들은 의사가 결정을 내릴 때 자신의 의견을 참고해 주기를 원한다.

환자들이 자신의 의사가 치료에 반영되기를 원한다면 질병과 치료방법에 대한 정확하고 적절한 지식을 가지고 있어야 한다. 이 새로운 역학은 약물 처방에 있어서 새로운 의견들을 제시하는 계기가 되고 있다:

예시 12-2 더 주도적이 된 환자들: 약물의 선택 

브라운 여사는 자신의 당뇨병 때문에 주치의인 존스 박사를 일년에 두 번 정도 본다. 여사가 복약하는 약은 자신에게 매우 잘 맞지만 종종 복약하는 것을 잊을 때가 있다. 최근에는 자신이 복약하는 약보다 더 좋아 보이는 약을 광고에서 보게 되었다. 다음에 박사를 만났을 때 브라운 여사는 그 새로운 약에 대해서 언급했다. 존스 박사는 그녀에게 약을 바꿀 필요가 전혀 없다고 조언했음에도 여사는 새로운 약으로 바꾸고 싶어했다. 박사는 브라운 여사가 새로운 약에 기대를 하고 있기 때문에 약을 더 잘 챙겨 먹도록 동기부여가 될 것이라고 생각해 새로운 약을 처방해주었다.

관리 의료와 처방 계획의 설계

어떤 약이 쓰일지에 대한 영향을 주는 헬스케어 산업과 관련한 가장 큰 요인은 관리의료와 처방약 보험의 진화였다. 1990년대 초 이래로 관리 의료의 확장과 건강관리 비용 조절에 관련한 문제들은 처방약목록집과 선호의약품목록의 사용을 늘어나게 했다. 처방약목록집은 건강에 주는 이익이 허용된 범위에 포함되는 약물들의 리스트다. 선호의약품목록은 일반적으로 의료제도 내에서 선호되는 약물들의 목록으로서 선호의약품리스트에서 약물을 선택하는 것이 권장 되고 있다. 어떤 사람들이 처방 대상자인지, 비용은 어떻게 분담하는지, 그리고 과다한 이용을 제한하기 위한 방법에 대해 고려하여 목록에 따른 처방 보험 범위 내에서 약물을 결정한다(표 12-2).

표 12-2 처방 계획 설계

누구에게 처방할 것인가?	누구를 범주에 포함시킬까를 결정하는 것은 계획의 특성과 목적에 의거한다. 예를 들면 의료 치료가 꼭 필요한 저소득층 자녀들, 미혼모와 그에 딸린 자식들을 포함하는 의료 프로그램이 있다. 고용자에 대한 계획은 고용자들, 경영자들, 이사회와 각각의 자녀들을 포함한다. 노인이나 장애인들 또한 포함된다.
무엇이 포함 될 것인가?	특정 집단을 치료할 약을 선택하는 것은 효용과 비용의 측면에서 고려를 해보아야 한다. 모든 약들을 다 포함시킬 것인가 아니면 일부 약만 포함 할 것인가? 전문의약품과 일반의약품을 모두 포함 할 것인가? 처방서나 선호 약품 목록을 따를 것인가? 필수적인 제네릭을 먼저 처방하거나, 임상 프로토콜을 따르거나, 선 승인을 받는 등의 추가적인 처방법은 없는가?
비용분담은 누가 하는가?	처방 계획이 고용인 부담, 공책 가능성, 공동보험인가, 혹은 다른 고용자들과 약 처방 가격을 공유할 수 있는 방법이 존재하는가?
과도한 사용은 어떻게 막을 것인지?	처방을 받는데 제한을 둘 것인가? 어떻게 이것이 약가와 효과, 그리고 환자의 건강 결과에 영향을 줄 것인가? 어떻게 사기나 남용을 감시할 것인가?

임상적인 효과나 효용을 유지하면서 비용을 줄이기 위한 목적으로 처방약목록집에 많이 의존하는 경향은 오래도록 처방 담당자들이 해야 했던 고민을 줄여줌으로써 약물 처방에 많은 영향을 주었다. 과거에는 환자들에게 약을 처방할 때 자신의 교육이나 연수 경험 등을 통해 배운 지식들을 이용할 수 있었다. 목록집이나 선호의약품목록은 처방전을 만드는 사람들이 안전성과 효율성에 대해 인정받지 못한 약들을 처방하기 어렵게 만들었다. 이런 규칙들은 특정 약의 처방을 제한하고 다른 특정한 약들만 선호하게끔 만들었다.

보통 약학 임상 위원 회나 약물 사용 검토위원회의 권고를 따르는 처방전 의사결정권자들은 경쟁적인 약물들을 서로 비교한다. 그 목적은 임상적 안전과 효율을 도모하고 가장 가격대비 효과적인 약물들을 선택하기 위해서

이다. 경쟁적인 치료 대안을 평가하는 임상의들의 결정은 3가지의 그룹으로 나눠 질 수 있다.

1. 위원회가 지정한 환자들에게 필수적으로 제공해야 하는 약물들
2. 위원회가 지정한 환자들에게 제공되지 말아야 하는 약물들. 이러한 카테고리의 약물들은 효과가 없거나 미미하고 너무 위험하다고 고려되거나 효과가 증명되지 않은 경우, 처방서에 포함될 정도로 확실한 효과가 없는 경우이다.
3. 위원회가 임상적인 효과가 있다고 판명한 약이지만 경쟁 약들이 있을 경우는 평가하기가 가장 까다롭다. 이런 그룹에 해당되는 약물에 대해서 처방전 의사결정자들은 어떤 약물이 처방 계획의 목적에 잘 맞는지, 즉, 어떤 약물이 가장 안전하고 가장 효과적이며 비용적으로도 효율적인지를 결정하기 위해서 임상적이고 경제적인 데이터들을 면밀히 살펴야 한다.

하지만 일반적으로 의사들은 처방약가 조정에 따르는 데 부정적일 수 있다. 첫째로 처방담당자들은 자신의 역할이 약가 조절자가 아니라고 생각한다. 의사들은 약에 대한 접근을 막는다거나 건강증진에 별 효과가 없는 선승인 요구, 제네릭 사용의 의무, 임상 프로토콜 이나 단계적 치료법 같은 것들을 시간 낭비일 뿐 아니라 성가신 처방법이라고 말한다. 이것은 처방권자들에 대한 실망으로 이어졌고 환자를 위하려는 의지가 없음을 보여주었다. 게다가 이런 규칙들을 지키는데 들어가는 시간들은 의사의 시간낭비, 낮은 치료 효과, 그리고 병원을 더 자주 방문하게 함으로서 늘어난 치료 비용 등 비효율적인 사용으로 이어지기도 한다

선 승인

처방약목록집과 선호의약품목록은 선호되는 약물의 사용을 유도하기 위

해 여러 방법을 사용한다. 그 중 가장 논란이 많은 방법은 선 승인제도다. 선 승인은 의사가 '선호 약물'을 우선 처방하고 '비선호 약물'은 처방하지 않도록 유도하는 제도로서, 비선호 약물의 처방 전에는 고객들에게 먼저 동의를 구해야 한다. 처방 비용은 목록에 있는 선호약물의 처방이 준수되었을 때 노인의료보험제도, 저소득층의료보장제도 혹은 다른 사설 보험을 통해 받게 된다.

선 승인의 긍정적인 측면은 선승인 규칙이 올바른 약의 사용을 유도하거나 환자에 요구에 대한 적절한 약물 매칭 및 약물 치료에 관련한 경제적이고 임상적인 이득을 줌으로써 환자에 대한 약가를 조절 할 수 있게 한다는 점이다. 만약 특정 약물이 선 승인 조항에 의해 사용 금지된다면 환자들은 약에 대해 필요한 서류를 요구하고, 적절하다고 생각되면 허용된 약물 분류 내에서 더 저렴한 약을 사용하게 요구하여 비용을 줄일 수 있다. 선 승인 조항은 부작용의 우려가 높은 환자들(질병 유무, 나이나 성별 같은 환자의 상태) 에게 약물 관련 문제들의 위험을 줄일 수 있다.

선 승인 제도가 도입 되면 기득권 보호grandfathering가 가능해질 수 있다. 기득권 보호는 한번의 선 승인 후에는 별도의 허가 없이 선 승인된 약물을 꾸준히 처방할 수 있다는 것을 의미한다. 기득권 보호는 선 승인 조치가 초기 시장 점유율에 미치는 영향을 크게 감소시킨다. 한편으로는 환자의 상태를 고려하지 않고 선호약물의 시장점유율을 높이려고 할 때 다른 선호 대체 약물들 쪽으로 시장점유율을 이동시킬 수 있을 것이다. 선 승인 조치가 시장점유율로 하여금 선호의약품목록을 90% 이상 반영한다는 것은 제약산업에서 매우 잘 알려져 있다. 그러므로 대부분의 제약마케터들이 의사 개개인에 치중한 마케팅을 하지만 실제로 처방은 의사 개인의 의견과는 무관할 수 있다. 처방자가 저소득층의료보장보험 같은 보험을 들었을 때 비 선호 선승인 약물의 시장 점유율이 줄어들었다고 해서 마케팅에 박차를 가하는 것은 다른

처방전을 내는 데 방해가 될 수 있다

예시 12-3 선 승인의 실례 

콜레스테롤 조절을 위해 조코Zocor[Simvastatin]를 처방 받은 환자가 피곤함과 간헐적인 다리 통증을 느끼기 시작했다. 주치의는 부작용을 의심했고, 대신 리피토Lipitor[atorvastatin]를 처방했다. 환자는 처방전을 약국에 제출했지만, 보험기관에서는 리피토가 선 승인PA이 필요하다는 이유로 거절했다. 환자는 리피토를 처방 받기 위해서는 주치의가 보험회사에 선 승인을 받아야 한다는 사실을 알게 되었고, 이를 주치의에게 전달하였지만 주치의는 보험회사에 전화를 하지 않았다. 그 대신 환자에게 보험회사가 필요로 하는 자료를 주었다. 환자가 보험회사에 직접 전화를 했고, 주치의가 준 자료를 가지고 있다고 전했지만 그 자료는 반드시 주치의로부터 받아야 하는 것이었다. 환자는 자신이 필요한 치료를 제대로 받지 못했다는 사실에 분노했고, 병원을 떠났다. 주치의는 결국 환자가 원하는 약으로 처방전이 변경되는 것을 동의했다.

처방자에게 영향을 주는 간접적 노력들

제약마케터는 메시지를 처방자에게 전달하기 위해 많은 전략들을 사용해왔다. 이런 전략들은 제품의 원하는 이미지를 만들거나 궁극적인 목표인 브랜드 가치를 올리는 것에 대한 시도를 목적으로 한다. FDA에 의해 승인된 방법으로 적절하게 사용되었을 때 제약 기술자들이 이러한 기법을 사용하며, 시도에 효과적이다. 그러나, 제약산업에서 홍보 특성상 정보 제공자, 수용자 양쪽에게 마케팅 홍보와 상품 정보의 연결고리에 대한 인식 주의가 요구된다.

제약 영업사원들이 직접 판매하는 대인판매는 처방인과 소통 및 교육을 통하여 영향을 미치는 관계를 쌓을 수 있다는 측면에서 가장 효과적인 방법 중 하나다. 게다가 대인판매는 샘플이나 자료, 다른 홍보물품 등을 처방자에게 제공할 수 있다. 그러나 모든 의사들이 대인판매의 대상은 아니다. 처방을 많이 하는 처방자 혹은 어떤 분야에서 영향력이 있는 리더를 대상으로 한다. 게다가 어떤 의사들은 제품의 인식부족이나 시간을 핑계로 만나주지 않기도 한다. 이처럼 처방자와의 만남에 제약이 있고 제품의 변경사항을 제공해야 한다는 점을 고려해 생산자들은 제품의 홍보와 처방자의 처방 과정에 영향을 주기 위하여 많은 간접적인 방법을 이용한다.

소비자 직접 광고Direct-to-Consumer Advertising

소비자 직접 광고(Direct-to-Consumer, DTC)는 제약 생산자가 처방을 만들어내고 처방자의 제품 채택을 위해 수년간의 노력 끝에 만들어진 새로운 전략 중 한가지다. 소비자 직접 광고는 비록 소비자의 목소리를 간접적으로 경유하지만, 새로운 약에 대한 처방을 이끌어내는 방법 중 가장 효과적인 방법으로 떠오르고 있다. 조사결과에 의하면 환자가 특정한 약물치료를 요구를 할 때 주로 광고에 의한 것이었으며, 주치의가 환자의 요구에 의해 제공한 것으로 나타났다.

교육 전략: CME(Continuing Medical Education, 평생 의료 교육)

1960년대 초반부터 제약산업은 의사를 상대로 한 교육에 관심을 높여왔다. 제약산업에서는 홍보적이거나 비홍보적 활동을 통해 의사를 상대로 평생 의료 교육을 포함한 여러 교육을 해왔다. 홍보적 활동은 회사를 대표하여 진행되었으며, 반면 비홍보적 활동은 회사에 의해 지원되기는 했지만 홍보

효과를 기대하는 것은 아니었다. 평생 의료 교육 활동은 의사 입장에서 의사 자격을 이어 가기 위해서 필수적으로 특정시간 이상의 의료 교육을 매년 이수해야 하기 때문에 의사들에게 매력적이었다.

CME는 비홍보적인 활동이나 이에 대한 상업적 지원을 허용하기 위한 기준이 마련되어있다. 이러한 기준들은 평생 의료 교육 활동들이 독립적이고, 상업적인 선입관이 개입되어있지 않으며 상업적인 이해에 의해 영향 받지 않도록 하기 위해 만들어졌다. 제약회사들은 교육에 관련된 노력의 대가로 처방권자의 호의를 얻을 수 있다. 제약마케터들은 빈번하게 교육을 계획하고 진행하는데 제3의 비영리 기구들을 활용한다. 이들에 의한 교육은 더 효과적일 수 있고 회사와 교육 활동 사이의 완충역할을 해준다.

교육을 제공하는 제약회사 입장에서는 교육 수강인원을 파악하는 것으로 교육의 영향을 평가할 수 있다. 교육 프로그램의 성공 정도를 측정하는 또 다른 지표로는 IMS 헬스사가 개발한 프로모 트랙Promo. Track product가 있다. 프로모 트랙으로는 교육 프로그램이나 심포지엄 전후의 처방 정도를 평가할 수 있다. 이 시스템을 통한 트래킹으로 교육 발생 전후의 판매 혹은 시장 점유율을 평가할 수 있고 이로써 제약회사는 교육이 의사의 처방에 미친 영향을 평가할 수 있다. 교육프로그램의 성공여부를 평가하기 위한 시장점유율 변화의 사용은 마케팅의 목적, 기대하거나 바라왔던 만큼의 매출의 증가에 사용할 수 있다. 반드시 적절한 절차를 따르도록 주의해야 하며, 상업적인 영향을 감시하는 안전장치가 유지되어야 한다.

KOL

의사들이 어떻게 선호하는 약을 선택하게 되는지를 조사한 결과, 이들은 이 약이 어떻게 동료들에게 인식되고 있는지가 주요한 잣대인 것으로 나타났다. 여론 지도자Opinion leader란 중요한 마케팅 개념으로 제약 마케팅에 있어 엄청난 영향력을 가진다. 그 중에서도 주요 여론 지도자를 일컫는 KOL Key opinion leaders 이라 불리는 주도층 집단을 형성하는 것은 신약에 대한 호의적 인식을 만드는데 매우 효과적이다. 이러한 KOL에 접근함으로써, 제약회사는 새로운 처방법을 만들어내 볼 수도 있고 이들의 의사결정 과정에 신뢰를 가져다 줄 수 있다.

KOL 활용 전략과 유사한 방법으로 제약회사들은 개업의들의 경험으로부터 시장을 공부하기 위한 자문위원회 전략을 사용한다. 자문위는 여러 리더들과 함께 하는데 주제는 제품, 질병, 새로운 적응증, 심각한 부작용과 같은 사항들을 다룬다. 이 과정에서 제약회사는 주요 시장정보를 수집할 수 있으며, 제품이 의학 커뮤니티에서 어떻게 인식되고 있는지, 경쟁 기회, 위협, 강점과 약점 등을 알아낼 수 있다. 그러나 자문위는 두 가지 가능성을 가지고 있다. 이 자문위원들은 이 미팅에서 그들의 동료 의견을 듣고 상품을 지원할 수도 있지만 기존 인식을 부정할 수도 있다.

예시 12-5 CME 활동을 위한 공인의사보수교육위원회 표준

ACCME Standards for Commercial Support of CME Activities

특정 산업의 활동과 판매 환경을 제한하기 위해 공인의사보수교육위원회 Accreditation Council for Continuing Medical Education, ACCME 는 제약마케터들이 CME 활동의 제공과 지원에 있어서 반드시 지켜야 할 기준을 세웠다.

- *독립성*: 교육 제공자들은 CME 필요성에 대해 확신해야 하고 교육 목적, 콘텐츠 선택과 프레젠테이션, 교육방법과 평가뿐만 아니라 발표자 모두 상업적 이해에 자유로워야 한다.
- *개인적 이해관계 충돌의 해결*: 금전적 관계는 모두 공개되어야 한다.
- *적정한 상업적 지원의 수용*: CME 제공자는 어떻게 교육 활동에 상업적인 지원이 사용될 것인지 반드시 독립적으로 결정을 내려야 한다. 서면화 된 동

의서가 있어야 하며, 지원에 대한 부분과 평생 의학 교육 제공 비용, 사례비에 대한 정책이 명시되어야 한다. 게다가 CME에서 사회적인 이벤트나 음식은 교육 이벤트와 경쟁해서는 안 된다. 마지막으로, 평생 의료 교육 제공자는 받은 물건이나 상업적 지원 경비에 대한 문서를 제공해야 한다.

- ***적정한 상업적 홍보활동에 대한 관리***: 상업적 프로모션은 CME 활동과 별개로 이루어져야 한다.
- ***상업적이지 않은 콘텐츠와 및 그 구성***: 콘텐츠는 밸런스가 맞춰져야 하며 헬스케어 부문에서 질적 향상을 촉진해야 한다. 또한 특정 사업이나 상업적 이해와 관련이 있어서는 안 된다.
- ***잠재적 상업성 관련 여부에 대한 공개***: CME 콘텐츠 제공이나 CME에 대한 상업적 지원과 관련된 상업적 연관 관계는 반드시 공개되어야 한다.

예시 12-6 헬스케어 개혁과 의사 선물

대형 클리닉 의사인 스미스 박사는 가끔 영업사원들을 만난다. 그는 오늘 스케줄이 비는 틈을 타 사무실에서 기다리고 있던 영업사원을 만났다. 대화 도중 스미스씨는 점심시간에 나가서 아내를 위해 아내가 레스토랑에서 눈여겨보던 요리용 칼을 사와야 한다고 말했다. 영업사원이 영업 미팅을 끝낸 뒤 나가서 그 칼을 사다가 의사에게 주었다. 의사는 껄끄러운 기분으로 선물을 받았다.

이전에는 이러한 광경을 영업사원과 의사 사이에 흔히 볼 수 있었다. 그러나 근래 제약산업은 이런 활동을 철저하게 제한하고 있다. 게다가 최근 확정된 건강보험개혁법Affordable Care Act, ACA은 2013년 9월부터 10달러를 넘는 선물들은 공식적으로 보고될 것을 명시하고 있다. 이러한 ACA 조항은 의사와 제약산업에 있어서 전례가 없는 수준의 투명도를 가져왔다.

제품의 지지와 홍보, 연구, 그리고 출판 지원

제약회사를 제외한 외부 환경에는 제품과 관련하지 않은, 그리하여 마케터가 통제할 수 없는 요인들이 많이 있다. 회사는 그들 제품의 FDA 허가 전후 사용에 관한 광범위한 조사결과를 지원한다. 승인 이전에는 이러한 노력들은 안전성, 효율성에 초점이 맞춰졌고, 엄격한 과정과 조절을 통해서 생산자에 의해 시행되었다. 승인 이후에는 조사와 발행이 학문 기관 같은 외부의 조사자에 의해 시행될 수 있다. 비록 산업 자원이 투자되지만, 이러한 조사는 시판 후 감시나 새로운 징후에 대한 조사, 대체 투약 일정, 투여 경로, 임상 프로토콜의 개발, 비용 절약 등에 초점을 둔다. 생산자는 상품의 성장기회 규명에 이러한 정보를 사용할 수 있는 반면, FDA 승인된 과학적 연구결과는 생산자들이 의사들에게 제품사용에 대해 교육할 수 있는 근거가 된다. 특정 질병에 대해 옹호하는 그룹은 미디어가 좋거나 나쁜 방향으로 약을 뉴스 헤드라인으로 만드는 것처럼 처방 커뮤니티에 영향을 끼칠 수 있다. 유사하게 홍보는 홍보물에 의한 정보가 처방에 영향을 끼칠 수 있기 때문에 간과해서는 안 된다. 일반적으로 마케터에 의해 통제되지 않는 제품의 정보들은 객관적으로 인식될 수 있기 때문에 처방에 있어 중요한 영향을 끼칠 수 있다.

보험 관리와 보상 전문가들

처방보험의 영향이 처방의 선택을 제한한다는 점을 고려할 때 생산자는 제품에 대한 선택을 보장과 진료 의사 결정자에 영향을 주기 위한 시도로 보험 환급 분야의 전문가를 양성했다. 이런 전문가들을 양성한 목적은 생산자의 약물이 보장되는 시장 환경 (예를 들어 사전승인을 포함하여 처방제한을 줄이는 작업)

을 조성하기 위해서다. 비록 간접적이지만 이러한 산업 전문가들은 의사와 직접적으로 일하지 않더라도 영향을 미칠 수 있다.

적응증 외 처방

최근 주요 머릿 기사들이 적응증 외 마케팅의 불법적 행태나 FDA에 의해 승인되지 않은 적응증으로의 약물사용에 대해 다룬 바 있다. 비록 이런 행태들은 금지되어 있는 것이지만, 의사에 의한 FDA 승인 적응증 이외의 약물치료는 가능하다. 적응증 이외의 약물치료는 주로 외래환자에게 사용된다. FDA 승인 적응증 외의 사용법의 과학적 근거는 명료하게 밝혀져 있지 않다. 그러나 적응증 이외의 사용법에 의해 보험료가 지급될 시에는 적응증 외의 사용법에 대한 증거가 있어야 한다. 가바펜틴gabapentin과 같은 약들에 대해서는 적응증 이외의 사용법이 대부분을 차지한다. 다른 이유로는, 의사들은 환자에게 최대한 효과적일 것 같은 약을 사용한다. 적응증 외의 사용법에 대한 정보는 마케터가 아닌 사람에 의해 통제되어야 한다.

예시 12-7 적응증 외의 마케팅

비록 적응증 외의 처방은 개업의사들에게 중요한 처방방법으로 계속 되었지만, 제약 생산자에 의한 FDA의 승인을 받지 않는 적응증에 대한 마케팅은 FDA와 전문기관에 의해 금지되었다. 대표적인 경우가 가바펜틴gabapentin의 프로모션이다. 가바펜틴의 프로모션은 직접 판매, 주요 리더에 대한 자문위원회 회의, 컨설턴트 미팅, 연구 및 출판 활동, CME 등 다양한 활동들로 구성되었다. 대부분 활동들의 테마는 승인되지 않은 효과에 초점이 맞춰졌다. 게다가 의학 정보 전달을 전문으로 하는 회사는 의학 관련 간행물에 가바펜틴의 부정적인 연구결과를 저지할 계획에 대한 기사를 발행하기도 했다. 반면 평생 의학 교육, 발행물에 게시된 많은 활동들은 전통적으로 홍보 의도와는 독립적이었고, 이런 소통 채널은 가바펜틴의 사용을 촉진하여 4,300억 달러의 결제와 계약을 얻어냈다. 이러한 케이스를 기점으로 많은 불법 행위가 이루어 졌으며, 그 중 대부분은 정식 소송 이전에 이루어졌다. 예를 들어, 제약회사의 적응증 외의 마케팅과 관련된 사례로 다음과 같은 것들이 있다.

- 글라소스미스클라인: 팍실Paxil[paroxetine], 웰부트린Wellbutrin[bupropion], 아반디아Avandia[rosiglitazone] 이 사례들은 적응증 외 마케팅 문제뿐 아니라 안전성 위험 경감, 가격 리베이트 문제 모두를 포함하고 있었다.
- 화이자: 벡스트라Bextra[valdecoxib], 게오돈Geodon[ziprisadone], 자이복스Zyvox[linezolid], 리리카Lyrica[pregabalin]
- 존슨앤존슨: 리스페달Risperdal [risperidone]
- 애보트: 데파코트Depakote[valporic acid]
- 일라이 릴리: 자이프렉사Zyprexa[olanzapine]
- 머크: 바이옥스Vioxx[rofecoxib]
- 퍼듀 파마: 옥시콘틴OxyContin[oxycodone]

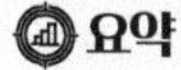

요약

입장이나 지위에 관계없이 의사에 대한 접근은 언제나 이루어져 왔다. 제약회사가 처방 수를 늘리는 것을 목표로 프로모션의 노력을 기울이는 것은 명확한 사실이고, 앞으로도 계속해서 그 효율을 기하게 될 것이다. 비록 지난 20년동안 상황이 많이 바뀌었지만, 제약마케터들은 의사들에게 어필하기 가장 효과적인 방법을 모색할 것이며, 이들의 관심을 끌어 처방을 만들어내도록 할 것이다. 소비자와 건강 정책 결정자들 또한 처방 과정에 대한 그들 자신들이 영향력을 행사할 수 있기를 희망할 것이다. 의사와의 직접적 소통, 환자 혹은 건강 정책 결정자와 소통하는 과정을 거쳐 의사에게 접근할 수 있는 가장 효과적인 방법을 찾는 사람이 성공적 마케터인 것이다.

토의 주제

1. 직접적 요구directed demand의 개념에 대해 논의하시오. 처방 약품이 다른 소비재와 어떤 측면에서 다르며, 이 점이 마케팅에 어떤 영향을 주는가?
2. 환자와 의사의 관계는 과거 주치의로부터의 일방적 관계에서 오늘날 환자와 의사가 함께 처방 결정 과정에 참여하는 공유 관계로 발전해왔다. 이 환자와 주치의 간의 변화된 관계식이 소비자에 대한 처방 광고의 성공에 영향을 미쳤는가? 만일 그렇다면, 어떻게 영향을 미쳤는가?
3. 의사에게 주는 선물이나 샘플이 신약 제품의 처방을 만들어 내는데 효과적일까?
4. 처방전의 선택에 있어 약사의 역할은 무엇인가? 직접적 영향을 미치는가, 간접적으로 영향을 주는가?
5. 처방보험과 처방의사결정자의 역할은 어떻게 바뀌었으며, 제약마케터들은 어떻게 처방 약물에 대한 수요를 직접 사람들과 소통했는가?
6. 상업적 지원을 받는 의학 교육 프로그램의 긍정적, 부정적 양상에 대해 논의하시오. 당신의 생각에 산업의 지원을 받는 평생 의학 교육은 마케팅의 측면에서 좋은 아이디어인가, 나쁜 아이디어인가? 윤리적인 측면에서는 어떠한가?
7. 적응증 외의 처방과 적응증 외의 마케팅의 차이를 설명하시오. 제약마케터가 어떻게 이 이슈와 관련해 문제를 일으키지 않으면서 마케팅 할 수 있을까?
8. 만약 소비자 직접 광고가 조사결과, 처방을 얻는 효과에 대해 제시된 것 같은 효과를 나타낸다면, 왜 제약생산자들은 그들의 제품을 의사들에게 직접적으로 홍보하는가? 환자에게 직접적으로 홍보하는 것이 더 비용절약적이지 않은가?
9. 당신이 새로운 항우울제를 시장에 내놓았다고 가정하자. 다른 많은 경쟁자들은 모두

브랜드 제품이거나 제네릭 제품이다. 처방의사결정권자는 당신의 제품을 좋게 보지 않고 있다. 당신의 제품에 대한 데이터는 1주일에 한번 투여하는 것 이외에는 당신의 제품이 특별한 장점이 없다고 말하고 있다. 1주 한번 투여가 광고에서 주요한 초점이 되게 하려면 어떻게 DTC 광고 캠페인을 만들어야 할 것인가?

10. 온라인 미디어는 소비자, 의사에게 도달할 수 있는 효과적인 수단이다. 문자나 소셜 미디어 등을 통해 처방자와 소통할 때의 장점과 위험요소는 무엇인가?